癫痫防治 300 问

（第三版）

主　编

黄希顺

副主编

魏春风　黄圣明

编著者

尹景岗（加拿大）　章晓富　黄丽娟

U0207458

金盾出版社

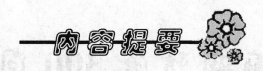

内容提要

　　本书在癫痫防治240问(第二版)的基础上,做出了较大的补充和修改,通过问答的形式,针对癫痫这一疾病,分别从基础知识,病因病机,临床表现,诊断鉴别,治疗,预防护理等角度出发,对其进行了详细的阐述分析,为癫痫患者和基层医生提供了详尽的理论指导。

图书在版编目(CIP)数据

　　癫痫防治300问/黄希顺主编 . —3 版 . —北京:金盾出版社,2015.1(2019.11 重印)

　　ISBN 978-7-5082-9634-0

　　Ⅰ.①癫… Ⅱ.①黄… Ⅲ.①癫痫—防治—问题解答 Ⅳ.①R742.1-44

　　中国版本图书馆 CIP 数据核字(2014)第 191613 号

金盾出版社出版、总发行

北京市太平路 5 号(地铁万寿路站往南)

邮政编码:100036 　电话:68214039 　83219215

传真:68276683 　网址:www.jdcbs.cn

北京印刷一厂印刷、装订

各地新华书店经销

开本:850×1168 1/32 　印张:9.5 　字数:250 千字

2019 年 11 月第 3 版第 9 次印刷

印数:95 001~98 000 册 　定价:29.00 元

(凡购买金盾出版社的图书,如有缺页、

倒页、脱页者,本社发行部负责调换)

第三版前言

　　《癫痫防治200问》一书自1992年出版以来，一直深受广大癫痫患者、患者家属及从事癫痫诊治工作的中青年医师的欢迎。自1999年再版至今已有十余年。十余年来，有关癫痫的研究日益深入，人们对于癫痫的发病机制及临床分型的研究、新一代抗癫痫药应用的临床经验、新的治疗方法都有长足的发展，知识也在不断更新。作者携弟子魏春风、黄圣明、章晓富、黄丽娟等医师对1999年的《癫痫防治240问》作了较大的补充和修改，力争将上述各个方面的新进展、新知识、新方法、新经验奉献给广大读者。由于我们水平有限加之临床工作繁忙，本书的缺陷和错误在所难免，敬请广大读者尤其是本专业的同行多加批评、指正。

郑州大学第一附属医院

黄希顺

目　录

一、基本知识

二、病因、发病机制

三、临床表现

四、诊　断

五、鉴别诊断

六、常用抗癫痫药物

七、癫痫的药物治疗

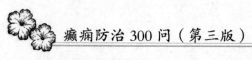

八、其他治疗

九、预防、护理及家庭和社会问题

一、基本知识

1. 什么是癫痫

癫痫(epilepsy)来自希腊语"epilepsia",是指有不同特征和不同程度的反复发作现象。癫痫是一种古老的疾病,早在4 000多年前的《汉谟拉比法典》就有关于癫痫的文字记载。之后,历代医学家从不同角度对癫痫做了不同的阐释,有人把癫痫解释为意识丧失,有人把它解释为"神秘的疾病",还有人把癫痫和"癫狂"联系在一起。

到了19世纪中叶,人们逐渐认识到癫痫是由大脑神经细胞异常放电所致,开始用现代医学知识对癫痫进行更科学的解释。综合起来,我们可以认为癫痫是一组由已知或未知病因引起的、脑部神经元异常和过度超同步化放电所造成的临床现象,其特征是突然发生的一过性症状。由于异常放电在大脑中所影响的神经部位不同,所造成的癫痫发作时的表现也多种多样,可以是运动性的如阵发性肢体抽搐;感觉性的如阵发性偏身麻木;精神症状性的如似曾相识感或似曾不相识感;还可以是自主神经性的如阵发性上腹不适、面色苍白等。多数情况下,这些表现形式的组合,可伴有意识清醒程度的改变,导致患者昏迷。每次发作称为痫性发作,反复多次发作所引起的慢性神经系统病症则称为癫痫。癫痫的根源在脑部,因为人的各种运动、行为都是由脑部发出指令来完成的,所以癫痫的发作形式也是多种多样的。

2005年国际抗癫痫联盟推荐的癫痫定义为:癫痫是一种脑部疾患,其特点是持续存在能产生癫痫发作的脑部持久性病变,并出现相应的神经生物学、认知、心理学以及社会学等方面的后果。

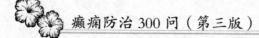

依据这一定义，可以把癫痫理解为一种慢性脑部病变，这种病变可能使癫痫发作反复发生，同时这种慢性脑部病变还会对脑的其他功能产生不良影响，长期、反复的癫痫发作也会对患者的身体、认知、精神心理和社会功能等很多方面产生不良影响。所以不能把癫痫理解为一种单纯的疾病，癫痫的病因是多方面的，且患了癫痫之后，对患者的影响也是多方面的。

癫痫是一种常见病，然而在医生接诊患者时，有些患者及家属，听到癫痫的诊断后，认为"我不是癫痫，我家从没有人得过癫痫，我怎么会是癫痫呢？"。在他们看来，"癫痫"常和"痴呆"联系在一起，认为得了癫痫是不光彩的事，或者认为癫痫是很可怕的疾病，不愿意接受事实。这是目前社会上对癫痫这种疾病的误解和对癫痫患者的歧视所造成的。其实，得了癫痫不可怕，但一定要到正规医院，并且尽量到专科门诊就诊，以免上当受骗，贻误诊治。

2. 癫痫是怎样发生的

癫痫是一种临床综合征，它是由脑内神经细胞反复发作的异常、过度放电所致，以反复发作的脑功能失调为特征。癫痫不是一种单独的疾病，引起癫痫的原因多种多样，因此临床症状也千差万别。但是，癫痫发作时脑部大量神经细胞的异常、过度、同步性放电这一特征，在各种癫痫中都是相同的。那么癫痫病人的大脑为什么会发生异常放电？正常人的大脑为什么没有发作性异常放电呢？

这要从生物的电活动说起。在 19 世纪，人类发现了生物体带电，20 世纪初，人们就已开始了对人体的电活动进行临床检测，如脑电图、心电图和肌电图等。近几十年来，细胞水平生物电的研究日新月异。细胞的生物电现象和兴奋性是细胞的基本功能之一，人的各种生命活动都离不开生物电的作用。

大脑是支配人的意识、思维、情感及运动等活动的器官，大脑的生理功能也是通过电的活动来实现的。神经细胞(图1,图2)是神经系统最基本的生理功能单位。在正常情况下,通过人体自身复杂的调节机制,大脑的神经细胞处于兴奋和抑制的相对平衡状态,使神经细胞的放电维持在生理范围内。1个大脑皮质细胞的放电频率一般为1~10次/秒,神经细胞膜的电位也相对稳定。

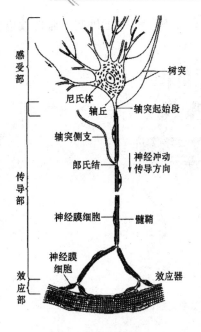

图1　视神经细胞

但是,各种病因(先天遗传的或后天获得的)使大脑某一部位的神经细胞发生坏死、缺失、结构异常或血液供应障碍等,使脑细胞维持自己电位稳定的能力下降,脑细胞内外的离子(主要是钾离子和钠离子)分布比例改变,细胞周围的神经递质也发生改变,使一些受损伤脑细胞的电活动处于一种不稳定的状态,一旦内外环境发生改变,就引起该部位的神经细胞突然过度放电,并由近及远地导致更多的神经细胞同步放电。其放电的频率可达到正常时的数百倍,这样就引起了癫痫的临床发作。如果异常放电只限于大脑的某一部分,则表现为部分性癫痫发作;如果异常放电扩散到整个大脑皮质,就导致全身性癫痫发作。这种异常放电是怎样被终止的,目前尚不明了。传统观点认为癫痫发作的停止与神经细胞的能量耗竭、毒性代谢产物积聚、神经胶质细胞对钾离子和部分神经递质的摄取,以及负反馈机制等有关。最近,通过对癫痫患者和动物模型的研究发现,癫痫性放电的终止与细胞内外的离子、电泵以及神经递质都有关

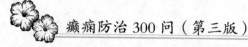

系,且不同的癫痫发作类型有着不同的终止机制。痫性放电停止,癫痫发作亦终止。

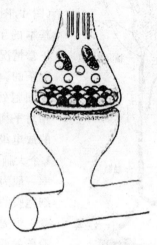

图 2　化学突触的结构

3. 为什么癫痫的发作形式多种多样

癫痫的发作形式是多种多样,千差万别的。有人说过,人类的各种感知和活动都可以作为癫痫的发作形式。的确如此,因为癫痫是脑部神经细胞过度放电引起的一过性大脑功能紊乱,大脑神经细胞有多少种功能,就有多少种癫痫发作形式。癫痫的发作形式,依据异常放电起始的解剖部位、传播范围、传播速度、持续时间等不同而表现也多种多样。

如果要对这一问题做进一步的了解,必须对脑部的解剖略知一二。人脑包括大脑、间脑、小脑及脑干。脑干又包括中脑、脑桥和延髓。大脑分左右两个半球,中间经由胼胝体(两半球间的联系神经纤维)把两个半球连结起来(图 3～5)。

大脑表面起伏不平,有很多凹陷的沟称为脑沟或裂,在脑沟之间形成长短大小不一的隆起称为脑回。比较大的和比较重要

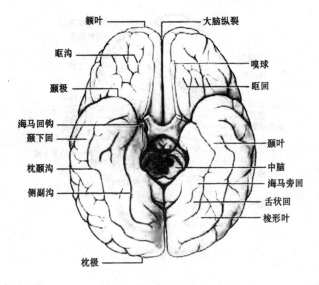

额叶　　　　　大脑纵裂

眶沟　　　　　　　　　嗅球

颞极　　　　　　　　　眶回

海马回钩
颞下回　　　　　　　　　颞叶
枕颞沟　　　　　　　　　中脑
侧副沟　　　　　　　　　海马旁回
　　　　　　　　　　　　舌状回
　　　　　　　　　　　　梭形叶

枕极

图3　大脑半球底面观

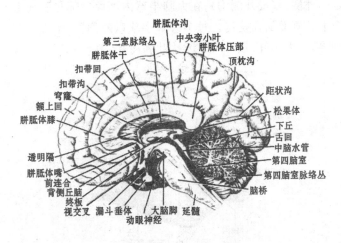

胼胝体沟
第三室脉络丛　中央旁小叶
胼胝体干　　　胼胝体压部
扣带回　　　　　　顶枕沟
扣带沟
穹窿　　　　　　　　距状沟
额上回　　　　　　　松果体
胼胝体膝　　　　　　下丘
　　　　　　　　　　舌回
透明隔　　　　　　　中脑水管
胼胝体嘴　　　　　　第四脑室
前连合　　　　　　　第四脑室脉络丛
背侧丘脑　　　　　　脑桥
终板
视交叉　漏斗垂体　大脑脚　延髓
　　　　　　动眼神经

图4　大脑半球正中矢状面观

的脑沟有在大脑半球外侧面的上方,自大脑半球的后上方沿着脑

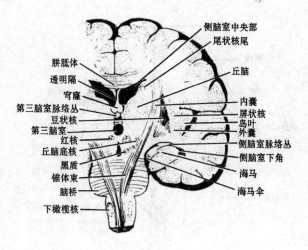

图5　大脑冠状切面

表面斜向前下走行的中央沟；在大脑半球外侧面自前下向后上方行走的外侧裂（或外侧沟）；在大脑半球内侧面后部自下而上并略转至上外侧面的顶枕沟。每个大脑半球以外侧裂、中央沟和顶枕沟为界，分为额叶、顶叶、颞叶、枕叶和岛叶（图6～8）。

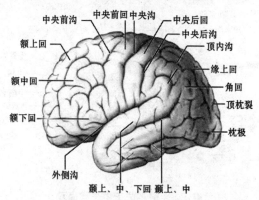

图6　大脑半球外侧面观

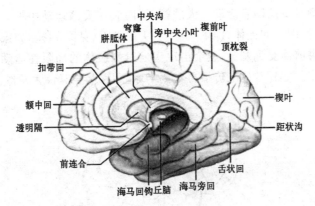

图 7　大脑半球内侧面观

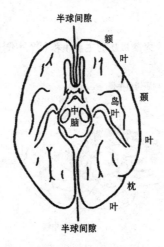

图 8　大脑半球底面分叶模式图

大脑各叶由于功能不同,发生癫痫时表现的症状也各不相同。现分述如下:

(1)额叶:额叶位于中央沟以前,外侧裂上方。在额叶,紧靠中央沟前的脑回是中央前回,为人的运动中枢(图 9、图 10),它支配对侧半身的随意运动。人的躯干、四肢在大脑运动中枢上的投影，宛如倒立的人体，即下肢在上，头部在下（见图11）。如果一侧的中央前回受到刺激，就会出现病灶对侧肢体的局限性运动性癫痫发作。如异常放电传播至对侧半球，则引起全身性大发作。

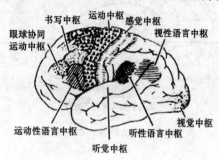

图9　大脑皮质的主要中枢（背外侧面）

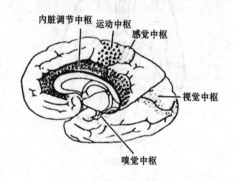

图10　大脑皮质的主要中枢（内侧面）

（2）顶叶：顶叶在中央沟后方，顶枕裂前方。在顶叶，紧靠中央沟后面的脑回叫中央后回，为人的感觉中枢，如图9、图10，接受对侧半身的感觉冲动。人体各部位的感觉在中央后回的投影分布，也似倒立的人体，即上部感受下肢感觉，下部感受头面部的

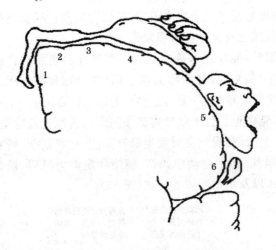

图 11　中央前回的体部定位

1. 下肢；2. 躯干；3. 肩、肘、腕；4. 手；5. 面部；6. 舌

感觉(图 12)。如果一侧中央后回异常放电，可出现局限性感觉性癫痫发作，表现为病灶对侧身体相应部位的发作性感觉异常。因

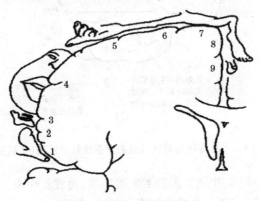

图 12　中央后回的体部定位

1. 腹部器官；2. 咽、舌；3. 牙齿；4. 面部；5. 手；6. 前臂；

7. 躯干；8. 下肢；9. 生殖器

为局部放电容易扩展至中央前回，所以在局限性感觉性癫痫发作之后，往往随之有运动性癫痫发作。

（3）颞叶：颞叶在外侧裂下方。在颞叶的表面有自前下向后上行走的三条脑回，分别称为颞上回、颞中回和颞下回。在颞上回后部，优势半球侧（一般为左侧），为感觉性言语中枢（图9）。颞横回为听觉中枢。位于颞叶内侧面的海马为嗅觉及味觉中枢（图10）。当相应部位受刺激时发生颞叶癫痫，症状复杂，可有意识障碍、言语错乱、精神运动性兴奋、情绪和定向力障碍、错觉、幻听、幻嗅、幻味以及记忆障碍等症状（图13）。

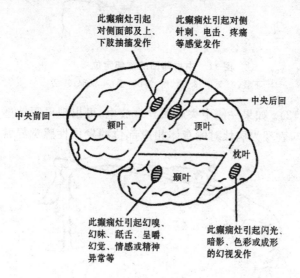

图13　大脑各叶癫痫灶引起的主要症状示意图（外侧面）

（4）枕叶：枕叶位于大脑半球的后端，为视觉中枢。该部位的刺激性病变，表现为单纯性幻视，有的为癫痫先兆。

（5）岛叶：岛叶在大脑外侧裂的深处，被额叶、顶叶和颞叶所覆盖（见图8）。岛叶与内脏功能有关，该部位发生病变，临床可表现为内脏器官各种异常感觉发作。

总之,癫痫发作的形式多种多样是与大脑皮质的功能不同有关。

4. 癫痫是一种常见病吗

癫痫是一种常见病。我国于 1982～1983 年对长沙、成都、广州、哈尔滨、上海和银川 6 城市 6 万多人进行调查,癫痫的患病率为 4‰～6‰,也就是说,现在我们每 1 000 人中就有 4～6 人患癫痫病。现在,我们这个 13 亿人口的大国,有癫痫患者约 900 万,其中 600 万患者每年仍有发作。癫痫的年发病率为 25～35/10 万,也就是说,我国每年有 40 万左右的新发癫痫患者。因此,癫痫在我国不仅是一个常见病,而且也是个多发病。

据文献报道,国外的癫痫发病率与我国大致相同,日本为 3‰～5‰,欧洲为 5‰～7‰,美国为 5‰～10‰。由此可见,癫痫在世界各国都是一种常见病,预防和治疗癫痫是世界各国医务工作者的共同责任。

为了加强对癫痫的病因、发病机制、治疗和预防的研究,不少发达国家都有专门的研究机构。为了加强国际间的交流与协作,在世界卫生组织下设有国际抗癫痫联盟,每年举行一次学术会议。我国部分医学院校也积极开展癫痫的科学研究,在中华医学会下也设有脑电图与癫痫学组,每两年召开一次学术会议,以交流癫痫防治的经验。为了改善对癫痫的认识、治疗、服务与预防,为了推动我国癫痫方面的学术交流,加强相关学科的协作与沟通,与国际接轨,经过多年的努力,我国神经内科、神经外科、小儿神经科、神经电生理、精神心理科从事癫痫防治研究的专业工作者于 2005 年共同发起成立了全国性的学术机构——中国抗癫痫协会。中国抗癫痫协会成立 8 年来,通过组织国内外学术交流,大大地推动了我国癫痫的防治工作。2006 年 10 月在第二届"北京国际癫痫论坛"上,中国抗癫痫协会发起了创办"国际癫痫关爱日"的倡议,得到来自 20 余个国家代表的热烈响应,并得到国际抗癫痫联盟和国际癫痫病友会的支持。与会者选定以 1997 年在爱尔兰都柏林举行的国际癫痫大会通过的"全球抗癫痫运动"的日子，即6月28日为"国际癫痫关爱日"。每年都确定有对癫痫患者关爱的主题，2012年的主题是："与癫痫患者同行"，并在36个城市开展大型公益活动和宣教活动。

5. 癫痫好发于哪些年龄

我们知道，癫痫不是一个独立的疾病，它是由多种原因引起的一个临床综合征，包括遗传因素、先天性疾病、外伤、感染、寄生虫、脑发育障碍、中毒、肿瘤、脑血管病及营养代谢性疾病等。癫痫都是有病因的，但限于对癫痫认识的局限性，有些病因目前已知，有些还未知，人们就把前者称为症状性或继发性癫痫，把后者称为特发性或原发性癫痫。对于那些临床表现提示为症状性癫痫，但尚不能明确病因者，则称为隐源性癫痫。

儿童及青少年期，正是处于生长发育的活跃时期，人脑也不例外。在这一时期，遗传因素、先天性疾病、感染、寄生虫、脑发育障碍、外伤等疾病都有可能导致癫痫发作。因此，儿童及青少年期是癫痫的发病高峰期。癫痫除了儿童及青少年发病较多外，在中老年人中也比较常见。中老年人发生的癫痫大多属于继发性癫痫。随着年龄的增长，脑肿瘤、脑血管病的发病率也增高，这两种疾病是中老年人发生癫痫的最常见病因。因此，一旦中老年人有癫痫发作，就应该积极地查找原因，做必要的辅助检查，如腰椎穿刺术（腰穿）、脑血管造影术、头部CT扫描及磁共振成像检查等，针对病因进行治疗，同时控制癫痫发作。

总的来看，在人生的任何年龄都有发生癫痫的可能，但儿童及青少年时期和中老年时期是癫痫的两个发病高峰期，在癫痫的年龄-发病率曲线上呈现出两头高中间低的现象。

6. 癫痫是遗传的吗

早在19世纪末期，就有人就提出遗传是原发性癫痫发病的主要原因。这一观点经历了长时间的争论,直到 20 世纪 50 年代,通过对癫痫患者及与其有血缘关系的亲属的大量调查,发现不仅原发性癫痫,而且继发性癫痫的直系亲属癫痫发病率也远比普通人群高。近几十年来,对单卵双生和双卵双生人群癫痫发病率的研究及癫痫家系脑电图的研究,进一步证明了原发性癫痫与遗传有关。同时,有人对两次世界大战、朝鲜战争及越南战争期间脑外伤后发生癫痫的情况进行了统计,虽然医疗技术不断提高,但这几个时期外伤性癫痫的发生率大致相同,为 30%～34%,证明继发性癫痫也同样具有遗传因素。

原发性癫痫的直系亲属,比一般人的癫痫发病率高 4～7 倍。遗传在癫痫发生中的确切机制,目前尚不十分清楚。遗传决定了脑部神经元结构及其相互之间的联系、神经细胞中酶的水平、脑部神经递质的浓度以及生化代谢的速度等。也就是说,遗传决定了一个人发生惊厥的"惊厥阈"的高低。癫痫患者这种阈值较低,所以易于发生癫痫。发生癫痫与否,除了遗传因素之外,还取决于环境因素的作用。比如一个人发生了脑外伤、脑炎、缺氧等,不一定都发生癫痫,只有这些环境因素的强度超过了他的惊厥阈,才有可能发生癫痫。遗传因素只是使癫痫患者部分直系亲属的惊厥阈低下,比一般人更容易发生癫痫。只要积极预防,消除不利的环境因素,是可以减少癫痫发生的。

既然癫痫具有遗传性,那么癫痫患者的子女是否都患癫痫?癫痫患者可不可以生育呢?癫痫虽有遗传性,但对后代的影响并不是百分之百的。一般来说,癫痫患者的子女只有 5% 左右发生癫痫,也就是说发生癫痫的可能性并不太大。因此,癫痫患者是可以生育的。我国婚姻法也并未明令禁止癫痫患者生育。但是,从优生优育的角度来看,癫痫患者最好避免与"惊厥阈值"低的人(包括癫痫患者和有热性惊厥史者)结婚。另外,如果癫痫患者所生子女已有一位发生癫痫,最好不要再生育。因为,这两种情况,子女的癫痫发病率会大大升高。

7. 癫痫可以治愈吗

1987 年,英国科学工作者对癫痫患者的预后进行了系统的研究,结果 60%～80% 的癫痫患者在当时的有效药物控制下,可以治愈或长期不发作。并且研究结果表明,只要及时进行正规、系统的治疗,癫痫的预后会比这一结果更好,远比人们估计的乐观。早期有效的治疗,是决定预后的主要因素。

我国目前有不少人错误地认为癫痫的预后不好,甚至认为癫痫是不治之症。这是目前我国广大地区癫痫治疗的现状远远落后于世界癫痫治疗水平所造成的。长期以来,相当一部分医生,尤其是基层医生,对于现代癫痫治疗的基本方法了解甚少,治疗上缺乏系统性和正规性,使大部分本来可以治愈的患者,失去了良好的机会,癫痫反复发作,使本来坚持服药的患者,丧失了信心,认为治愈的希望渺茫,从而自行停药,为进一步的治疗增加困难。加之社会上一些五花八门的所谓"包治""根治""高科技"的欺骗性广告,使患者及其家属受骗上当,身心受到伤害。

随着医疗水平的不断提高,新的有效的抗癫痫药物不断问世,癫痫外科手术的开展,癫痫的治愈率会不断提高,癫痫患者的生活质量也会不断改善,人类最终征服癫痫的日子不会太远了。

8. 目前我国癫痫的治疗状况如何

近年来,我国在癫痫的治疗和研究方面,取得了很大的进展。国际上的新一代抗癫痫药物,如拉莫三嗪、奥卡西平、左乙拉西坦、托吡酯等在国内临床上广泛使用,加上传统的抗癫痫药卡马西平、丙戊酸镁、丙戊酸钠、苯妥英钠、苯巴比妥、硝西泮、氯硝西泮等,使得癫痫患者有了更多的药物选择,癫痫治愈的希望也随之增加。癫痫问题的学术交流、科普宣传日渐增多,三甲医院癫痫专科门诊的建立,神经心理学在癫痫诊疗中的应用,使不少癫痫患者基本上不再发作或已治愈,癫痫患者的正常生活、工作、学习有了一定的保障,初步纠正了癫痫是不治之症的错误认识。近年来癫痫外科手术的开展,以及慢性小脑刺激、迷走神经刺激术等物理疗法在癫痫治疗中的应用,使一些原来治疗无效的患者获得了治愈。围生期妇幼保健水平的提高,儿童期颅内感染性疾病的及时控制,有效地预防了癫痫的发生。抗癫痫药物的血药浓度监测用于临床,使癫痫的治疗更加合理化。

但是,目前我国大部分地区,尤其是广大农村地区,癫痫治疗的状况还很不理想。据我们对河南省城乡随机抽取的 376 例癫痫患者调查结果,仅 35％的患者癫痫发作得到较好的控制。癫痫治疗中存在的问题可以概括为一句话:"患者乱投医,医生乱用药。"具体表现在如下几个方面:

(1)癫痫患者及家属缺乏对癫痫的基本了解,不知道癫痫治疗的长期性,患者癫痫发作了去看病,服几天药;不发作,就停药;再发作,再吃药。反反复复,使有些本可以治愈的癫痫成为"难治性癫痫",最后造成患者严重的精神和智能障碍。

(2)轻信谣传,惧怕抗癫痫西药"对脑子有刺激",长期服用会"变傻",不敢服用有效抗癫痫药物。盲目投医,到处寻找"祖传秘方",轻信"包治""根治""高科技"的街头广告。结果贻误治疗,坐失早期治疗的良机。

(3)某些基层医生,甚至有些神经科医生,对癫痫治疗的现代技术缺乏基本的了解。具体表现为不分癫痫类型乱用抗癫痫药;用药剂量过大或不足;疗程太短或减药太快;盲目联合用药;无长期系统的治疗安排,少数患者发生了严重不良反应不能及时发现、及时处理,使患者失去对正规医院医生的信任,而转去投医于某些江湖骗子或个体行医者。

(4)某些个体行医者(多数挂靠在单位医院、研究院甚至部队医院门下)到处打着"祖传秘方""包治根治""高科技"的招牌,或以"割治""埋线"为幌子,同时让患者服用抗癫痫西药。或自己把抗癫痫西药研碎随便加些中药,制成药丸或胶囊,自称是绝对无不良反应的"纯中药"，高价卖给患者。上述方法有时可使某些患者暂时不发作，但真正起作用的还是抗癫痫西药。而他们的所谓"割治""埋线""祖传秘方""高科技"只不过是骗患者钱财的幌子。

总之，目前我国除少数医学院校附属医院和条件较好的综合医院或神经精神病院（多为"三甲医院"）开设的癫痫专科和癫痫专业医生采用现代治疗方法和有效抗痫西药对癫痫患者进行系统、正规治疗外，大部分基层医院的癫痫治疗情况还不十分理想。

9. 癫痫的诊断和治疗应怎样进行

详尽确实的病史收集，全面细致的体格检查，脑电图、CT及磁共振成像等必要的辅助检查及实验室检查，是正确诊断癫痫的基本保证。

癫痫诊断的确立，包括3个步骤，即我们所说的"癫痫诊断三步曲"。第一步是确定是否为癫痫及其发作类型；第二步在确定为癫痫后需要判断为原发性的或是继发性的；第三步如果为继发性癫痫要查明病因并找出病变的部位。

人的一生中，特别是在某种应激的情况下，偶有1次癫痫发作，是不能诊断为癫痫的；详细完整、准确清晰的病史，对癫痫的诊断十分重要。医生多不能目睹患者的发作情况，癫痫患者发作间歇期约有20%的脑电图表现是正常的。因此，癫痫的诊断主要依靠的是临床症状，但是癫痫发作具有随机性，患者对自己的发作情况多无记忆，主要靠亲属或目击者的描述。所以，详细完整、准确清晰的病史对癫痫的诊断十分重要。询问内容应包括：

（1）起病的时间和诱因：首次发作时间对诊断很有帮助，如婴幼儿起病，多考虑为先天性或代谢性病因；产伤所致的癫痫；30岁以前起病的多为外伤性、感染性或先天性缺陷；30岁以后首次发病的除考虑脑血管性、外伤性和变性疾病外，脑瘤的可能性也很大；原发性癫痫多于5岁左右及青春期发病。

癫痫发作是由哪些因素诱发的？应询问清楚有没有诱发因

素,如精神刺激、缺少睡眠、饥饿、饮水过多、发热、疲劳、月经、闪光、惊吓、饮酒、突然停药等。饮水过多可诱发大发作,过度换气可诱发小发作,光声刺激可诱发反射性癫痫发作。

(2)发作特点和持续时间:发作前有无先兆(如胃气上升、心悸、眩晕、恐惧、幻觉、局部抽动等),先兆症状提示脑部病变部位。全面性发作往往无先兆。发作时有无意识丧失;抽搐是全身的或是局部的;有无跌倒、口吐白沫及跌伤等情况;有无突然停止活动、中止谈话、持物落地或机械性的重复动作等;两眼是上翻或是向一侧凝视,身体是否有旋转;有没有麻木感、冷感、触电感、视物变形、头痛、腹痛等;有无似曾相识感或陌生感;有无吞咽、咀嚼、吸吮;有无记忆改变、梦样感觉、强迫思维;发作时是意识清楚、模糊或是全然不知。以上症状持续多久均应详细地了解。

(3)首发症状及继发症状发生顺序:癫痫的首发症状及一系列症状的发生顺序,对于病灶的定位极有价值,最早出现的症状最具有定位意义。如癫痫患者首先有右侧口角、眼及面部抽搐,继之右侧手指、臂、肩和下肢抽搐,此时意识清楚但失语,提示左中央前回下部是癫痫病灶。

(4)睡眠与发作的时间关系:有些患者癫痫只在睡眠中发作,有的只在白天发作,有的则无规律性。癫痫复杂部分性发作常在白天发作,睡眠不足常会激发大发作。有的患者出现癫痫性梦游症。

(5)发作时伴发症状及发作后的症状:发作时面色青紫提示缺氧。跌伤、舌或口腔黏膜咬伤、尿失禁,可为大发作的佐证。发作时伴头痛、呕吐,为颅内压增高征象。发作后有无记忆、是否昏睡均有助于诊断。发作后抽搐肢体呈一过性瘫痪(陶德麻痹)常见于杰克森癫痫。

(6)发作的演变过程及治疗经过:不仅可以了解癫痫发作类型的变化,同时可以总结治疗中的经验教训。同一患者随着年龄的增加以及病情的变化,其综合征的诊断有时须改变。比如,婴

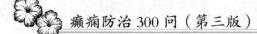

儿痉挛症在婴儿期主要表现为点头发作,随病情进展到了幼儿期,则主要表现为强直发作、不典型失神发作等,这时则可能为Lennox-Gastaut综合征。对于病程长,治疗效果不好的患者,应重新询问病史,以进一步明确诊断,指导治疗。

(7)一个完整的病史有时需要多次了解:另外,对癫痫患者的既往史、个人生活史及家族史均应详细询问。对患者还要进行全面的体格检查,常规进行脑电图检查,必要时做脑脊液检查、脑血管造影及CT、磁共振成像检查等。

一旦癫痫的诊断成立,又无对因治疗的指征时,即应开始药物治疗。对于长期服药可能出现的不良反应及定期进行化验检查的必要性等,均应向患者及家属讲清,以获得充分配合。药物的选择取决于癫痫的发作类型,如全面性强直阵挛发作首选丙戊酸钠、丙戊酸镁,部分性发作首选卡马西平、奥卡西平等。另外,药物的选择还取决于患者的自身条件,包括患者的身体条件和经济社会状况,如学龄期儿童应选择镇静作用较小的抗癫痫药物,育龄期妇女应选用对胎儿致畸作用较小的抗癫痫药物。口服剂量均自低剂量开始,逐渐加量,根据发作情况及血药浓度水平调整剂量。由于药代动力学的原因,更换药物时应有一段时间的重叠服药。根据药物半衰期的不同及发作出现的时间决定每天服药的时间和次数。

癫痫发作完全控制2～5年后,可考虑逐渐停药。停药前必须先缓慢减量。病程越长,服药剂量越大,减药越需缓慢。由于停药后有复发情况,目前多主张延长服药期限,减量时需参考长程脑电图的变化。

10. 癫痫影响寿命吗

癫痫是一个"临床综合征",大多数情况下它并不作为一种单独的疾病进行死亡统计,即使是癫痫持续状态引起的死亡也可能是脑瘤、脑出血所致,而列入其他死亡原因;因发作造成的意外事故死亡,也常列入"意外事故"之死因。因此,有关癫痫死亡率的报道不多,瑞典 Tomson 报道癫痫死亡率是一般人群的 2～3 倍。我国 6 城市和 21 省农村调查资料显示,癫痫年死亡率城市高于农村,且总水平高于国外报道。癫痫的本身很少造成死亡,而癫痫发作引起的意外伤害,则并不少见。另外,癫痫发作往往使癫痫患者的原有疾病加重,甚至导致死亡。例如,癫痫常引起吸入性肺炎,使原有心肺疾病的患者病情加重,导致死亡。美国 Kurtzke 在逐年统计 1939～1967 年的癫痫死亡率时发现,老年患者的死亡率高于儿童和青壮年。就整个癫痫患者的群体来看,癫痫对患者的寿命还是有一定的影响。

另外,癫痫持续状态,尤其是癫痫大发作持续状态,病情危重,可引起患者死亡。它往往由于突然停药或其他原因引起。发作时的窒息及吸入性肺炎、骨折、脱臼等,也有一定的危险性,但比较少见。由于服用抗癫痫药物引起的死亡极罕见。

11. 癫痫患者都会变傻吗

癫痫对患者的智能有无影响,其影响程度如何,是近年来日益引起患者及家属关注的问题,特别是对于身心发育阶段的儿童,父母更是忧心忡忡。

癫痫患者大多数智力正常,不一定都会智能障碍,这是近年来国内外大量研究得出的结论。癫痫是各种原因导致的脑部功能紊乱,确切地说,对患者的智能多少有点影响。虽然癫痫患者中不乏出类拔萃、智力超群之人,但从整个癫痫群体来看,智能仍不及正常人群。一些症状性癫痫,如先天性脑发育畸形,某些婴幼儿时的颅内感染性疾病等,脑部的原发病可影响智能,代谢性疾病常伴有智能低下。在这种情况下,癫痫发作只是原发病的一种表现,智能低下可能是脑部的原发病变所致。但是,一些原发性癫痫,由于没有或不能及时控制,致使频繁的癫痫发作和(或)脑电图上频繁的癫痫样放电造成癫痫性脑病,导致进行性脑功能

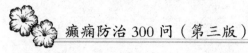

障碍,使患者的智能衰退。有些癫痫大多在新生儿、婴幼儿以及儿童期发病,如婴儿痉挛症、大田园综合征、Lennox-Gastaut综合征、获得性癫痫性失语、婴儿严重肌阵挛癫痫等,使正处于智力发育阶段的患儿受到很大影响。这种情况下,患者智力低下是由癫痫发作本身所造成的。还有研究表明,临床上引起癫痫患者智能降低的部分原因是由抗癫痫药物引起的,尤其是一些用量过大、不合理的联合用药。也就是说,一部分癫痫患者变傻是由于医生的不合理用药引起的,是由对抗癫痫药物的行为毒性缺乏足够的认识所致。

据国外报道,随着神经心理学的发展,一些神经心理学的检查方法,能够对抗癫痫药物的行为毒性进行定量和定性分析。在医生和家属尚不能察觉的情况下,就能将患者的认知功能障碍查出,从而进行积极的预防和治疗。国内有关这方面的研究进展也较快,并做了大量的工作。有关抗癫痫药物产生行为毒性的机制,尚不完全清楚,可能与药物引起的神经病理损害、营养代谢物质缺乏、单胺及激素代谢紊乱有关。

12. 癫痫是一种精神病吗

癫痫和精神病(或疯子)不是一类疾病,区别二者也很容易。社会上之所以有一部分人把癫痫患者误认为精神病或"疯子",是由于对癫痫缺乏真正的了解造成的偏见。偏见的产生是因过去我国广大地区,尤其是广大农村,对癫痫治疗既无有效的药物,又无正确的方法,致使大部分患者长期蒙受癫痫发作之苦。由于长期的癫痫发作,相当一部分患者伴有不同程度的精神和智能障碍,可表现为抑郁、焦虑、癫痫人格及神经症等。因而不少人认为癫痫就是一种精神病,或暂时不是,将来也会变成精神病。

这种错误认识,如果说以前还有一定的事实根据,那么现在应该是彻底纠正的时候了。国内外近几十年大量的研究资料说明,大部分癫痫患者是可以治愈的。国内近30年经癫痫专科医生治愈的大量病例也足以说明癫痫不是一种精神病（或疯子），而且将来也不会变成精神病（或疯子）。错误观念必须彻底改变，否则，广大癫痫患者就不能与正常人一样学习、工作和生活。

2007年第一届"国际癫痫关爱日"的主题就设为"消除偏见，走出阴影"，呼吁社会关注癫痫患者，为癫痫患者建立保障机制，通过社会和患者的共同努力，使患者能够接受正规治疗，早日康复，早日回归社会。

13. 癫痫经治疗几年不发作是否算根治了

癫痫患者经过几年正规、系统的药物治疗而不再发作，一般可以减药，最后停药。那么这些患者是否算完全治愈或"除根"了呢？

临床经验发现，经过系统治疗3～4年不再发作的癫痫患者，逐渐减药、停药后，多数人一般不再发作，但不是每一个人都不再发作。有人做过长时间追踪观察研究，对上述停药后的患者追踪5～20年时间，其中有5％～15％的人又出现癫痫发作，追踪时间越长，再发率越高。因此，经治疗几年不发作停药的患者也不可盲目乐观，还需注意防止诱发因素，要警惕以后还有发作的可能，虽然再发的概率不是太高。

值得庆幸的是，这些再发作的患者一经治疗，对药物反应很好，很容易再次控制发作。笔者曾治疗一例女性患者，服丙戊酸钠3年未发，减药过程中出现发作。再次恢复原药量又服3年，未发作，再次减药。停药追踪5年，未再发作。

14. 中医对癫痫是怎样认识的

中医认为，癫痫的发生是由于风、火、痰引起，与肝、肾、脾三脏有关，肝肾阴虚，阴虚则阳亢，阳亢则肝风内动；脾虚失运，清气不升，浊气不降，痰涎内结。肝风挟痰上扰清窍，导致癫痫发作。

早在中医的经典著作《内经》中，就有关于癫痫的记载。2000

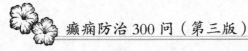

多年来,中医在诊治癫痫方面,积累了甚为丰富的经验。根据中医的基本理论,不仅着眼于发作时出现的不同证候辨证论治,更注重于整个机体的功能状态,从而调整人体的阴阳平衡,更有效地治疗癫痫。

中医根据望、闻、问、切四诊对癫痫患者进行辨证。发作时望其神志、状态和持续时间。若患者突然意识丧失,全身或局部抽搐,牙紧颈强,或点头痉挛,双目凝视,变化多端,脉弦浮,舌红苔黄,多为风痫,属肝风内动;若患者突然神志不清,吼叫跌倒,喉中痰鸣,口吐白沫,抽搐或机械重复某一动作,脉滑数,舌苔厚腻,多为痰痫,属痰蒙心窍;患者发作间歇期,若胃纳不佳,肢冷便溏,面色萎黄,舌淡脉细,多属脾胃虚寒;若患者愚笨呆滞,面色苍白,头晕心悸,腰酸膝软,舌质红,脉细弦,多属肝肾两虚。其治法则为控制发作,消除病因;急则治其标,缓则治其本。属肝风内动的风痫,则平肝熄风,止痉降逆;属痰蒙心窍的痰痫,则豁痰开窍,清热熄风。发作时针刺治疗常用的穴位有人中(鼻中沟上 1/3 处)、间使(腕横纹正中上 3 寸)、鸠尾(剑突下)、涌泉(足底前 1/3 正中处)。进针后反复捻转至症状缓解为止。发作间歇期则针对患者整体功能所表现出的证候,进行整体调治。

15. 癫痫患者的预后如何

采用流行病学的方法,对社会大批癫痫患者的总体预后进行研究,发现癫痫预后的演变可分三个阶段(图 14)。

第一阶段是首次发作之后,普通人群中有单次癫痫发作者,约 50% 以上在首次发作后 1 个月或稍长的时间内会出现第二次发作。然后绝大多数患者被诊断为癫痫并开始治疗。

第二阶段是经数年的正规药物治疗后,多数患者(约 70%)或立即进入持久的缓解,或在相对较短的时间内有少数几次复发,然后进入持久的缓解。这些持续缓解的患者中绝大多数在此阶段将药物撤除,其中 90% 治愈。另有 30% 左右的患者癫痫不能

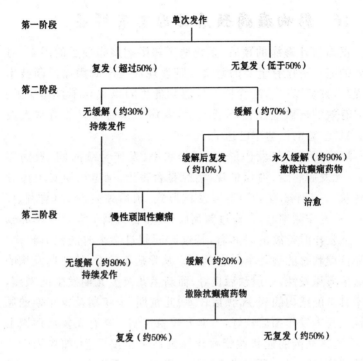

第一阶段　　　　　　　　　单次发作

复发（超过50%）　　　　　　无复发（低于50%）

第二阶段

无缓解（约30%）　　　　　　缓解（约70%）
持续发作

缓解后复发　　　　　永久缓解（约90%）
（约10%）　　　　　　撤除抗癫痫药物

治愈

第三阶段　　慢性顽固性癫痫

无缓解（约80%）　　　缓解（约20%）
持续发作

撤除抗癫痫药物

复发（约50%）　　　　　　无复发（约50%）

图 14　癫痫患者总体预后的演变

有效地控制，形成慢性难治性癫痫患者，其预后很差。

第三阶段即癫痫发作或者永久缓解（治愈），或者成为慢性难治性癫痫患者。在这些慢性难治性癫痫中，经过药物的、手术的或心理的治疗，仍有约 20％的患者缓解。在这一群体中癫痫的活动时间越长，缓解的可能性越小，随访时间越长，复发率越高；缓解撤除药物后复发比例也高于一般癫痫人群。因此，绝大多数癫痫患者的长期预后，通过早期的发作情况和对正规治疗的反应即可确定。

16. 影响癫痫预后的因素有哪些

正确估计癫痫的预后，系统地了解影响癫痫预后的因素，对患者的综合治疗有重要的意义。随着现代医学对癫痫诊断技术的提高，许多以往诊断为原发性癫痫的患者也找到了具体病因。加之有效的抗癫痫新药不断问世，癫痫的预后较以往有很大改善。目前，总的治愈率已达 70%～80%。

癫痫的预后与发作形式、发作频率、发作持续时间、发病年龄、有无发病病因、治疗早晚、治疗是否得当、脑电图所见及患者心理状态等因素有关。不同发作形式，预后差别较大（详见 17 问）。从发作频率看，发作过频预后较差，智力低下者复发率亦较高。从发作时持续的时间看，持续时间超过半小时的预后较差；癫痫持续状态的病死率高达 20%。从发病年龄看，幼儿期发病的癫痫多属原发性，一般预后良好；而新生儿及婴儿期发生的癫痫，多半具有脑结构的病变，预后较差；儿童期、少年期及青年期的原发性全身大发作预后较好，大部分较易控制。从有无发病病因上看，有明确病因的症状性癫痫比原发性癫痫预后差，如先天性代谢性疾病、脑外伤、颅内感染等预后更差。从治疗早晚看，治疗开始的时间距起病时间越短预后越好。坚持规律服药、发作得到控制时间长的大发作，缓慢停药后，复发率最低；癫痫部分性发作（运动性）及同时具有几种发作形式的复发率最高。

脑电图出现弥漫性两侧对称同步的棘慢波综合，一般预后良好；有频繁脑电图异常放电，尤其是出现高度失节律及弥漫性尖慢综合波的，则预后不良。

癫痫患者的心理状态对预后也有一定的影响。社会、学校和家庭都要对患者伸出温暖的手。让世界充满爱，消除歧视和偏见，减轻患者的心理负担。实际上，脑部无严重病变的癫痫患者，在生活、工作和学习上与正常人没有什么区别。

国外诊治癫痫的先进经验令人振奋，只要处理得当，药物可使近 70％～80％的癫痫患者治愈；另外还有 10％左右的癫痫患者通过手术治疗使发作得到控制。总之，大多数癫痫患者的预后是好的。随着医学科学的不断进步，癫痫患者的明天会更好。

17. 癫痫发作形式与预后有何关系

一般认为癫痫的发作形式与引起癫痫的病因之间没有必然的联系，但发作形式与预后往往有一定关系。临床发现某些癫痫类型虽然诊断治疗都很及时，治疗方法也无可挑剔，但治疗效果总是很差（总体上说），预后不好。而有些癫痫类型对药物治疗反应很好（绝大多数患者），预后也好。

新生儿惊厥病死率可达 10％～46％，幸存者中有 1/3～1/2 可遗有脑性瘫痪、精神发育迟滞等病残，成为慢性癫痫者近 1/4。病死及病残的危险因素主要有：颅内出血、窒息、感染、早期低血糖及低血钙、先天畸形、先天性代谢障碍、围生期脑损伤等。

婴儿痉挛症因为主要发生在先前有大脑损害的患者，且目前尚缺乏有效治疗方法，所以预后不佳。经积极治疗，有 40％～60％的患者痉挛发作中止，但只有 8％～23％的患者智力正常，且病死率为 5％～25％。发作未控制者日后可转为 Lennox-Gastaut 综合征、强直-阵挛发作、失张力发作、肌阵挛发作、不典型失神或复杂部分性发作。

失神发作绝大多数为原发性，经适当治疗预后较好，20 岁时有 80％以上的病例发作消失。约 50％的失神发作将发展为全身强直-阵挛发作。除少数伴有严重强直-阵挛发作者外，所有的患者智力及发育均正常。

儿童及青少年期的非器质性病变所致部分性发作（包括伴中央颞区棘波的儿童良性癫痫及儿童期枕叶癫痫）预后一般良好，多在青春期过后缓解，18 岁时有 85％患者症状消失。

成人复杂部分性发作往往难以控制，尤其伴有强直-阵挛发作时，随年龄增长，强直-阵挛发作频率可减少。但部分性发作则不

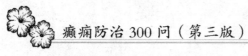

变。复杂部分性发作患者缓解率为 37%～40%。合并复杂部分性发作的强直-阵挛发作患者常有精神及情感障碍。

成人单纯部分性发作患者通常对药物反应良好，经适当治疗，约 60% 发作可得到控制。虽然这些患者可有局灶神经功能障碍，但其社会行为方面则常不受影响。

晚发性癫痫患者总的预后良好，约 52% 无明显病因者可获良好控制，且生活能力正常。有明确病因的预后与潜在的病理变化有关，脑血管病遗有癫痫者多数预后尚可。

上面所说的癫痫发作形式与预后的关系只是从临床多数病例总结出的一般规律，具体到个别病例，则很难用一句话预料其预后。必须结合其病因、起病年龄、对治疗反应等多种因素综合分析，方能估计其预后。

18. 癫痫治疗中医生常犯的错误有哪些

在癫痫的治疗中，绝大多数患者是在门诊进行的，由于门诊治疗的具体情况及门诊医生对于癫痫的认识水平不同，医生治疗常易犯以下两方面的错误：

(1)诊断和分型方面：对病史的采集过于匆忙，缺乏全面细致的查体，误把一些其他疾病当成癫痫治疗。或使一些特殊类型的癫痫不能得到及时的诊断和治疗，或误把癫痫复杂部分性发作长期当成失神癫痫进行治疗，反而使患者发作加重。

癫痫专科门诊目前仅在少数医院(多为三甲医院)设立，门诊医生缺乏足够的时间对病史进行全面的询问，有的患者家属提供的病史也欠准确，给诊断带来一定的困难，使诊断和分型方面出现失误，往往造成治疗失败。

(2)药物的使用方面：选药没有根据癫痫的发作类型进行，选药不当，当然疗效较差；"操之过急"，药物起始剂量过大、加药过快，使治疗不能个体化，且不能避免有些药物的不良反应，如拉莫三嗪，较常见的不良反应就是患者发生皮疹，但如果早期缓慢加量,可使皮疹的发生率降低。药物剂量不足,使发作不能控制;有时剂量过大又造成中毒。不合理的联合用药也常见到,对初治患者即用苯妥英钠加苯巴比妥(鲁米那)联合治疗的仍不少。有些医生发现患者服用一种药物效果不好,不分析其原因,随便再加第二种、第三种药,在门诊经常可以见到一些患者同时服用6种抗癫痫药。目前我国癫痫患者同时服用多种药物者占半数以上。这样治疗,由于药物剂量大、品种多,有些患者发作可以控制,但药物的毒性反应也远较单一药物治疗时发生率高,而且更严重。我们曾遇有因服某医院开的多种抗癫痫药而出现昏迷死亡者。

在药物使用上缺乏应有的艺术性及技巧性,对药物的不良反应重视不够,造成部分患者生活质量下降,承受不必要的痛苦。不少患者因不能耐受药物的不良反应而中断治疗。

更换药物不当也是造成癫痫发作的原因之一。不少医生使用一种药物治疗效果不好时,不分青红皂白,随便停药,另换它药,这样常可造成发作加重,难以控制。

减药或停药过快是造成复发的主要原因之一。癫痫患者经过了漫长的服药治疗后,发作得到了有效的控制,根据患者的具体情况可以考虑停药。但是,确切地说,癫痫控制多少年不发作可以停药,意见尚不统一。缓慢停药究竟缓多久,尚有不同的看法。如停药过快造成癫痫复发,则前功尽弃。一般说来,大发作完全控制2～4年,失神发作控制1～2年可考虑减药。大发作从减药到停药的时间不少于1年,失神发作以不短于半年为宜,同时要参考脑电图的变化情况。

癫痫专科医生同时负有接受患者及家属咨询的义务,对于患者及家属提出的问题要全面耐心地解答,对于患者生活各方面的问题应予以指导,对于可能出现的不良反应应交代清楚。

19. 癫痫治疗中患者（或家属）常犯的错误有哪些

患者和家属与医生的积极配合是治疗癫痫的基本保证，不能坚持服药是癫痫患者在治疗中最常见的错误，也是癫痫治疗失败的主要原因。

对于癫痫是一种慢性的脑部功能障碍缺乏充分的认识及足够的思想准备，急于求成，寄希望于短期内治愈，一旦由于用药不当或其他原因引起发作时，便自行加量或反复更换药物。如癫痫控制较好，思想上便不重视，少服或漏服药，造成复发。这些都是患者常犯的错误。

求医心切，有病乱投医，也给治疗带来混乱，影响癫痫的预后。在服药治疗期间，如果疗效不理想，发作没有完全控制，不是积极就诊寻找原因，而是四处奔走，不断更换治疗方案。在经受癫痫发作痛苦的折磨后，对治疗丧失信心，感到治愈的希望渺茫，自行停药。这些也是较为常见的错误。

部分患者及家属由于缺乏与癫痫有关的基本知识，盲目相信一些"包治""根治""高科技""纳米技术"等广告宣传，道听途说，上当受骗。一些人还信奉单方治大病，结果造成中毒，使病情恶化，失去治疗机会。

20. 什么是难治性癫痫

关于难治性癫痫的概念，还缺乏统一的认识。目前国内外比较认可的定义是"采用正规的药物治疗仍不能有效控制的癫痫"，但这一定义是回顾性的，且比较笼统，对于何为"正规治疗"、何为"有效控制"，学者们还没有统一的认识。比如 Sillanpaa 认为难治性癫痫就是"我们没有能力阻止它继续发作的癫痫"；美国国立卫生研究院则将难治性癫痫定义为"使用一切可行方法仍未能有效控制的癫痫"；而我们国内吴逊、沈鼎烈教授把难治性癫痫概括为

"频繁的癫痫发作,至少每月 4 次以上,应用适当的抗癫痫药物正规治疗且药物血浓度在有效范围内,至少观察 2 年,仍不能控制且影响日常生活。无进行性中枢神经系统疾病或颅内占位性病变"。这些定义都是从不同的侧面概括了癫痫难治性的部分特征。国内外学者对于难治性癫痫的认识不同,也反映了难治性癫痫的复杂性。实际上,难治性癫痫不是一个独立的疾病实体,而是指癫痫患者这一群体中那些难以控制的患者。而且,难治性癫痫中,每位患者的难治程度也各不相同。难治性癫痫又是一个动态概念,随着新一代抗癫痫药物的不断问世,新的治疗手段的应用,以前认为是"难治性癫痫"的,也有可能"治愈"。

现在认为发展成难治性癫痫的危险因素有:

(1)应用有效的药物、足够的剂量,药物血浓度在有效范围内,不能控制发作,经更换药物或联合用药仍不能控制发作。

(2)发作频繁,每天数次。

(3)出现过癫痫持续状态。

(4)有明确的病因,尤其是先天性代谢异常、颅内发育障碍及脑外伤等。

(5)发作间期脑电图活动异常,如有频繁脑电图异常放电,尤其是出现高度失节律及弥漫性尖慢综合波的,则预后不良。

(6)有癫痫阳性家族史者。

还有一些癫痫一经诊断就预示是难治性癫痫。如大田原综合征、婴儿痉挛症、Lennox-Gastaut 综合征、Rasmussen 综合征、持续性部分性癫痫、颞叶内侧癫痫等,难治性癫痫在儿童以 Lennox-Gastaut 综合征为代表,在成人以颞叶癫痫最为常见。

在日常诊疗活动中,有些非癫痫专科医生常将经过多种抗癫痫药数月或数年治疗,仍不能控制发作的癫痫诊断为难治性癫痫。这种难治性癫痫的含义是不严格的,其中忽视了一个重要问题,就是没有注意治疗时用药的情况,如药物的种类、剂量、疗程及血药浓度。其中有一些患者是由于癫痫发作类型诊断不正确,未选用适宜的抗癫痫药或剂量不足等因素而致癫痫发作未能控制。这类癫痫可称之为医源性难治性癫痫。医源性难治性癫痫多由下列因素引起：

（1）诊断错误：如把某些非癫痫性疾病诊断为癫痫，治疗起来当然"无效"。

（2）发作分型不确切：笼统诊断为癫痫，没有分型或分型错误，治疗效果当然不好，有时甚至适得其反。比如，把癫痫失神发作诊断为复杂部分性发作，使用卡马西平治疗就可能加重失神发作。

（3）选药不当：没有按照癫痫发作类型或癫痫综合征选药，或没有依据患者的具体病情选药，导致治疗效果差。

（4）用药量不足：患者甚至某些医生惧怕抗癫痫药物的不良反应，总是服用"最小"剂量，结果药物没有达到最佳疗效。

（5）患者依从性差：如不按时吃药、酗酒、熬夜、生活不规律等，都会影响疗效。

这些均非真性难治性癫痫，只要纠正相应的"因素"就可以解决。

21. 癫痫专科门诊有何好处

在目前情况下，长期而规律的服药仍是治疗癫痫的主要手段，有效地组织和管理对于癫痫患者的治疗显得日益重要。癫痫是一种发病率高、病程长、类型繁多的疾病，严谨而科学的管理，合理而灵活的治疗手段，将会使疗效有一个大的改观。癫痫专科门诊就是在这一潮流的冲击下产生的，是癫痫治疗中的一个里程碑。

在癫痫专科门诊，有相对固定的具有精湛治疗技术的医生，有统一的诊断标准，能对诊断和治疗进行深入的分析和研究，并进行定期的随访观察；能根据某个患者病情的具体特点，制定个体化、有针对性的治疗方案，建立相应的病情卡片、病历及观察表格等,为癫痫治疗的研究提供了方便;宣传有关癫痫的基本知识,对患者的生活、工作、学习、婚姻及生育安排提供合理化建议;使患者的诊断、选药、剂量、用法、不良反应、疗效、伴随疾病、智力发育、精神行为、心理状态等,都处在医生的严密掌控之下。癫痫专科门诊既提高了癫痫的疗效,又使医生对癫痫的诊疗水平不断提高,为更多的癫痫患者带来福音。

二、病因、发病机制

22. 癫痫的常见病因有哪些

癫痫是多种原因引起的一种脑部慢性功能障碍综合征,可以由以下原因引起:

(1)先天性疾病:如染色体异常、遗传性代谢性疾病、胎儿宫内感染等导致中枢神经系统发育异常,常见的有无脑回、巨脑回、神经元异位症、脑穿通畸形以及先天性脑积水等。

(2)外伤:颅脑产伤是婴幼儿期症状性癫痫的常见原因。脑挫伤、出血和缺血也能导致局部脑组织软化,日后成为癫痫灶。成人闭合性脑外伤后约有 5% 发生癫痫;重症及开放性脑外伤发生癫痫的更多,可达 30% 左右。

(3)手术:开颅手术可增加癫痫的患病危险。例如治疗脑内动脉瘤时,开颅直视手术癫痫的发病率是 20%,而行颈部颈动脉结扎术治疗时癫痫的发病率是 4%。术后癫痫发作可能与手术创伤和原发病的病变性质有关。

(4)感染:细菌、真菌、病毒以及寄生虫、螺旋体感染引起的脑炎、脑膜炎、脑膜脑炎、脑脓肿等急性期的充血、水肿、毒素的影响及渗出物都能引起癫痫发作,治愈后形成的瘢痕及粘连也可能成为癫痫灶。

(5)遗传性疾病:这一类疾病较多,较常见的有:①遗传代谢病。在新生儿和婴儿期常见的有苯丙酮尿症、异戊酸血症、肾上腺脑白质营养不良、肌阵挛性癫痫伴破碎红纤维、Alpers 综合征、蜡样脂褐质累积症等;儿童期和青少年期常见的有 Lafora 病、唾液酸苷酶累积症、Huntington 舞蹈病等。这一类疾病中多数癫痫难以控制。②遗传性锥体外系疾病。如脊髓小脑性共济失调、肝豆状核变性、Fahr 综合征等，可引起运动障碍和癫痫发作。③神经皮肤综合征。是指在胚胎发育过程中源于外胚层组织的器官发育异常而引起的疾病。因神经组织和皮肤在发生起源上均来自外胚层，所以神经组织的发育异常也多累及皮肤。目前已报道的这类疾病有 40 余种，较常见的有结节性硬化症、神经纤维瘤病、Sturge-Weber 综合征（脑面血管瘤病）等，它们除有癫痫发作外，常有智力障碍。④染色体疾病。是细胞核内染色体病变所导致的一类疾病。这类疾病常有发育畸形，伴癫痫发作。如脆性 X 综合征、21-三体综合征（又称先天愚型）、Angelman 综合征（又称"快乐的木偶"综合征）等。

(6)中毒：金属中毒，如铅、汞等中毒可致惊厥发作；一氧化碳中毒引起脑部病变可导致癫痫发作；乙醇等中毒，长期饮酒引起的慢性中毒和一次性大量饮酒造成的急性中毒都可致癫痫发作，戒酒则可诱发癫痫发作；药物中毒，如戊四氮、美解眠、尼可刹米、丙米嗪、异烟肼等过量时可致癫痫，中药苍耳子、白果、曼陀罗中毒时也可引起惊厥发作；全身性疾病如肝性脑病、高血压脑病、急进性肾炎、尿毒症等，均可导致癫痫发作。

(7)颅内肿瘤：30 岁以后发生癫痫的患者，除脑外伤外，脑肿瘤是常见原因，尤其是缓慢生长的少突胶质细胞瘤、脑膜瘤、星形细胞瘤等。另外，原无癫痫发作的脑肿瘤患者在手术后发生癫痫发作的也不少见。

(8)脑血管病：因中老年人常有高血压、糖尿病、高血脂等"三高"，除血管畸形及动脉瘤引起的癫痫发病年龄较轻外，脑血管病性癫痫多见于中、老年人。出血性及缺血性脑血管病均可引起癫痫，脑卒中后 1 年内发生癫痫的可能在 10% 以上。

(9)营养代谢疾病：低血糖、糖尿病昏迷、甲亢、甲状旁腺功能低下、维生素 B_6 缺乏症等均可导致癫痫发作。

(10)变性疾病：如阿尔茨海默病（老年性痴呆）、多发性硬化、帕金森病（震颤麻痹）、Pick 病（额颞叶痴呆）等也常伴有癫痫发作。

23. 癫痫的病因都能找到吗

不是所有癫痫都能找到病因。在病因分类上，可以把癫痫分为原发性癫痫、继发性癫痫和隐源性癫痫。有些癫痫患者在目前现有的检查条件和诊断水平下，在脑部及全身找不到可以解释脑部病症的结构变化和代谢异常，而和遗传有密切关系，这一类患者就是我们所说的原发性癫痫；有些癫痫患者在目前现有的检查条件和诊断水平下可以找到引起癫痫发作的病因，这就是我们所说的继发性癫痫；还有一类癫痫推测是症状性的，但其原因是隐藏着的，目前的检查手段尚不能找到，在病因分类上我们称之为隐源性癫痫。我们应该动态地看待这一概念，随着诊断技术的提高和时间的推移，有些以往诊断为原发性癫痫的患者，多年后发现了脑部的病变。因此，原发性癫痫是随着诊断技术的提高而逐渐减少的。

在癫痫的诊断治疗过程中，强调查找病因，积极进行病因治疗无疑是必要的，但暂时找不到病因者，也应及时进行症状治疗，即服用有效抗癫痫药，以控制癫痫发作，以后复查时进一步查找病因。

24. 不同年龄段癫痫的病因有何不同

不同年龄段起病的癫痫常见病因如下：

(1)婴幼儿及儿童时期：先天性颅内感染，后天性各种原因的脑炎、脑膜炎、脑脓肿、脑寄生虫病、各种原因的中毒性脑病、脑发育异常、难产所致的脑损伤、脑性瘫痪，各种先天性的代谢障碍、神经皮肤综合征。

(2)青壮年期：颅脑外伤、脑寄生虫病、脑肿瘤、脑血管畸形、各种脑炎、脑膜炎、脑脓肿及中毒性脑病。

（3）中老年期：脑肿瘤、脑转移瘤、脑血管病、癌性脑病、慢性酒精中毒。

25. 引起癫痫的先天性因素有哪些

先天性因素主要指胎儿出生以前在母体内受到的损害，它可造成大脑发育异常，出生后出现癫痫发作。引起癫痫发作的先天因素大致可分为物理因素、化学因素和生物学因素。

（1）物理因素：孕妇腹部受伤可直接使胎儿脑部受到损伤，或引起子宫出血、先兆流产等，影响胎儿大脑发育。过量的紫外线照射或其他射线的照射都可损伤发育旺盛的胎儿大脑。

（2）化学因素：母亲怀孕期间服用各种能透过胎盘的、对胎儿有害的药物首先会影响大脑的发育。各种造成母体中毒的化学因素同样影响胎儿大脑发育，出生后出现癫痫发作。

（3）生物学因素：各种原因造成的孕妇营养不良，直接影响胎儿大脑发育。孕期的各种病原微生物感染，尤其是能透过胎盘的风疹、疱疹病毒及弓形虫感染最易造成胎儿大脑发育异常，出生后出现癫痫发作。

先天因素造成的癫痫发作往往在胎儿出生后不久即表现出来，且常伴有大脑发育不全和运动障碍。另外，还可伴有其他器官的异常或畸形。

26. 引起癫痫的围生期因素有哪些

世界卫生组织规定的围生期定义有四个，我国采用围生期Ⅰ，即孕期28周至产后1周内为围生期。据资料统计表明，在这一时期产伤是引起癫痫的主要原因。产伤主要是指胎儿在生产过程中受到的损伤。由于胎儿生长的特点，头是身体直径最大的部位，因此也是最易受损伤的部位。产生头颅损伤的原因如头盆不称（头大骨盆小）、胎位异常（横位或臀位等）、胎儿过大、产程过长、产钳助产或胎头吸引器吸引、初产妇尤其母亲的年龄过大造成的产道紧张等。这些因素造成胎儿头部长时间挤压,引起颅缝重叠,颅骨凹陷,压迫脑组织,造成颅内出血及脑组织缺血缺氧。缺血缺氧性脑损伤时,脑组织供血的相对薄弱部位,如海马、颞极等首先受损伤。脑组织充血、水肿、皮质坏死及出血等,可使局部脑组织软化,日后成为癫痫灶。若出生后数日内有癫痫发作,首先要考虑产伤引起的脑损伤。围生期脑损伤引起的癫痫,胎儿多在出生后5年内发病。少数患者也可到成年后才发癫痫。

因为婴儿的脑组织正处于发育阶段,代谢相对旺盛,对氧和葡萄糖的需要量相对较多,所以对于缺氧所引起的损害也较易发生。如胎盘早剥、前置胎盘、脐带脱垂、脐绕颈、宫缩过强、羊水吸入等引起的胎儿窒息,也可造成脑部的缺氧性损伤。

值得欣慰的是,围生期的保健日益得到重视。近年来,有关会阴侧切及剖宫产的手术指征已有很大改变,滞产及宫缩乏力等情况的剖宫产率已明显增高。虽有人对此有不同看法,但由于我国独生子女政策的实际情况,放宽手术适应证,无疑会降低围生期胎儿的脑损伤,减少日后的癫痫发生率。

27. 哪些遗传病常伴有癫痫发作

遗传性疾病是一大类由染色体或基因异常所导致的疾病。许多影响到脑部发育的遗传性疾病都可伴有癫痫发作,其中最常见的有三大类疾病,即遗传代谢病、神经皮肤综合征和染色体病。

(1)遗传代谢疾病:已经明确的遗传代谢性疾病达200种以上,其中较常见的是氨基酸代谢异常,其次为类脂质和糖代谢异常。其共同的发病机制为遗传基因造成某种代谢酶缺陷,直接影响某种物质的代谢过程。这种代谢障碍或因某种体内物质缺乏,或因某种不能代谢的中间产物的堆积造成的毒性作用,影响神经系统的正常发育,出生后出现癫痫发作。这类疾病的共同特点是,出生后不久即有癫痫发作、智能低下、发育障碍及脑性瘫痪。此类疾病多为常染色体隐性遗传,其父母都不是患者,但都是致病基因携带者,近亲结婚发病率高,男女孩都能发病。遗传代谢性疾病有些无有效的治疗方法,有些经过及时治疗可使患儿发育正常或接近正常,如苯丙酮尿症开始治疗的年龄越小,预后越好。因此早期识别很重要。在新生儿期如有下列表现,应高度警惕遗传代谢病的可能:①喂养困难、食欲差,体重不增;②昏睡或昏迷、有频繁的癫痫发作、频繁呕吐;③呼吸困难、过度换气、酸中毒;④肌张力异常、共济失调、特定姿势;⑤肝脾大、黄疸;⑥面部畸形、唇厚舌大;⑦皮肤、毛发纹理异常或色素改变;⑧眼裂小、眼距宽、白内障、角膜云翳、眼球运动异常;⑨尿味、体味、耳屎味异常;⑩发育异常,发育的阶段特征消失。

(2)神经皮肤综合征:是指在胚胎发生上起源于外胚层组织的器官发育异常而引起的一类疾病。此类疾病多为常染色体显性遗传,其特点为患者的父母一方是患者,代代均有患病者,男女均可发病。这类疾病常影响神经系统、皮肤和眼,也常影响心脏、肺、肾和骨骼等。目前已报道的有 40 多种,其中常见的有结节性硬化症、脑面血管瘤病和神经纤维瘤病。此类疾病的共同特点是病变同时影响到神经系统和皮肤。发病机制是:神经组织和上皮组织在胚胎发育过程中共同来自外胚层,某种遗传因素影响了外胚层的发育,同时造成上皮组织和神经系统的异常。特征性表现主要为以下几方面:①皮肤可见一些特异性体征。如结节性硬化症的面部沿口鼻三角区、呈对称蝶形分布的皮脂腺瘤,躯干和四肢的柳叶样白斑,腰骶区的鲨鱼皮斑;脑面血管瘤病的面部沿单侧三叉神经分布区分布的葡萄酒色扁平血管瘤;神经纤维瘤病的牛奶咖啡斑和神经纤维瘤。②神经系统异常的症状常为癫痫发作和智能低下。③眼部症状。如 50% 的结节性硬化患者有视网膜和视神经胶质瘤,30% 的脑面血管瘤病者有青光眼和突眼,神经纤维瘤患者上睑可见纤维软瘤、虹膜可见粟粒状橙红色圆形的 Lisch 结节,为错构瘤。④CT 检查可发现脑内异常钙化。如结节性硬化症可见脑室系统室管膜下钙化,脑面血管瘤病可见沿脑回分布的双轨状钙化。

(3)染色体异常：是细胞核内染色体病变所导致的一类疾病。这类疾病常有发育畸形，常有身材矮小和特殊面容。如先天愚型在出生时即有明显的特殊面容，表现为头小而圆，眼裂小，眼距宽，鼻梁低平，颈短而宽。一些由染色体异常引起的疾病或综合征常有癫痫发作，如先天愚型（21-三体型）、13-三体型、18-三体型及14号环状畸形等。

有人调查1 654例住院的先天愚型患者，发现其癫痫发病率为5％～8％，另有报道128例该病住院患者中有癫痫发作史者占10％～20％。

首例被证实患14号染色体环状畸形的患者是一个女婴。其智力发育不全，有癫痫发作，皮肤有散在白斑和多发性点状色素沉着及头面畸形。一组7例本病患者的回顾性分析中显示6例有癫痫发作。

15号染色体倒位重组时患者有频繁癫痫发作。在文献报道的28例中，21例（75％）有癫痫发作，但无明显身体畸形等异常。

此外，先天性睾丸发育不全综合征、多X综合征、XYY综合征、原发性女性性腺发育不全（Turner综合征）等也常有癫痫发作。

28. 引起癫痫发作的颅内感染有哪些

引起癫痫发作的颅内感染性疾病以往多依据感染的部位不同而分为脑内感染、脑膜感染和颅内血管炎症。随着微生物学的发展、实验室技术的提高和为了治疗的针对性更强，现多依据病原微生物的种类把颅内感染性疾病分为细菌性、病毒性、寄生虫性、真菌性、螺旋体性以及艾滋病病毒性等。

(1)细菌性感染：是由各种细菌侵害中枢神经系统所致的炎症性疾病。在儿童比较常见的有脑膜炎球菌、肺炎链球菌和流感嗜血杆菌等引起的化脓性脑膜炎；在成人比较常见还有金黄色葡萄球菌、链球菌、大肠埃希菌、铜绿假单胞菌、结核杆菌等引起的化脓性脑膜炎、脑炎等。

(2)病毒性感染:是指病毒进入中枢神经系统及其相关组织而引起的炎性病变。依据病毒核酸的特点可分为 RNA 病毒和 DNA 病毒。具有代表性的常见的感染人类神经系统的病毒有 RNA 病毒中的脊髓灰质炎病毒、柯萨奇病毒和 DNA 病毒中的单纯疱疹病毒、巨细胞病毒等。引起病毒性脑炎的病毒常见的有单纯疱疹病毒、乙型脑炎病毒、巨细胞病毒、腮腺炎病毒、麻疹病毒等;引起病毒性脑膜炎的病毒常见的有柯萨奇病毒、ECHO 病毒、肠道病毒和腮腺炎病毒、单纯疱疹病毒等。

(3)寄生虫性感染:是指寄生虫病原体引起脑内组织的损害。常见的有脑囊虫、脑型血吸虫、脑型肺吸虫和脑型疟疾等,引起寄生虫性脑炎、脑膜炎。

(4)原虫感染:指可寄生于人体的原虫,也属于寄生虫类,较常见的有弓形虫和阿米巴。弓形虫在人体免疫力低下时(常继发于艾滋病引起脑内感染)造成多发性脑脓肿或肉芽肿,导致癫痫发作。阿米巴多在污染的江、河、湖水中,常在游泳时感染人体,如引起阿米巴性脑膜炎,常导致灾难性后果。

(5)真菌性感染:在大气和土壤中,到处有真菌存在。但真菌感染多在人体抵抗力下降时,在真菌血症的基础上,随血行播散到中枢神经系统,形成真菌性脑膜炎、脑脓肿和肉芽肿等。引起颅内感染的真菌常见的有新型隐球菌、曲霉菌和毛霉菌等。

(6)螺旋体感染:螺旋体是介于细菌和原虫之间的微生物,它在自然界中广泛存在,可以在人和动物之间传播,其中感染中枢神经系统具有代表性的三种螺旋体依次为:苍白密螺旋体、伯氏疏螺旋体和钩端螺旋体,它们所致的疾病依次为梅毒、莱姆病和钩端螺旋体病。

(7)艾滋病病毒感染:艾滋病病毒,即人类免疫缺陷病毒可引起获得性免疫缺陷性疾病,即艾滋病。除继发性感染和继发肿瘤

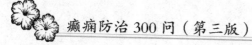

外,人类免疫缺陷病毒可直接侵犯脑膜,导致急慢性脑膜炎,可引起癫痫发作。

29. 脑外伤与癫痫有什么关系

在癫痫患者中,大约1/3有头部外伤史。脑外伤是引起癫痫的主要原因之一,尤其是开放性脑外伤。

一个人可因各种原因造成头部外伤。首先要判明是颅外伤(头皮、颅骨外伤无意识改变)还是脑外伤;有脑外伤的患者应问清是脑震荡、脑挫裂伤或是颅内血肿。所谓脑震荡就是外伤引起的一过性意识丧失,伴逆行性遗忘,无神经系统损害的体征。颅内血肿多有昏迷—清醒—再昏迷的病史。脑挫裂伤多有严重的脑外伤后持续而严重的昏迷,有神经系统损害的体征。

外伤性癫痫按其发病机制的不同,可分为早期、晚期两类,以伤后1～2周为分期界限。

(1)外伤后早期癫痫:外伤后早期癫痫是外伤早期脑损害的症状之一,可作为脑损伤的一个诊断依据。在颅脑外伤患者中,早期癫痫的发病率一般在5%左右。但5岁以下的儿童特别容易发生,即使是轻微脑损伤也可诱发,有的报告其发生率高达90%。幼儿早期外伤性癫痫的另一特点是容易出现癫痫持续状态,其发生率达22%,高出成人1倍。

引起外伤后早期癫痫的常见原因有颅内血肿、颅骨凹陷骨折、脑挫裂伤、脑水肿、颅脑手术、术后再发出血及颅内感染等。其中以急性颅内血肿,尤其是硬膜下或脑内血肿及颅骨凹陷骨折早期癫痫的发生率较高。

早期癫痫可发生于受伤的当时,也可出现于伤后1～2周的其余时间里。但伤后第一天是发病的高峰时间,约1/3的患者第一次发作时间在伤后1小时之内,另外1/3发生在第一天内稍晚时间里。

(2)外伤后晚期癫痫:外伤后晚期癫痫的发病时间短者可在

伤后几个月,长者达 20 年。但绝大多数患者发生在伤后半年至 3 年之间。一般认为伤后 4 年之内不发生癫痫,以后发病的机会就会显著减少。

晚期癫痫的发病率与颅脑损伤类型有关。在各种损伤类型中,通常以火器贯通伤晚期癫痫的发生率最高(33%～88%),其次为开放性脑损伤(2%～5%),发病率最低的是闭合性颅脑损伤,仅为 1%～5%。

颅脑损伤后产生癫痫的直接原因目前尚不清楚。由于在脑损伤区观察到神经细胞破坏和变性、神经胶质的吞噬现象、少突胶质细胞消失和星形细胞增生,在致痫灶内发现乙酰胆碱、谷氨酸及钾代谢障碍,故有人认为癫痫发作是由于神经胶质损伤,丧失了局部电解质和酸碱平衡,使病灶邻近的神经元兴奋性增高所致。有人比较了第一、二次世界大战及朝鲜战争、越南战争的伤员创伤后癫痫的发病情况,尽管几次战争经历了不同时代,各个时期的医疗技术水平差异悬殊,但癫痫的发病率仍然大致相同。故认为患者固有的癫痫发作阈值在外伤性癫痫发生中的影响也不容忽视,创伤后癫痫是颅脑损伤与遗传因素共同作用的结果。

颅脑任何部位损伤都可引起癫痫,但以中央区及其附近皮质区域的损伤最容易发生。外伤后癫痫的发作形式多种多样,但以局限性运动性发作,Jackson 癫痫和全身强直-阵挛发作为多。

30. 颅脑手术与癫痫有什么关系

大量临床病例证明颅脑手术后不少患者可发生癫痫发作。不同病种、不同部位手术的术后癫痫发生率不同,文献记载,手术后癫痫发病率较高的病种有脑脓肿(45%～72%)、脑胶质瘤(36%)、脑膜瘤(17%～29%)、幕上动脉瘤(14%～27%)。其他手术如后颅窝开颅术、经鼻垂体手术及脑室引流术等术后很少发生癫痫。

产生手术后癫痫的诱发因素可能有以下几方面:

（1）手术创伤：有学者对开颅手术后早期癫痫患者做 CT 检查，发现其中不少患者脑内有出血、侧脑室变形和脑内低密度灶等，这些改变多因手术造成。另外，术后癫痫发病率较高的几种手术都是造成较大范围脑组织创伤的手术。而凡是不产生大脑损伤或只产生轻微创伤的手术（如脑室穿刺引流术），术后癫痫发生率都低。这说明切开大脑皮质以及牵拉和切除脑组织造成的损伤都是促成术后癫痫的重要因素。

（2）病变部位：病变所在部位对术后发生癫痫也有一定影响，有人发现位于大脑凸面、矢状窦旁的脑膜瘤以及大脑纵裂内的病变，术后发生癫痫的机会较多。切除上述部位病变，术后容易损伤汇入矢状窦的皮质静脉，静脉回流障碍和脑水肿可能是这些部位病变术后易发生癫痫的原因之一。另外，这些部位与癫痫阈值较低的大脑中央区接近，手术创伤容易波及该区可能也是发病原因之一。

（3）原发病变的性质：不同性质的原发病对大脑造成的损害不同，这种术前已经形成的损害对术后发生癫痫也有影响。如外伤性颅内血肿，虽然清除血肿的手术操作只限于脑的局部，但原有的脑损伤可以是弥散的。又如颅内胶质瘤，术前病情分级 I 级的患者，术后仅有 2.5％发生癫痫，而术前Ⅲ～Ⅳ级的患者，术后癫痫发生率可达 33％。这说明术后癫痫与术前脑损害程度有关。

（4）术前是否发生过癫痫：术前发生过癫痫的患者，术后发生癫痫的可能性明显增加。有人统计一组病例，术前未发生过癫痫的患者中，术后癫痫发病率胶质瘤为 19％、颅内出血为 21％、脑膜瘤为 22％。而同一病组，术前发生过癫痫的患者，术后癫痫发病率则分别上升为 40％、33％和 56％。

手术后癫痫一般与手术创伤、局部水肿、神经细胞代谢紊乱有关。但有的也可能预示颅内有新的病变，早期应警惕颅内出血、感染等急性病变，晚期应注意肿瘤复发等，应认真检查，及时处理。

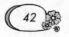

31. 脑卒中与癫痫有什么关系

脑卒中又叫急性脑血管病或脑血管意外,包括脑出血、蛛网膜下腔出血、脑栓塞、脑血栓形成、短暂性脑缺血发作和脑静脉系统血栓形成等。脑卒中导致癫痫发作的可能原因有:①脑部血液循环障碍。由于脑缺血导致部分或大部脑组织缺血、缺氧、充血、水肿、坏死等,这样就导致局部脑细胞能量供应衰竭,影响脑细胞电活动的稳定性,出现癫痫发作。②癫痫发作的阈值降低。多数脑细胞对癫痫都有"抵抗"作用,只有内、外环境中的"损害"作用达到一定程度,才能引起癫痫发作,这一个"度"就称为癫痫发作的"阈值"。有人通过实验发现脑缺血时脑组织癫痫阈值降低,进而触发癫痫发作。③血流的机械和化学刺激作用。血管破裂,血液直接进入脑组织,血流的机械和化学刺激使脑皮质细胞过度兴奋或引起脑细胞癫痫发作阈值降低,导致癫痫发作。④血脑屏障的破坏。脑血管病时,血脑屏障遭到破坏,使有些有害物质进入脑组织,引起癫痫发作。⑤有些脑血管病的直接病因。如脑动静脉畸形、脑血管瘤等其本身就是癫痫发作的病因。

在各种脑血管意外中,以蛛网膜下腔出血、脑静脉窦血栓形成、脑栓塞伴癫痫发作最多。在这些脑血管病的急性期可伴发癫痫发作,恢复期也可出现癫痫发作。而有些时候,脑血管意外的起病就是以癫痫发作开始,或癫痫发作作为脑血管意外的唯一症状。中老年人突然出现癫痫发作,除了脑肿瘤外,首先应该想到的是脑血管意外,并进行必要的检查和相应的处理,以免贻误诊治。

32. 缺氧能引起癫痫吗

脑是人的重要器官之一。脑的重量占体重的 2.5%~3%,但是,脑部的耗氧量在安静状态下约占全身的 20%,供血量占心输出量的 15%~20%,24 小时的耗氧量约 72 升。每分钟脑部的供血量为 750~1 000 毫升,大脑皮质的供血量为白质的 3~4 倍。

这样一个庞大的需氧器官，又没有能量储存的功能，在全身性疾病引起的缺血缺氧的情况下，最易受累是显而易见的。如冠心病、先天性心脏病、心肌炎、心肌病，尤其是在并发心律失常及心力衰竭时，可有痫性发作的表现，如阿-斯综合征。

在慢性支气管炎、肺气肿、肺不张、哮喘、肺水肿、肺梗死及肺炎、呼吸肌麻痹所致的呼吸衰竭时，肺通气及肺换气的能力下降，血氧饱和度降低，二氧化碳潴留，缺氧及高碳酸血症，影响脑部的代谢等，均能产生抽搐及意识障碍。

另外，如药物中毒、有害气体中毒、窒息、休克及严重贫血等，均可引起脑部缺氧，出现痫性发作。

由于缺血缺氧，引起脑组织损伤，导致脑细胞变性、坏死，可引起癫痫发作。

33. 中毒能引起癫痫吗

中毒引起癫痫常见的有：

（1）有机磷农药中毒：包括敌敌畏、乐果、敌百虫、1605、1059等。中毒后有头昏、头痛、无力的表现。查体可见瞳孔缩小，呼出气体有蒜臭味，全身冷汗，肌束颤动，严重时可有昏迷、全身肌肉抽搐、口吐白沫及呼吸衰竭等。

（2）拟除虫菊酯类农药中毒：包括敌杀死（溴氰菊酯）、速灭杀丁（氰戊菊酯）等。严重中毒有双手颤动、抽搐及惊厥发作、呼吸困难、心跳加快、血压下降、昏迷、死亡等。

（3）有机硫农药中毒：常见的有巴丹、杀虫双、易卫杀中毒等。表现为头昏、恶心、流涎、肌肉兴奋性增强、运动亢进、瞳孔缩小、心率加快等，严重时有抽搐发作。

（4）急性有毒气体中毒：如一氧化碳、二氧化碳、硫化氢、氯气中毒等，以煤气中毒（一氧化碳中毒）最常见。室内通气不良，煤燃烧不充分时即可发生。中毒者表现面部粉红、口唇樱桃红、呼吸深快、心动过速，严重时四肢抽搐、昏迷、瞳孔散大、呼吸循环衰竭死亡。急性一氧化碳中毒后迟发脑病,多以痴呆及精神错乱为主,少数可合并癫痫发作。

(5)急性苯中毒:苯是一种重要的工业有机溶剂和原料,油漆、喷漆中含量较高。急性中毒时有恶心、呕吐、步态不稳及昏迷情况,还可有肌肉痉挛、抽搐发作,伴瞳孔散大、血压下降,呼吸麻痹死亡。

(6)药物中毒:常见的有氯丙嗪、奋乃静、尼可刹米、洛贝林(山梗菜碱)、氨茶碱、东莨菪碱、阿托品、解磷定、洋地黄、异烟肼(雷米封)、呋喃西林中毒等。中药有川乌、草乌、附子、一支蒿、搜山虎等。这些药物过量时,可有癫痫大发作。

(7)慢性酒精中毒或急性酒精中毒:均可引起癫痫发作。近年来,我国酗酒者越来越多,因酒精中毒引起的癫痫也日渐增多,酒精对中枢神经系统的直接毒性作用可导致脑萎缩。另外,酗酒者常伴有睡眠障碍,以及中枢神经系统抑制性神经递质减少也是诱发癫痫的重要因素。

(8)毒鼠强中毒:化学名四亚甲基二砜四胺,俗名"毒鼠强",是一种神经毒素,能引起致命性抽搐,在我国农村地区使用较多,经常出现动物或人误服,中毒后出现癫痫"大发作"。

34. 低血钙可以引起癫痫发作吗

钙是人体重要的金属离子,成年人体内钙的总含量为700～1 400克,99.7%的钙以骨盐形式沉积在骨骼内。体液中的钙含量极少,但生理意义重大。钙离子能降低神经肌肉的兴奋性,参与肌肉收缩,降低毛细血管及细胞膜的通透性,参与凝血及细胞内神经递质的合成等。近年的研究还认为钙离子在脑细胞的损伤中有一定的作用。

因神经肌肉的兴奋性依赖于钙离子的调节,故血液中钙离子浓度稍有降低,便可使神经肌肉的兴奋性增高,引起面肌抽动,四肢肌肉痉挛收缩,医学上将之称为"手足搐搦"。这种情况并不是癫痫发作,它虽然有四肢的抽动,但很少有意识丧失。抽搐痉挛时手也有其特殊的形状(图15),又称为助产士手。一般说来,低钙引起的手足搐搦与癫痫不易混淆,化验血钙降低是诊断的重要依据。

但有少数低血钙的患者,尤其是儿童手足搐搦症者,可合并有癫痫发作。治疗这种病症时,既要给抗癫痫药,又要补充钙剂,才能有效控制癫痫发作。

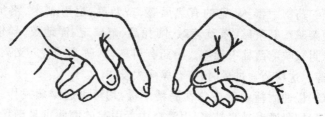

图15　低血钙手抽筋

有些有钙代谢异常的疾病,如原发性甲状旁腺功能低下、假性甲状旁腺功能低下(Fahr病)等,常有血钙的降低伴有癫痫发作。治疗时也应抗癫痫药和钙剂同时给予。

35. 维生素 B₆ 与癫痫发作有什么关系

维生素 B_6 是维持身体健康所必需的一类低分子有机化合物,包括3种物质,吡哆醛、吡哆醇和吡哆胺,其间可以相互转变。维生素 B_6 是水溶性维生素中的一种,主要由食物供给,一般食物中的含量丰富。在体内经磷酸化后成为有生物活性的磷酸吡哆醛和磷酸吡哆醇,是谷氨酸脱羧酶的辅酶。

近年来的研究表明,在脑部的氨基酸类神经递质中,γ-氨酪酸(GABA)是一个重要的抑制性神经递质,γ-氨酪酸的减少可导致神经元兴奋性增高,引起癫痫发作。在实验性癫痫动物及癫痫患者的大脑皮质中,γ-氨酪酸的含量均低。脑部的 γ-氨酪酸是大脑内的谷氨酸在谷氨酸脱羧酶的作用下脱去羧基生成的,贮存于突触前的神经末梢内,释放于突触间隙发挥其生理作用。在突触间隙或突触后神经元的胞体内被分解代谢,生成琥珀酸半醛。这一过程是在 γ-氨酪酸转氨酶的作用下进行的。谷氨酸脱羧酶和 γ-氨酪酸转氨酶都是以维生素 B_6 作为辅酶的,但维生素 B_6 与 γ-氨酪酸转氨酶的结合更为紧密,所以,当维生素 B_6 缺乏时,首先出现的是 γ-氨酪酸的生成减少。而 γ-氨酪酸的分解不受影响,引起脑内 γ-氨酪酸的含量下降,γ-氨酪酸对神经细胞的抑制作用降低,引起癫痫发作。维生素 B_6 缺乏症、先天性维生素 B_6 依赖症的患儿,发生癫痫的机制就是如此。

维生素 B_6 缺乏症(广义的生素 B_6 缺乏症还包括维生素 B_6 依赖症)是一种罕见的常染色体隐性遗传病,是见于新生儿期、婴儿时期的遗传代谢病。在出生数天后就可有复发性、持续性惊厥。癫痫发作持续存在,且是病初的唯一症状。发作间期易激惹和易受惊吓。无营养不良和其他异常。维生素 B_6 100~200mg 静脉应用后癫痫发作在数分钟内消失,脑电图恢复正常。治疗应终身服用维生素 B_6,一旦中断治疗,癫痫可能复发。

婴幼儿发生癫痫或癫痫样抽搐,治疗时可试行补充大量维生素 B_6。若有效,则很可能是维生素 B_6 缺乏症或依赖症,可长期服用维生素 B_6 而无须服用抗癫痫药。

36. 精神刺激能引起癫痫吗

一般认为,突然强烈的精神刺激或持久的内心矛盾冲突可引起精神失常或癔症发作,而对于精神刺激与癫痫发作的关系则缺乏足够的重视。

临床上,我们常遇到一些儿童确系典型的癫痫发作,在询问病史和检查中找不到其他原因,而就是某次强烈的精神刺激之后发作的。如突然被狗咬,从高处摔下(未伤及头部)、猝不及防的响声刺激、被毒打(非头部)又不服、交通事故(未伤及头部)等。这种情况我们认为不单是偶然的巧合,可能存在某种内在的联系,如突然强烈的刺激造成脑内神经递质的暂时失调,以后又形成固定的兴奋灶,引起癫痫反复发作。有时也遇有一些成人的癫痫发作,找不到其他原因,仅有受过强烈的精神刺激或有长期内心矛盾冲突等因素。我们觉得这些因素也可能与癫痫发作有关。

总之,我们认为精神刺激有可能引起癫痫。因而,临床上遇有因精神刺激而出现发作性神经精神障碍时,不应只想到癔症,应进行必要的检查(尤其是脑电图检查),详细询问发作情况,以免误诊。

37. 免疫异常是癫痫的病因吗

所谓免疫,就是生物体排除异己、纯洁和稳定自身的一种重要防御功能,包括免疫应答、免疫监视和免疫稳定等。体内有一个完整的免疫系统,分细胞免疫和体液免疫两种。吞噬消灭抗原物质或通过产生抗体将抗原清除。如免疫功能低下,则抵抗力低下,易发生各种感染及肿瘤,例如患艾滋病时因机体免疫力低下,易患肺卡伯肉瘤等。但是,如果免疫功能过强,则可发生变态反应(或称过敏);如果免疫识别错误,把自身组织、器官当作外来抗原进行免疫攻击,则可发生自身免疫性疾病。

19世纪60年代末,国外有人在一系列动物实验的基础上,提出了免疫功能异常引起癫痫的可能性。近年来,大量的动物实验及临床观察均表明,癫痫发作与免疫功能异常有密切关系。有人报告原发性大发作患者的免疫球蛋白G降低,患儿的免疫球蛋白A降低,成人免疫球蛋白A升高。在1978年,有国外学者从3例免疫球蛋白A缺陷的癫痫儿童血清中,检测出了抗脑乙酰胆碱受体抗体。苯妥英钠对人体的免疫功能也有影响。有关癫痫的免疫学机制目前尚未完全明了。有人提出,脑部的各种损伤如感染、外伤等,可使血脑屏障发生破坏,脑组织成分进入血液循环,激活自身的免疫系统,产生抗脑组织抗体。这些抗体作用于脑部的突触部位,影响正常的突触传递或封闭抑制性受体,使脑部抑制性冲动减少,从而引起癫痫发作。

三、临床表现

38. 癫痫发作怎样分类

依据国际抗癫痫联盟分类和命名委员会的建议,癫痫的分类可分为癫痫发作的分类和癫痫综合症的分类。癫痫发作的分类,是依照发作的临床表现及发作时脑电图的改变来分的,尤其是近年来脑电监测系统的应用,为癫痫分类提供了可靠而充分的依据。癫痫发作的国际分类,是在 1981 年 8 月国际抗癫痫联盟分类和命名委员会,对癫痫的临床和脑电图分类提出的修改建议基础上被世界各国广泛采用的。2001 年国际抗癫痫联盟及美国 Engel 医生提出了癫痫发作和癫痫诊断方案的新建议。癫痫发作的分类简介如下:

(1)部分性发作:发作时的临床和脑电图改变提示异常电活动起源于一侧大脑半球的局部区域。依据发作时有无意识改变分为单纯部分性发作(又称简单部分性发作,发作时无意识障碍)和复杂部分性发作(发作时有意识障碍)。

①单纯部分性发作,其中包括运动性发作;感觉性发作;自主神经性发作;精神性发作。

②复杂部分性发作(原称精神运动性发作),其中包括仅表现为意识障碍;表现为意识障碍和自动症;单纯部分发作继以意识障碍,即单纯部分性发作演变为复杂部分性发作。

③继发全面性发作,单纯部分性发作和复杂部分性发作都可继发全面性发作,最常见继发全面性强直-阵挛发作。

(2)全面性发作:发作最初的临床和脑电图改变表明在发作开始即有双侧大脑半球受累,有双侧大脑半球广泛性放电。往往伴有意识障碍。

①强直-阵挛性发作（大发作）。

②失神发作（小发作）：可分为典型失神和不典型失神。

③强直性发作。

④阵挛性发作。

⑤肌阵挛发作：单个或多个肌阵挛发作。

⑥失张力性发作。

⑦痉挛，常见于婴儿痉挛。

（3）不能分类的发作。

（4）反射性发作。

（5）2001年国际抗癫痫联盟新提出的癫痫发作类型，补充如下：①肌阵挛失神，表现为失神发作，同时伴有肢体的节律性肌阵挛抽动。②负性肌阵挛，表现为短暂性的张力性肌肉活动中断，时间小于0.5秒，其前没有肌阵挛成分。③眼睑肌阵挛，表现为眼睑肌阵挛往往是突发性、节律性的快速眼睑肌阵挛抽动，每次发作中多有3次以上的眼睑抽动，并可伴有轻微的意识障碍。均有光敏性反应。④痴笑发作，表现为发作性的无诱因发笑，内容空洞，不带有情感色彩，持续时间在半分钟左右。

39. 癫痫综合征怎样分类

1985年8月在西德汉堡举行的第十六届国际癫痫学术会议，提出了国际抗癫痫联盟关于癫痫和癫痫综合征的国际分类法建议。在明确癫痫及其发作类型后，结合其临床特征、病因及预后，1989年国际抗癫痫联盟分类和命名委员会推荐了"癫痫和癫痫综合征的分类"，在临床及科研中已经广泛应用。由于该分类较复杂，仅列举介绍。

（1）良性家族性新生儿惊厥：较罕见，为常染色体显性遗传，大多数在生后2～3天发病，表现为阵挛或窒息发作。

（2）良性新生儿惊厥：以出生后第5天左右出现反复阵挛或

窒息发作最为常见,无已知病因和代谢障碍。

(3)早发性肌阵挛脑病:非常少见,最常见的病因为严重的遗传代谢障碍。多于出生后 1 天或数天内发病。

(4)大田原综合征:即 Ohtahara 综合征。该型罕见,出生数天至 3 个月内发病。

(5)Dravet 综合征:又称婴儿严重肌阵挛癫痫,1982 年由 Dravet 等首次报道,并被国际抗癫痫联盟确定为一个独立的癫痫综合征。发病高峰在出生后 5 个月。

(6)婴儿痉挛:即 West 综合征,大多在 3 个月至 1 岁发病,多数可找到明确的脑损伤因素。

(7)良性婴儿肌阵挛癫痫:出生后 1～2 岁出现短暂性全身肌阵挛发作,常有惊厥或癫痫家族史。临床少见。

(8)Lennox-Gastaut 综合征:为年龄相关性癫痫,多发生于 3～8 岁,病因与 West 综合征相似,少部分由 West 综合征发展而来。

(9)肌阵挛-站立不能性癫痫:又称 Doose 综合征,临床少见,与 Lennox-Gastaut 综合征发病年龄相仿,二者容易相混淆。

(10)儿童失神癫痫(频繁失神小发作):见于 6～7 岁学龄儿童,女性多见,有明显遗传倾向。

(11)慢波睡眠中持续棘慢复合波的癫痫:多在 3～10 岁发病,脑电图表现为慢波睡眠中持续性癫痫样放电。

(12)儿童良性枕叶癫痫:发病年龄:1～14 岁,76% 在 3～6 岁,男女均等。睡眠中发作多见(2/3)。依据发病年龄不同可分为早发型良性儿童枕叶癫痫(Panayiotopoulos 型)和迟发型儿童枕叶癫痫(Gastaut 型)。

(13)伴中央颞区棘波的良性儿童癫痫:5～10 岁发病最为多见,是儿童期最常见的癫痫综合征,占儿童期癫痫的 15%～24%。

(14)Rasmussen 综合征:又称 Rasmussen 脑炎,多起病于 1～15 岁。

(15)获得性癫痫性失语:又称 Landau-Kleffner 综合征,儿童期发病,本病少见。

(16)肌阵挛失神癫痫:发病高峰在 7 岁左右,以肌阵挛失神发作为特征性表现,常伴有强直性发作。

(17)青少年失神癫痫:与遗传因素有关。发病年龄在青春期前后,发作次数较少,脑电图表现为 4 次/秒棘-慢复合波。对治疗反应良好。

(18)青少年肌阵挛癫痫:又称冲动性小发作,多于 12～15 岁发病,约占儿童癫痫的 3％,占成人癫痫的 10％以上。

(19)觉醒期全身强直-阵挛发作的癫痫:在青春期发病,多在觉醒前、后发作。占少年及成人癫痫的 27％～31％,是原发性癫痫中最多见的一种。

(20)全面性癫痫伴热性惊厥附加症:家族成员中存在热性惊厥和多种癫痫发作形式,需要有家族背景的基础才能做出诊断,为常染色体显性遗传方式。

(21)颞叶癫痫:是指癫痫发作起源于颞叶的癫痫类型,主要见于青少年和成人,是最常见的癫痫综合征之一。

(22)家族性颞叶癫痫:发作起源于内侧颞叶,临床以腹部不适感、胃气上升感以及梦样感觉等简单部分性发作和伴有自动症的复杂部分性发作为特征

(23)额叶癫痫:是指癫痫发作起源于额叶的癫痫综合征,癫痫发作形式多样,儿童及成人中都可见到。

(24)常染色体显性遗传夜发性额叶癫痫:为常染色体显性遗传,临床表现为睡眠中频繁的癫痫发作。

(25)顶叶癫痫:是指癫痫发作起源于顶叶的癫痫类型,临床相对少见。

(26)枕叶癫痫:是症状性或隐源性的枕叶癫痫发作。

(27)反射性癫痫:是指几乎所有的癫痫发作均有特定的感觉或者复杂认知活动诱发的癫痫类型,如阅读性癫痫、惊吓性癫痫等,这类发作类型并不常见。

(28)癫痫性脑病:是指由频繁癫痫发作或癫痫样放电所造成的进行性脑功能障碍。

癫痫的分类由简单到复杂已有很长的历史,但总是受当时对于脑的功能和病理认识水平的限制,以及当时技术设备的限制。随着人们认识水平的提高和技术设备的发展,对于癫痫的分类将不断完善。

上述的癫痫国际分类方法中,发作的分类简单易行,在临床中已经推广应用,而癫痫综合征的分类较复杂,不易推广。但癫痫综合征的分类结合患者的临床特征、病因及预后,针对性更强,对患者的治疗、预后及科研更有帮助。本书为使广大读者容易接受,在介绍癫痫类型时,采用国际分类中通用的名称和习惯常用的名称同时介绍。下面介绍常见的癫痫类型和一些特殊的癫痫类型。

40. 何谓原发性癫痫

依据癫痫是否可找到病因,把癫痫分为原发性癫痫和继发性癫痫。癫痫都是有病因的,但限于对癫痫认识的局限性,有些病因目前已知,有些还不知道,人们就把前者称为症状性或继发性癫痫,把后者称为特发性或原发性癫痫。对于那些临床表现提示为症状性癫痫,但尚不能明确病因者,则称为隐源性癫痫。所谓"原发性癫痫",是指病因不清楚的癫痫,临床上更倾向于指那些由基因突变和某些先天因素所致,有明显遗传倾向,需用分子生物学方法才能发现病因的癫痫。多于少儿时期起病,以典型大发作(全面性强直-阵挛发作)或以典型失神发作为临床表现,脑电图呈对称性弥散性改变。多有遗传性。据统计,原发性癫痫的亲属患癫痫的发病率比一般人群高 6~10 倍。

随着科学技术的发展,新的用于癫痫病因检查的技术不断出现,例如,录像脑电图将临床发作及脑电图变化同时记录、局部脑血流测定、磁共振成像(MRI)、单光子发射计算机断层扫描

(SPECT)、正电子发射计算机断层扫描（PET）以及脑磁图等的广泛应用，许多以前难以发现的病因都可找到，原发性癫痫的诊断越来越少。临床上切不可把一些暂时找不到病因的癫痫统称为"原发性癫痫"。因为有些癫痫可能因检查手段缺乏或病因暂时不明显而未被找到，随着时间的推移、检查方法的改进或病因的进一步暴露，几个月、几年或几十年后，可能会找到病因。一旦下了"原发性癫痫"的诊断，就意味着放弃了寻找病因的努力，会掩盖一些严重的情况，如慢性生长的脑肿瘤等。

41. 何谓继发性癫痫

继发性癫痫亦称症状性癫痫，是由其他疾病导致的癫痫发作，即继发于其他疾病。癫痫发作仅是原发病的一个症状，可以找到具体的原发病，如脑的局部或弥散性病变、全身性的代谢或中毒性病变等。其中以颅内疾病继发的癫痫最常见，其临床发作可有各种类型。继发性癫痫远较原发性癫痫多见，继发性癫痫原发病的治疗情况对癫痫的预后有很大的影响。

癫痫发作的形式和病因之间没有必然的联系。同一种病因在不同的患者可以引起不同形式的发作，如同患脑瘤的患者，有的可表现为大发作，有的可表现为单纯部分性发作或复杂部分性发作。不同的病因在不同的患者可表现为同一种形式的发作，如患脑炎或脑外伤的患者都可表现为大发作。

继发性癫痫一般在病因没有根治前，药物治疗不易控制，一些脑部的急性严重的病变，如颅内感染、外伤性血肿、急性中毒或代谢障碍引起的疾病，一般发作频繁且难以控制，有时甚至形成所谓"癫痫持续状态"。

42. 癫痫大发作（强直-阵挛发作）有哪些临床表现

癫痫大发作，国际分类中称全面性强直-阵挛发作，是最常见的发作类型,约占所有癫痫发作的50％,可由部分性发作演变而来,也可一起病就表现为全面性强直-阵挛发作。有两个发病年龄高峰,一个是1岁左右,另一个在14～17岁。典型的癫痫大发作可分为以下几期:

(1)先兆期:约有14％的患者有先兆,在意识丧失前感到胃部不适、头晕等。

(2)强直期:患者突然意识丧失,跌倒在地,全身肌肉强直性收缩。头向后仰,眼睑肌收缩出现双眼睑上牵,双眼球上翻或凝视;瞳孔散大,对光反射消失;呼吸暂停,面色发绀;咀嚼肌收缩出现口强张,随后猛烈闭合,可咬伤舌尖;膈肌和肋间肌强直收缩,将肺内空气迅速压出,而喉头肌肉此时也痉挛狭窄,使空气通过时发出一声吼叫,因此俗称"羊羔风";颈部和躯干肌肉的强直性收缩使颈和躯干先屈曲,后反张;双上肢由上举后转为内收前旋,双下肢先屈曲后猛烈伸直,最后表现为双上肢屈曲强直,双下肢伸直强直。持续约数十秒后,转为阵挛期。此期因突然意识丧失、昏倒,可发生跌伤、烧伤或其他意外。

(3)阵挛期:全身肌肉发生有节律的抽动。每次阵挛后都有一短暂间歇,四肢抽动先频率快而抽动幅度小,继之频率慢而抽动幅度大,最后在一次剧烈抽动后,发作停止,进入发作后期。本期持续1～3分钟。由于咀嚼肌抽动而常将舌或口腔黏膜咬破,口吐血沫,可伴有大、小便失禁。

(4)恢复期:此期尚有短暂抽动,患者仍处于昏睡状态,呼吸首先恢复,随后血压、瞳孔、心率逐渐正常,肌张力松弛,经10多分钟至半小时后意识逐渐恢复。清醒后,患者对发作过程不能回忆,自觉头痛乏力,肌肉酸痛。有的患者在恢复期出现兴奋躁动,乱跑乱叫,甚至打人毁物等,称癫痫后精神障碍。

大发作起病早期,发作次数较少,有的1年仅1～2次,以后发作加频。大发作患者发作间歇期的脑电图约有一半是正常的。因此,诊断主要依靠临床发作情况。

上述典型的癫痫大发作一般又称原发性大发作。与此相应，人们又将一些有一定病因引起的，由局部开始的全身性抽搐称为继发性大发作。继发性癫痫大发作除开始时症状与原发性大发作不同外，自强直期开始，尔后的表现与原发性大发作完全相同。

有的患者只有强直表现，则称为强直发作。强直发作有时是不完全的大发作表现，有时是大发作服药后控制不完全的表现，故有大发作流产型之称。而有的患者只有阵挛抽搐无强直现象，则称为阵挛发作。强直发作和阵挛发作多见于儿童期癫痫。

43. 什么是失神发作

失神发作以往曾称为癫痫小发作，由 Poupart 于 1705 年首次描述，是一种以突然发生和突然终止的意识障碍为特征的全面性癫痫发作。失神发作以儿童常见，成人罕见，大部分于学龄前期至青春期起病。根据发作时的表现，可分为典型失神发作和不典型性失神发作。

（1）典型失神发作：典型失神发作的临床表现因人而异，突然发生和迅速终止的意识障碍是其主要的临床特征，患者有短暂意识丧失，大多数意识完全丧失，突然出现"发呆"，呼之不应，言语及活动突然中断，正在进行的活动停止，如正在讲话时语速变慢或中断，正在走路时可突然停下来，呆立不动。有时两眼凝视，偶尔上翻，有时面色苍白，也可有手中持物落地，打碎饭碗，被父母误认为注意力不集中，常遭责备；偶尔意识障碍较浅，对周围有所了解，能听到别人问话，但不能言语，不能回答。发作停止后，继续原来的活动。意识障碍短暂而频发为其特点。多数每次发作2～15秒，不超过1分钟，每日数次至数十次。突然发生，突然终止。失神发作容易被过度换气诱发。典型脑电图表现为两侧同步对称的3次/秒棘慢波（图16）。

典型失神发作常伴有其他情况，这些情况可单独出现或合并出现：①有的患者除有失神发作外，伴有轻微节律性阵挛动作。

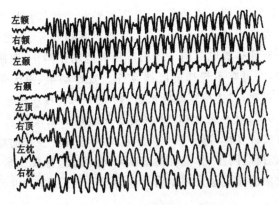

图16 失神发作脑电图

抽动常见于面部眼睑、口角或双上肢,尤其是眼、头部的抽动多见。这部分患者称失神伴肌阵挛。②另外,还有失神伴失张力发作,表现除有失神外,伴突然全身肌张力丧失而跌倒,致使头部伤痕累累。跌倒后很快恢复,称跌倒发作。有时发作较轻,只是头往下点,称点头发作。③失神伴姿势性张力增加,表现为失神发作的同时伴一侧或两侧肢体短暂强直。④失神伴自动症,除失神外有咀嚼、吞咽、喃喃自语或抚弄衣服、无目的的行走等。⑤失神伴自主神经症状,表现为出汗、流涎、小便失禁或面色苍白、惊恐、心跳加速、瞳孔扩大等。

(2)不典型失神发作:表现为发作时意识障碍的发生与结束均较缓慢,持续时间较长,可伴有轻度运动症状。发作时脑电图杂乱,两侧常不对称且不规则。发作间歇期脑电图的背景往往不正常。

失神癫痫以典型的失神发作为特征,有一定的遗传倾向,发作频繁,每日可有多次发作。根据起病年龄不同,可分为儿童失神癫痫和青少年失神癫痫,后者发作较前者少。失神癫痫的预后良好,体格智能发育正常。

儿童失神癫痫,也称失神小发作,多数起病于6~7岁学龄儿

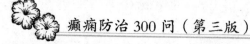

童,女性多见,有明显遗传素质,是原发性和年龄依赖性失神综合征。以突发意识障碍为突出表现,发作时眼睛睁开、过度呼吸,在脑电图上有痫样放电的前3秒语言和其他动作停止,双眼凝视或缓慢移动,并可有不规律的眨眼动作。发作频繁,每天可发作数十次至数百次;发作持续时间短暂,持续4～30秒后神志转清,动作恢复。90％以上患儿在12岁前发作缓解。未缓解者,部分患儿继续有失神发作,部分转化为强直-阵挛发作。发作时脑电图表现为双侧对称、同步、弥漫性的3次/秒棘慢波,背景正常,过度换气可诱发。治疗儿童失神癫痫首选丙戊酸和乙琥胺,也可使用拉莫三嗪。

青少年失神癫痫是一种原发性全面性癫痫,发病年龄7～16岁,高峰年龄10～12岁。青少年失神有终身患病的倾向,其表现与儿童失神发作相似,但程度较轻,且失神发作有随年龄增长而减少的趋势。表现为严重的意识障碍,伴完全性或部分性无反应。发作期常可见轻度的眼睑肌阵挛,少数伴有严重的眼睑或口周的肌阵挛,节律性肢体抽动,以及单一或无节律性头、躯干和肢体肌阵挛抽动。临床发作和脑电图特征与儿童失神发作相似,但发作时的意识障碍更轻,发作次数比儿童失神发作少。大约80％的患者伴有全面性强直-阵挛发作。如果不接受治疗,几乎所有的患者都将出现全面性强直-阵挛发作,多在晨起后发作,少数在白天和夜间发作。15％～25％的患者会出现肌阵挛抽动,发作无规律,多在午后比较疲劳时出现。

治疗青少年失神癫痫丙戊酸是首选药物,可使70％～80％患者的发作得到完全控制。拉莫三嗪也可以选用,更适合育龄期妇女。

44. 什么是肌阵挛发作

癫痫肌阵挛发作表现为快速、短暂、触电样肌肉收缩,可遍及全身,也可限于某个肌群,最多见于上肢,也可影响双侧肢体,常成簇发作。患者表现为突然头、颈、肢体或躯干肌肉的单次抽动,有时仅为一块肌肉或某些肌群的抽动。抽动后立即松弛,可以是一侧,也可以是两侧。轻度的肌阵挛只影响头或手。上肢抽动时可使手中的物体失落或掷出。较严重时,全身受到影响,站立时突然失去平衡而摔倒。坐位时可从坐的地方跳出。患者抽动发作时神志清楚,即使在抽动很严重时,对周围的人或事也清楚,但不能控制抽动。肌阵挛发作常在1次抽动后,间隔几秒,继之连续抽动几次。在将要入睡或将要醒来时最易发生。因此,有时被误诊为癔症。肌阵挛发作时,典型脑电图表现为爆发性出现的全面性多棘慢波综合,肌电图上也有棘波放电。部分病例脑细胞病理切片可发现有酸性粘多糖的包涵体。

肌阵挛包括生理性肌阵挛和病理性肌阵挛,并不是所有的肌阵挛都是癫痫发作,只有同时伴有脑电图癫痫样放电的肌阵挛才是癫痫发作。由脊髓疾病、小脑性协同失调性肌阵挛、皮质下节段性肌阵挛、多发性肌阵挛状态及眼睑阵挛-肌阵挛综合征所引起的肌阵挛性跳动就不属于癫痫发作。

肌阵挛可以是某些癫痫综合征的组成部分如 West 综合征、Lennox-Gastaut 综合征均可在其主要症状表现之外伴有肌阵挛。在单纯部分性运动发作或全面性强制-阵挛发作,肌阵挛可成为其发作的先兆。以肌阵挛为主要发作形式的癫痫称为肌阵挛癫痫,发作时脑电图常伴有多棘慢波(图17),一般无意识障碍,可伴有其他形式癫痫发作。部分患者长期发作后有智能障碍,可有家族遗传史。

癫痫肌阵挛发作既可见于一些预后较好的特发性癫痫患者,如婴儿良性肌阵挛癫痫、青少年肌阵挛癫痫;也可见于一些预后较差的、有弥漫性脑损害的癫痫综合征,如早期肌阵挛脑病、婴儿严重肌阵挛癫痫、Lennox-Gastaut 综合征等。

45. 什么是失张力发作

失张力发作是由于突然的、短暂的双侧部分或全身肌肉张力

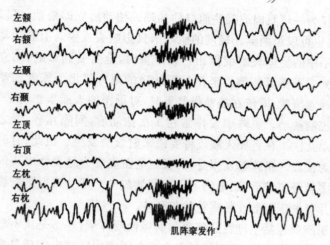

肌阵挛发作

图 17　肌阵挛的脑电图

过度换气 161 秒时头面四肢有肌阵挛发作，神志混浊时可见高波幅每秒
20 周棘波暴发，持续约 1.5 秒，继而出现高波幅每秒 2.5 周尖波或慢活动

丧失，使患者不能维持原有的姿势，出现突然低头、屈膝、跌倒、肢体坠落等表现，发作时间相对较短，多持续数秒至十余秒，发作结束后意识很快恢复，发作时间短者多不伴明显的意识障碍。因发作时可跌到，又有跌倒发作之称，患儿常因跌伤而致头面部伤痕累累。发作时脑电图表现为全面性暴发出现的多棘慢波节律、低波幅电活动或电抑制。

失张力发作常与强直、非典型失神发作交替出现于有弥漫性脑损害的癫痫综合征，如 Lennox-Gastaut 综合征、肌阵挛-站立不能性癫痫（Doose 综合征）和继发于脑损伤如亚急性硬化性全脑炎等。但也有某些患者仅有失张力发作，其病因不明。

46. 简单部分性发作有哪些临床表现

癫痫简单部分性发作也称为单纯部分性发作，以往称局限性癫痫，可能是大脑皮质某个部位（如中央前、后回）的器质性病变引起的癫痫发作,其临床特点取决于大脑异常放电的部位及传播范围。大脑皮质运动区(中央前回)不同部位支配着身体对侧不同部位的运动(见图11);大脑皮质感觉区(中央后回)不同部位接受着身体对侧不同部位的感觉(见图12)。若癫痫放电只限于运动区或感觉区,则引起所支配部位的运动性或感觉性的局限性癫痫。依据癫痫放电起源和累及的部位不同,可表现为运动性、感觉性、自主神经性和精神性发作四类。

(1)运动性发作:一般累及身体的某一部位,相对局限或伴有不同程度的扩展。表现为局限于身体某一部位的癫痫发作,其性质多为阵挛性,即常见的局灶性抽搐。表现为有节律的抽动,持续数秒,意识清楚。常见一侧的口角、眼睑、手指或足趾的抽动,也可为一侧肢体的阵挛性抽搐;癫痫发作开始为身体某一部位抽搐,随后按一定顺序逐渐向周围部位扩展,其扩展的顺序与大脑皮质运动区所支配的部位有关。如抽搐从一侧拇指开始,经手指、腕部、肘部向肩部扩展,则称之为贾克森(Jackson)癫痫;偏转性发作表现为眼、头甚至躯干向一侧偏转,有时身体可旋转一圈或伴有一侧上肢屈曲和另一侧上肢伸直,有时可表现为某种特殊姿势,如击剑样姿势,称姿势性发作;抑制性运动发作表现为动作停止,语言中断,神志清楚,可维持原来姿势;发音性发作表现为重复语言,发出声音或言语中断。较严重的抽搐发作后,发作部位可留有暂时性(多在24小时内)瘫痪,称之为陶德(Todd)麻痹。部分患者可于几日内恢复。

(2)感觉性发作:可分为躯体感觉性发作和特殊感觉性发作。躯体感觉性发作表现为口角、舌部、手指或足趾的麻木感、针刺感、寒冷感或触电感等。若痫性放电扩展,可延及半身;视觉性发作可表现为暗点、黑矇、闪光、无结构性视幻觉;听觉性发作表现为听到一些噪声或单调的声音,如发动机的隆隆声、蝉鸣音等,年龄小的患儿可表现为突然双手捂住耳朵哭叫;嗅觉性发作表现为难闻、不愉快的嗅幻觉,如突然闻到臭鸡蛋味、烧橡胶的气味等;

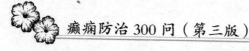

味觉性发作较少见，表现为苦味或金属味；眩晕性发作表现为坠入空间的感觉或在空间飘浮的感觉。

（3）自主神经性发作：症状复杂多样，常表现为口角流涎、上腹部不适感或压迫感、气往上冲感、肠鸣、呕吐、尿失禁、面色苍白等。临床上单纯表现为自主神经症状的癫痫发作极少见，常常是继发或作为复杂部分性发作的一部分。

（4）精神性发作：主要表现为高级大脑功能障碍。极少单独出现。可有如下表现：①情感性发作。表现为极度愉快或不愉快的感觉，如欣快感、恐惧感、愤怒感、忧郁伴自卑感等，恐惧感是最常见的症状，常突然发生，无任何诱因，患者突然表情惊恐，甚至因恐惧而突然逃跑，小儿可表现为突然扑到大人怀中，紧紧抱住大人。②记忆障碍性发作。这是一种记忆失真，主要表现为对本来陌生的人或物产生熟悉的感觉，称"似曾相识"感；有的对熟识的人或环境，莫名其妙地产生陌生感觉，即"似曾不相识"感；有的对某个事件产生"似曾经历感"以及表现为快速回忆往事等。③认知障碍性发作。常表现为梦样状态、时间失真感、非真实感等，有的患者描述"发作时我觉得我不是我自己"。④发作性错觉。是指因知觉歪曲而使客观事物变形，视物变形、变大或变小、变远或变近，声音变强或变弱，身体某部变大或变小。⑤结构幻觉性发作。表现为一定程度整合的知觉经历。幻觉可以是躯体感觉到的、看到的、听到的、闻到的、甚至可以是品尝到的。和单纯感觉性发作相比，其发作内容更复杂，如看到风景、人物，听到音乐等。

简单部分性癫痫的放电，不论是运动性或是感觉性，如扩展至对侧大脑半球，则引起全身性发作，称为单纯部分性发作继发全面性发作，最常见继发全面性强直-阵挛发作。

47. 复杂部分性发作有哪些临床表现

癫痫复杂部分性发作，以往称精神运动性癫痫发作或简称为精神运动性发作。发作时，在意识障碍的背景上，往往有简单部分性发作的内容,常有错觉、幻觉及自动症等。因多由颞叶病变引起,故过去有人又将它称为颞叶癫痫。各年龄组均可发病。

约有 40%的患者发病时有先兆,感到胃部不适、幻听、幻味、眩晕、恶心、恐惧等。临床表现可分为:

(1)仅有意识障碍:表现为突然动作停止,两眼茫然、发直,呼之不应,不跌倒,面色无改变,发作后可继续原来的活动。其临床表现酷似失神发作,应与失神发作区别。本型的意识障碍多在 1分钟以上,而失神发作多在 1 分钟以内,脑电图也没有失神发作的 3 次/秒棘慢波综合的典型表现。

(2)识别性症状:记忆障碍最常见,有的患者对本来陌生的人或物产生熟悉的感觉,称"似曾相识感"。有的对熟悉的人或环境,莫名其妙地产生陌生感觉,即"陌生感"。有的对某个事件产生"似曾经历感"以及表现为快速回忆往事等。

(3)情感障碍:可产生发作性的情感异常,如突然感到忧伤、愤怒、恐惧、高兴、得意、性兴奋、大祸临头、末日来临等。

(4)精神感觉症状:如听错觉发作时,别人对自己的谈话像是隔了一堵墙。视错觉感到看到的东西像蒙了一层纱。看见地面起伏不平,看到物体像被扭曲了。还有视物变大,视物变小(周围的人都像是"小人国"的人)等。幻觉也是常见的症状,如有一患儿发作时表现惊恐,逃跑。发作后询问,她说每次发作时都看见一位白胡子老爷爷,背一个红包袱,像圣诞老人,在追赶她。幻觉鲜明、生动,患者的情绪和行为也受其支配。

另外,有的患者对当时的环境及人有一种虚幻的感觉,像做梦一样。有一位患者诉说,发作时如身临音乐厅,看到了朋友,并听到了演奏声。此时他自己也知道,并非在音乐厅。

(5)精神运动症状:以自动症最常见。口咽部不自主的动作,表现为吸吮、咀嚼、吞咽、咂嘴等,有时伴有流涎、清喉等动作。手部不自主的动作,表现为摸索、擦脸、手擦衣服、手举空中划圈等。言语不自主的动作表现为自言自语,多为重复简单词语或不完整句子，内容有时难以理解。有时较为复杂的自动症则表现为梦游及神游等。如一位患者独居，早晨发现室内物品混乱，才知自己昨夜又发病了。有一患者发作时骑摩托车环城游荡，并顺利返回住所，而过后自己毫无所知。

（6）复合型：表现为多种复杂症状的综合。有的突然暴发冲动，甚至产生违法行为。如伤人、毁物、自伤、自杀、杀人等。有一农村老妇，邻居出工将小孩托其照看，收工后发现小孩被砍成几块，煮在锅里。被捕后，审问中她自己也莫名其妙，对事情一无所知。经鉴定，结合有癫痫病史及脑电图异常，结论为癫痫性病理性激情发作。

精神运动性发作脑电图检查时，应采用睡眠、药物诱发等，蝶骨电极和深部电极可提高阳性率。脑电图可见一侧或双侧颞叶痫波（图18）。

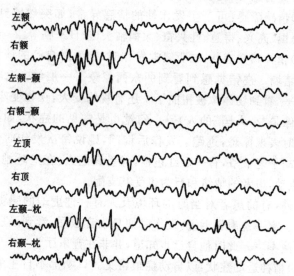

图18　癫痫复杂部分性发作的脑电图

双颞叶高幅尖波，左侧明显，脑同位素扫描未见异常。

48. 什么是良性家族性新生儿惊厥

良性家族性新生儿惊厥较罕见,遗传方式为常染色体显性遗传,所报道的病例均有惊厥家族史。大多数生后 2~3 天发病。发作开始时表现为广泛性强直,继而出现各种自主神经症状如呼吸暂停、口面青紫、心率变化等。也可出现运动症状,表现为双侧或局部阵挛。也可有自动症,如吸吮、咀嚼等。发作频繁时可有嗜睡。无其他神经系统体征。发作间歇期脑电图大多正常,部分病例可表现为局灶性或全面性异常;发作期可有背景活动的广泛性抑制,接着出现局限性或广泛性棘波或慢波。

本病长期预后良好,多于 1~2 个月内发作消失,绝大多数不遗留神经系统缺陷。有反复发作的病例可给予苯巴比妥或丙戊酸治疗,发作容易控制,用药时间为 2~6 个月,一般不需更长时间的治疗。

49. 什么是早发性肌阵挛脑病

早发性肌阵挛脑病,又称为婴儿早期肌阵挛脑病、早期肌阵挛脑病、早期肌阵挛癫痫性脑病等,非常少见,病因是多因素的,最常见的病因为严重的遗传性代谢障碍。多发病于出生后 1 天或数天内,表现为难治性频繁的部分性或节段游走性肌阵挛,有时为广泛肌阵挛发作。节段性或游走性肌阵挛为早期发作的主要表现,可以是面部和四肢的抽搐,也可以是手指和眼睑的局部抽动。许多患儿抽搐频繁甚至为持续性。有些患儿抽动幅度小,只有在进行较长时间观察后才能发现,有时很容易被忽略。广泛的肌阵挛只在某些病例中出现,多于游走性肌阵挛后不久出现,与游走性肌阵挛交替出现。部分性发作和游走性肌阵挛并存可能是本病的特征。脑电图表现为爆发抑制波形,爆发波持续 1~5 秒,与持续 3~10 秒脑电图低平阶段交替出现。这种爆发抑制波形有时被高度节律失常取代。应与大田原综合征及 West 综合征相鉴别。本病病情严重，精神运动发育迟滞，预后不良。常用抗癫痫药及促肾上腺皮质激素疗效均不满意，多数早期死亡，很少活到 2 岁。

50. 什么是良性婴儿肌阵挛癫痫

良性婴儿期肌阵挛癫痫由 Dravet 和 Bureau 于 1981 年首次报道，属特发性全面性癫痫范畴。为婴儿期起病的短暂肌阵挛发作，不伴其他发作类型，治疗效果较好，多数呈良性经过。病因不明，常有惊厥或癫痫家族史。临床少见。

本病特征为出生后 1～2 岁出现短暂爆发的全身性肌阵挛发作，主要累及上肢和头部，发作时表现为点头，有时伴双侧肩部抖动和上肢外展上举运动，下肢屈曲。多数单次发作，少数连续发作。单次发作时神志清，原来进行的活动不会中断。多次连续发作时可有意识障碍。有些患者可由突然的声音刺激或触觉刺激诱发，即反射性肌阵挛癫痫。脑电图在睡眠初期有短暂广泛的棘慢波暴发，清醒时很少有棘波发放。肌阵挛发作时表现为广泛性 3.5～5 次/秒的不规则快棘慢波和多棘慢波暴发，持续 1～3 秒，前头部明显。间断闪光刺激可诱发多棘慢波发放和肌阵挛发作。

多数患者用丙戊酸单药治疗可很好控制发作，单药控制不满意时可加用氯硝西泮、硝西泮或乙琥胺治疗。青春期可能发生强直-阵挛发作，适当治疗易于控制。如起病后能早期诊断和治疗，尽快控制发作，多数智力在正常水平。持续发作可对智力和行为造成不同程度的影响，长期随访发现有些患儿有一定程度智能发育迟滞和轻度人格障碍。

51. 什么是 Dravet 综合征

Dravet 综合征，又称婴儿严重肌阵挛癫痫，1978 年由 Dravet 等首次报道，1989 年被国际抗癫痫联盟确定为一个独立的癫痫综合征。本病病因不明，部分患者有大脑皮质和小脑的微小畸形，提示可能与遗传有关。

本病是一种少见病,发病率为 $1/2\,000 \sim 1/4\,000$,男女发病率之比为 $2:1$。发病高峰在出生后 5 个月。发病前发育正常。早期主要表现为在没有先兆的情况下出现全身或单侧的肌阵挛,以后有反射性肌阵挛和部分性发作。热性抽搐、肌阵挛发作和不典型失神发作是常见的发作形式。肌阵挛发作首次发作时多伴有发热,表现为全身或单侧的阵挛在头面部比较明显,可伴有强直,以后没有发热时也出现阵挛。肌阵挛也可表现为伴有失张力或扭转、自主神经症状或自动症的精神运动性发作。随病程进展出现进行性精神运动发育迟滞。脑电图表现为双侧弥漫性棘波或棘慢波。早期脑电图背景活动正常,以后逐渐恶化。

治疗效果不理想,丙戊酸和托吡酯是相对较有效的药物。卡马西平、加巴喷丁、拉莫三嗪、奥卡西平、苯妥英钠、普瑞巴林、塞加宾、氨己烯酸等可能加重发作。最主要的治疗是避免由感染和发热所导致的长时间发作。药物常难以控制,长期预后较差。

52. 什么是青少年肌阵挛癫痫

青少年肌阵挛癫痫又称冲动性小发作,由遗传因素引起,在青春期前后发病,表现为反复发作的、无规律性的、不规则的肌阵挛抽动,肌阵挛主要发生在上肢。肌阵挛抽动会使一些患者突然跌倒,肌阵挛发作时无明显的意识障碍。

失神发作、肌阵挛抽动和全面性强直-阵挛发作是青少年肌阵挛癫痫的三大特点。失神发作多在 $5 \sim 16$ 岁间出现,肌阵挛抽动出现在失神发作之后的 $1 \sim 9$ 年间,常在 $14 \sim 17$ 岁前后发生,全面性强直-阵挛发作常在肌阵挛出现后几个月发生。发作常出现在醒来后不久,最常见的诱发因素是缺乏睡眠,疲劳,尤其是过度饮酒后。清晨突然响起的电话铃常会导致灾难性的后果。光刺激也可诱发。其他诱发因素有:精神压力,激动,尤其是集中注意力,精神和心理刺激,没有达到期望值和沮丧以及女性的经前期等。青少年肌阵挛癫痫最具特征性的发作形式是晨起后出现肌阵挛抽动。表现为突发的、不规则、无节律的肌阵挛，多数表现在上肢。肌阵挛抽动有时较轻微，不易被察觉，可导致患者手中持物落地，或显得动作笨拙。肌阵挛抽动较剧烈时可使患者跌倒。三分之一的患者出现典型的失神发作，时间短暂，伴有轻微的意识障碍。随着年龄的增长，失神发作的频率和严重程度都有所下降。全面性强直-阵挛常在肌阵挛抽动后出现，也可表现出全身性阵挛-强直-阵挛。

青少年肌阵挛癫痫发作间期脑电图表现为不规则的、3～5次/秒的棘波和多棘-慢波混合出现，放电频率不恒定。发作期出现 0.5～2 秒的多棘波全面爆发样放电。

对于青少年肌阵挛癫痫患者的治疗首先应该避免诱因，生活有规律，保证充分的睡眠。药物治疗以丙戊酸最为有效，苯巴比妥、左乙拉西坦和拉莫三嗪也可以选用。卡马西平、加巴喷丁、奥卡西平、苯妥英钠、噻加宾和氨己烯酸可能会加重病情，应该避免使用。即便是经过恰当的治疗、已经完全控制发作很多年的患者，减量或者停药后也会导致复发，因此，对于青少年肌阵挛癫痫很有必要进行终身的抗癫痫药物治疗。

53. 什么是肌阵挛失神癫痫

肌阵挛失神癫痫于 1966 年由 Gibberd 首次报道，1989 年国际抗癫痫联盟将其定义为一种癫痫综合征。目前其病因不明，多有遗传背景。平均发病年龄 7 岁。临床表现为突然失神发作，意识丧失的同时伴有双侧肢体节律性、剧烈肌阵挛。可以表现为意识完全丧失，也可仅有意识部分受损。发作时受累的肌群主要在肩部、臂部和腿部，面部肌群很少受到影响，如果累及面部肌肉，则以口周和下颏部多见。发作持续或进行性加强，常伴有强直性收缩，以肩胛肌和三角肌明显。肌阵挛或强直可对称或以一侧肢体明显，可引起头部和躯体转动，可伴有呼吸暂停和尿失禁。发作持续 10～60 秒后停止,一天可发作多次。过度换气,从睡眠中唤醒和闪光刺激可诱发发作。60%以上的患者合并有其他类型的癫痫发作,如强直-阵挛发作、单纯失神发作和跌倒发作等。

本病治疗首选丙戊酸和乙琥胺联合使用,拉莫三嗪也是有效的治疗药物,可以和丙戊酸联合使用。本病临床发作多变,预后差,近半数患者发作可延续至成人期,其余患者在经过 5～6 年的治疗后,发作停止。对于那些治疗效果不佳的患者,常常提示丙戊酸和乙琥胺的用量不当,或者是使用了其他抗癫痫药物。

54. 什么是肌阵挛-站立不能性癫痫

肌阵挛-站立不能性癫痫,又称 Doose 综合征,临床少见。与 Lennox-Gastaut 综合征发病年龄相仿,二者容易混淆,但是 Doose 综合征多有遗传因素。临床发作以肌阵挛-站立不能为特征性表现,强直发作和不典型失神发作少见,并且预后较 Lennox-Gastaut 综合征好。

临床发作形式多样,首次发作多为全身强直-阵挛性发作,偶有肌阵挛、站立不能、肌阵挛站立不能或失神发作。半数以上患儿以全身强直-阵挛或阵挛性发作为主要表现,多出现在白天,频繁发作,长时间出现。持续数月的强直-阵挛性发作后,出现所谓的"小运动性发作",表现为肌阵挛发作、失神发作和每日出现数次的跌倒,持续 1～3 年。

所有患儿均有肌阵挛、站立不能、或肌阵挛-站立不能发作,这几种发作都可引起站立不能。肌阵挛通常对称性累及手臂和肩部,伴有点头。发作短暂,强度不等,发作剧烈时出现手臂向上投掷,发作轻微时别人不能发现,只有患儿自己感知。也可出现不规则面部肌肉颤搐,尤其是口周或口-眼眶周围肌肉。膈肌痉挛可引起尖叫,有时有反射性肌阵挛。

跌倒发作可由站立不能、肌阵挛-站立不能和非典型失神引起。肌阵挛-站立不能性发作出现癫痫性跌倒的主要原因是失张力性跌倒发作，因肌张力丧失，不能维持躯体姿势而跌倒。站立不能性发作出现肌张力突然丧失，引起跌倒、短暂性点头或轻微的膝关节屈曲。是否跌倒，取决于肌张力降低的程度和范围。发作期间意识清楚，患儿可立即站起或恢复原来的姿势。

脑电图早期可仅表现为4～7次/秒的慢波节律，以后可出现规则或不规则、双侧同步的2～3次/秒的棘-慢波或多棘-慢波，睡眠可以诱导出棘-慢波。

肌阵挛-站立不能性癫痫的最佳治疗是首选丙戊酸，如患儿对丙戊酸有耐药性可加用拉莫三嗪；氯硝西泮、乙琥胺和地西泮也有效；卡马西平、苯妥英钠、氨己烯酸可加重本病病情，不宜使用。由于病因不同，本病预后差异很大。抗癫痫药物能完全控制一半患儿的发作，其余病例有智能衰退和发育迟缓，也可有构音障碍、语言发育差等。

55. 什么是大田原综合征

大田原综合征，即Ohtahara综合征。由日本学者大田原俊辅于1976年首次报道，1985年Gastaut在马赛召开的国际会议上提出大田原综合征。该型罕见，出生数天至3个月内发病。为症状性或隐源性病因，最常见的病因为大脑严重发育不良，可见于脑发育不良、半巨脑畸形、亚急性弥漫性脑病等。神经影像学检查通常能揭示出患儿前脑发育不良造成的结构异常。临床表现为强直性痉挛。脑电图表现为爆发抑制波形。

该综合征发作频繁，本病在新生儿及婴儿早期发病，主要惊厥类型是强直痉挛，常成簇连续发作，可以出现部分性运动性发作。表现极度低头，脚伸向前，身体绷紧一下，每次持续10秒左右停止，间隔9～15秒后再出现一次，连续10～40次，清醒及入睡后均可发生，发作极为频繁，每天可发作10～20阵，每阵抽动数十次。除了强直痉挛，有些患儿中还可观察到部分性惊厥，即局部肌肉抽动，但很少见到肌阵挛发作。脑电图表现为特征性的爆发抑制波形,即高波幅的爆发波和低波幅低平波交替出现,节律基本规则。爆发波持续 1～3 秒,包含夹杂着棘波的高波幅慢波,抑制阶段脑电图低平,持续 3～4 秒。

病情进展具有明显的类型特征,即很多病例在 3～6 个月时从大田原综合征发展为 West 综合征,再从 West 综合征发展到 Lennox-Gastaut 综合征。易发生智力障碍,常用抗癫痫药及促肾上腺皮质激素、皮质类固醇、维生素 B_6 等治疗效果均不明显,预后差,患儿多早期死亡或有明显的精神运动障碍和难治性的惊厥。

56. 什么是儿童良性枕叶癫痫

儿童良性枕叶癫痫,发病为年龄依赖性,多在 1～14 岁发病,76％在 3～6 岁发病,男女均等。2/3 的患者在睡眠中发作。临床以视觉症状,包括黑矇、闪光、视幻觉等为特征性发作表现,可以伴有呕吐、头痛以及头眼偏转,并可以继发复杂部分性发作和全面性发作。依据发病年龄不同,可分为早发型良性儿童枕叶癫痫(Panayiotopoulos 型)和迟发型儿童枕叶癫痫(Gastaut 型)。脑电图显示一侧或者双侧枕区的癫痫样放电,预后相对良好,有自限性。

(1)早发型良性儿童枕叶癫痫,又称为 Panayiotopoulos 综合征,是儿童时期较常见的良性局灶性癫痫。与遗传因素有关,多在 3～6 岁发病,5 岁是发病高峰年龄,男女发病率相当。13 岁前发作停止,脑电图恢复正常。本病患儿发作时的特征表现包括自主神经症状、精神行为异常、眼球偏斜、视觉症状,常伴有意识改变并可进展为阵挛或强直-阵挛发作。

自主神经症状常表现为呕吐,多为喷射性呕吐,也可表现为面色苍白、潮红、皮肤发花、大小便失禁、唾液分泌增多、肠蠕动异常等,也可以突发性晕厥。精神行为异常多表现为表情淡漠、烦躁不安等,与自主神经症状同时或在其后出现。眼球偏斜可出现

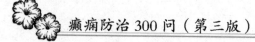

于81％的患儿,眼球向一侧偏斜,同时头向同侧扭转,持续数分钟到数小时,少数患儿表现为眼睛向前凝视而不出现偏斜。运动症状表现为单侧阵挛发作,可进展为强直-阵挛发作。意识改变,在发作开始时多数患儿意识正常且可表达自己的症状,在自主神经和行为异常发生后,意识开始模糊,患儿对词语命令可以做出反应,但难以用语言表达。然后逐渐加重,直到对周围事物完全无反应。但约有10％的患儿发作时始终神志清楚,无意识障碍。视觉症状较少见,可表现为发作性视幻觉、视错觉或失明。

发作间期脑电图主要为多灶性的尖-慢综合波,波幅可高可低,约2/3的患儿可记录到枕叶放电或枕叶棘波。发作期表现为一侧枕区或以后头部为主,迅速出现快速的棘波或尖波。

本综合征多数发作频率低,可不予药物治疗。对于发作较频繁,或每次发作持续时间较长时,可选用苯巴比妥、卡马西平、丙戊酸钠治疗。

(2)迟发型儿童枕叶癫痫,即Gastaut型,发病率较低,与遗传有关,3～16岁起病,平均为8岁,男女发病率相等。

本病最主要的特征是发作时的视觉症状和发作后头痛。视觉症状多在白天出现,可表现为简单视幻觉、失明或两者同时出现。视觉发作是最典型和最早出现的发作性症状,常表现为眼前出现色彩丰富的圆形,出现在视野外周或视野中心,也可以是数量或体积成倍增长或两者同时存在。可以在水平方向上由一侧移向另一侧,也可以有闪光或呈静态。也可表现为发作性视物变形。对于同一患儿,在每次发作中,简单视幻觉的表现形式完全相同。也常表现为眼球向一侧偏斜,同时头向一侧扭转,可发展为一侧肢体抽搐和全身性强直-阵挛发作。视觉发作之后,可以出现复杂部分性发作、言语障碍、感觉迟钝、扭转发作和全身性强直-阵挛。发作期头痛很少见,主要是眼窝疼痛。发作后头痛较常见,在视幻觉结束后立即出现或5～10分钟后出现头痛。头痛可以是弥漫性的全头部疼痛,多为轻中度疼痛,可伴有恶心、呕吐、畏光、畏声。少数患儿有意识障碍,但多数患儿发作时神志清楚,即使发作时间较长,患儿也能简要明了地描述发作时的症状。

脑电图对本病有重要的诊断价值。发作间期脑电图表现为枕区棘波或棘-慢波,是本病的特征。发作期脑电图表现为,视觉发作开始时有枕区局灶性棘波放电,进而逐渐变高、变慢。

本综合征发作虽然短暂、轻微,但多数发作频繁,故需及时治疗,延迟治疗会影响本病的预后。药物选择缺乏对比研究,一般认为卡马西平效果较好。

57. 什么是 Rasmussen 综合征

Rasmussen 综合征,又称 Rasmussen 脑炎,由 Rasmussen 及其同事于 1958 年首先报道,它是一种特殊的、主要影响一侧大脑半球、伴有难治性癫痫、并导致严重神经精神缺陷的进行性疾病。目前病因不明,发病可能与感染或自身免疫异常有关,相关的病因学说有病毒感染学说、免疫功能异常学说、炎症及血脑屏障异常学说、多病因学说等。

本病多起病于 1～15 岁,发病年龄高峰为学龄期儿童。典型表现为以前发育正常的健康儿童突然出现癫痫发作。发病初期,癫痫发作有多种形式,可表现为简单部分性发作、复杂部分性发作、全身强直-阵挛性发作和癫痫持续状态,但多数为简单部分性运动性发作。癫痫发作多局限于一侧,但癫痫发作并不沿大脑运动皮质区发展。发作往往从面部的强制运动开始,面部抽动停止后,出现手部症状,随后是腿部症状,再后是肩部症状,尔后发作都突然终止。56%的患者有癫痫持续状态。还可出现不同的神经系统损伤症状,如偏瘫、偏盲等。随着病情的发展,患者出现几乎对所有的抗癫痫药物都耐药的部分性癫痫持续状态或部分性难治性癫痫,并伴有智能持续下降,病变侧大脑半球萎缩。

影像学检查早期可正常,以后出现一侧或者局部大脑进行性萎缩。脑电图表现为背景不对称的慢波活动,病变一侧大脑半球出现弥漫性慢波或多灶性棘波，也可出现双侧癫痫性放电，但双侧癫痫性放电波幅常明显不对称。

治疗可分为药物治疗和手术治疗。药物治疗相当困难，几乎所有的抗癫痫药物均无效，有人曾试图加大抗癫痫药物的剂量来控制癫痫发作，不仅无效，却出现了共济失调、失眠和行为紊乱等不良反应。也有学者试用抗病毒药物、大剂量糖皮质激素和大剂量丙种球蛋白治疗。但往往是早期有效，后期无效。患儿可接受手术治疗，病侧大脑半球切除术可使大约64％的患儿癫痫发作停止。Rasmussen综合征患者预后不良，手术虽然可使患者的癫痫发作停止，但可能留下偏瘫、偏盲、语言功能障碍等问题。

58. 什么是获得性癫痫性失语

获得性癫痫性失语，又称Landau-Kleffner综合征，1957年由Landau-Kleffner首先报道，1989年国际抗癫痫联盟将其归为"未能区分是局灶性或全面性的癫痫和癫痫综合征"。本病少见，儿童期发病，病因不明。

多在儿童时期隐袭起病，进行性发展，在病程中可有自发缓解和加重。临床主要表现为获得性语言功能衰退、失语，以听觉失认为特征。即语言和听力发育正常的儿童逐渐出现听不懂别人说话的意思，不能理解别人的语言或者不能表达自己的语言，多伴有行为和心理障碍。80％～90％的病例伴有癫痫发作，最常见的癫痫发作类型是眼睑肌阵挛、眨眼、不典型性失神发作、低头和上肢失张力性发作、自动症，也可继发全面性发作。本病为年龄依赖性，在一定的年龄阶段对药物治疗反应差，但青春前期趋于缓解，也可能遗留一定的言语功能缺陷。

脑电图以睡眠中连续出现的棘-慢综合波为特征，多为双侧性，颞区占优势。最典型的脑电图是在慢波睡眠中出现持续性、1.5～5次/秒的棘-慢波。

本综合征丙戊酸、乙琥胺和地西泮治疗有效。苯妥英钠、苯巴比妥、卡马西平也可能有效,但可能加重脑电图上痫样放电和患者的神经心理缺陷,不推荐使用。也有手术治疗成功的病例。预后差异较大,有半数的患者言语功能障碍不会好转。

59. 什么是热性惊厥

"惊厥"一词在儿科临床中常用,一般是指伴有骨骼肌强烈收缩的痫性发作,常伴有意识障碍。而那些不伴有骨骼肌动作的痫性发作,如典型失神发作、感觉性发作等,则称为非惊厥性的痫性发作。热性惊厥在儿科临床发生率高,是指患儿在患有呼吸道或其他部位感染时(不包括中枢神经系统感染以及器质性或者代谢性脑病),体温骤然升高在 38℃以上时突发的惊厥,多表现为全面性强直或者强直-阵挛发作,持续数分钟后发作停止。发作间期患儿表现正常,患儿生长发育过程也正常。多在 6 个月～3 岁间发病,6 岁以下的小儿发生率高,为 2%～3%。随着年龄的增长,大脑逐步发育成熟,6 岁以后发作多可以自行缓解,少数可以延续数年。热性惊厥尽管表现为癫痫发作的形式,但它有明确的诱发原因,且随着急性疾病的好转,痫性发作自然消失,不具有反复自发发作的性质,故不属于癫痫的范畴,而且热性惊厥转变为癫痫的比例很低,为 15%左右。

绝大多数热性惊厥在热性疾病初期,即体温骤然升高时突发惊厥。70%以上与上呼吸道感染有关,其他疾病如出疹性疾病、中耳炎、下呼吸道感染和急性细菌性痢疾等也可引起热性惊厥。根据患儿临床特征和继发癫痫的危险性,在临床工作中,常把热性惊厥分为单纯性热性惊厥和复杂性热性惊厥两种类型。单纯性热性惊厥是指具有典型临床表现和转归的热性惊厥,60%～70%的患儿属于此种类型。其中 90%以上呈全身强直-阵挛性发作,少数可表现为肌阵挛、部分性发作等。每次发作持续数秒至10 分钟,可伴有发作后短暂嗜睡。发作后患儿除原发疾病表现外,恢复如常,不留任何神经系统症状。40%～50%的患儿在之

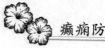

后的发热疾病时可再次出现热性惊厥。提示热性惊厥复发的相关因素有：①首次发作年龄小于15个月；②一级亲属有热性惊厥史；③在体温不是太高时，38.5℃以下时就出现热性惊厥；④在发热一开始时，而不是在体温骤升时出现惊厥。

复杂性热性惊厥呈不典型经过，容易转变为癫痫，其主要临床特点有：①一次惊厥发作持续15分钟以上；②局灶性发作；③一次发热疾病中反复发作，发作次数在2次以上；④患儿病前已有发育迟缓或其他中枢神经功能异常。据统计，具有以上4项危险因素中1项者继发癫痫的危险性增加5%，具有2项者，继发癫痫的危险性高达15%；而1项危险因素也没有的，继发癫痫的危险性只有2%。另外，有学者强调多次复发热性惊厥，累计发作次数5次以上者也易继发癫痫。

60. 什么是全面性癫痫伴热性惊厥附加症

全面性癫痫伴热性惊厥附加症，是一个新认识到的癫痫综合征。Scheffer等人于1997年首次描述，是一个以家族为整体进行诊断的癫痫综合征。它们以常染色体显性遗传方式和多种临床表型为特征，其中最常见的临床表型是热性惊厥和热性惊厥附加症，也可有热性惊厥附加症伴失神发作，热性惊厥附加症伴肌阵挛发作，热性惊厥附加症伴失张力发作。发病初期大多与一般热性惊厥有相似临床表现，但6岁以后继续有热性惊厥发作，或在6岁前后转变为各种类型癫痫发作。即患儿在6岁以后，在发热时或不发热时均可出现惊厥发作，或其他形式的癫痫发作。有些热性惊厥患儿在最初的热性惊厥之后表现为在不发热时也可出现强直-阵挛发作，或在6岁以后仍有发热时出现强直-阵挛发作，在排除了任何一种已知的癫痫综合征后，有学者将这类综合征定义为热性惊厥附加症。与其他癫痫综合征不同，需要有家族背景的基础才能做出诊断。家族成员中存在热性惊厥和多种癫痫发作形式，如失神发作、肌阵挛发作等，每个受累者可以有一种或者几种发作形式,大多数预后良好。

对于反复发作全面性癫痫伴热性惊厥附加症的患者,应依照癫痫治疗原则,根据其发作类型选择适宜抗癫痫药物,给予长疗程抗癫痫治疗。

61. 什么是癫痫性脑病

癫痫性脑病是指癫痫性异常本身造成的进行性脑功能障碍,即由频繁癫痫发作和(或)癫痫样放电造成的进行性脑功能障碍。并不是单指某一个具体的综合征,而是一组疾病的总称,常见的癫痫综合征有婴儿痉挛症、大田原综合征、婴儿严重肌阵挛癫痫、Lennox-Gastaut 综合征、获得性癫痫性失语等,其共同特征为获得性慢性神经功能衰退,大多在新生儿、婴幼儿以及儿童期发病。随着病程的发展,患儿智力发育落后。脑电图表现明显异常,药物治疗效果差。

62. 什么是婴儿痉挛症

婴儿痉挛症,又称 West 综合征,是婴幼儿时期特有的一种癫痫,男多于女,90％患儿在 1 岁以内发病。大多数可以找到明确的脑损伤因素,病因多为大脑发育畸形、围生期脑损伤、遗传代谢疾病、结节性硬化等。本病特征性的三联征是:频繁痉挛发作;精神发育迟滞;脑电图上高波幅节律失调。

发作时表现为突然、短暂而强烈的全身肌肉痉挛,头颈、躯干前屈,双侧手臂向前向外急伸,呈所谓"迎宾样发作",痉挛通常持续 0.5～2 秒。发作呈闪电样,时间极短,于 1～2 分钟内出现一连串十余次痉挛,每天可发作数十阵。白天夜间发作频率无明显差异,但不少患儿从睡眠中初醒时,常发生频繁的痉挛发作。此外,嗜睡、抚摸和进食等也经常促使发作加重。临床发作有 3 个特点,即单个发作时间极短;头及上半身前屈;单个痉挛短时间内成串发生。

有的患儿表现不太典型,有的为伸展动作,或呈混合性,即上肢屈曲而下肢过伸、有的为突然点头。有的患儿发作时可伴有惊哭、大笑、打呃或出汗、面色苍白、青紫或泛红。发作时瞳孔散大,对光反射迟钝。一半以上的痉挛发作可伴有呼吸暂停,但很少有心率的变化。

大多数婴儿在起病后出现程度不等的精神运动功能倒退。90%以上的患儿有智能障碍,智力发育明显落后于同龄儿童。语言及行走、站立均受影响,有人指出本病的最大危害不在痉挛本身,而在智能障碍。

本病的脑电图表现为在发作间期以弥漫性全脑无节律、不对称、不同步、杂乱无章的高波幅慢波为背景,同时在各脑区混杂有棘波、尖波、多棘波为特征,波形、波幅每一瞬间都在变化,杂乱无规律,称之为高度节律失调(图19)。在脑电图上,同一患儿的高幅失律图形在不同时间段存在明显的动态变化和差异。在发作期脑电图表现多种多样,最常见的是全部性高波幅慢波爆发的基础上,全脑背景波幅突发性抑制,持续1秒至数秒不等。

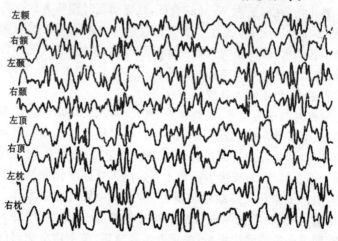

图19　婴儿痉挛症典型高度失律脑电图

婴儿痉挛症的治疗效果因病因和脑内基础病变不同而有很大差异。因其频繁痫性发作和异常脑电图放电会加重脑损伤,发展到一定程度将不可逆转,所以应尽早、积极治疗,尽最大努力控制癫痫发作和异常脑电图放电,显得异常重要。目前最有效的药物是肾上腺皮质激素和抗癫痫新药氨己烯酸,硝西泮、氯硝西泮、丙戊酸、托吡酯、拉莫三嗪或大剂量维生素 B_6 对某些患儿也有效。近期疗效较好,但多数于远期内复发或转化成其他类型的癫痫发作。

63. 什么是头痛性癫痫,什么是腹型癫痫

头痛性癫痫一般表现为剧烈的、阵发性的双额、颞或眶部疼痛,有时可伴有面色苍白、出汗、恶心、呕吐或意识障碍。发作时间短暂,多为数秒或数分钟。疼痛多突然发生,突然结束,过后可嗜睡。间歇期一切正常。

腹型癫痫多为发作性脐周或腹区上部剧痛,一般持续数分钟或数十分钟。有时可伴有恶心、呕吐或腹泻,发作突然,发作后可嗜睡,有些伴有意识障碍。

腹型癫痫又可分为两个亚型,一种是以周期性呕吐为主要表现,典型者每次呕吐持续 20～40 秒,每日多次或数日 1 次。另一种以周期性腹痛为主要表现,疼痛常持续数分钟或数十分钟。

头痛性癫痫和腹型癫痫一般认为都是由间脑自主神经中枢异常放电引起的,因此又统称为自主神经性癫痫或间脑癫痫。近来研究发现颞叶内侧面、外侧裂深部的病变也可引起上述发作。诊断这两种癫痫需注意以下几点:①疼痛剧烈,难以忍受。②疼痛呈阵发性,间歇期正常。③发作时有意识障碍或间歇期脑电图有癫痫样放电。④排除其他引起腹痛或头痛的疾病。⑤抗癫痫治疗有效。

64. 什么是 Lennox-Gastaut 综合征

Lennox-Gastaut 综合征以往称小发作变异型癫痫,又叫小运动癫痫,是儿童期难治性癫痫,可由婴儿痉挛症发展而成,也可由脑部各种器质性或代谢性疾病引起。依据病因不同 Lennox-Gastaut 综合征可分为特发性、隐源性和症状性。特发性者病因不明,隐源性者病因可能为遗传免疫机制,继发性者病因最常见的有脑部发育畸形、缺血缺氧性脑损伤、脑炎、脑膜炎和结节性硬化症。本型治疗效果差,其与婴儿痉挛症、婴儿早期癫痫性脑病共同构成小儿三大难治性癫痫,常伴有智能和运动发育障碍。

本型癫痫多起病于 4 岁以前,以 1～2 岁最多见,男女无明显差别。大多数患者在起病时伴有认知和运动功能障碍,或在起病后不久出现认知功能障碍。临床可表现为频繁和多种形式的发作,如强直发作、不典型失神发作、肌阵挛发作、失张力发作等,常有癫痫持续状态。同一患儿可有 2～3 种发作混合出现。发作间期脑电图表现为慢的棘-慢波综合,睡眠中可有快波节律。

(1)强直性发作:是 Lennox-Gastaut 综合征最常见的发作类型。可为局部肌肉突然强直收缩,出现颈部伸直、头前倾、双眼上视、咀嚼肌收缩,呼吸肌收缩可出现呼吸暂停;躯干近端肌肉收缩出现身体前屈、一侧肩外展和抬高、臂外旋、肘屈曲或伸直,固定于某一姿势;全身性肌肉收缩出现手臂上举,下肢伸直,髋关节、膝关节、踝关节屈曲。持续 30 秒至 1 分钟以上,有短暂意识丧失。发作时脑电图表现为普遍性的慢棘-慢波活动,夹杂有双侧同步的 10～25 次/秒的脑电活动。

(2)不典型失神发作:表现为意识障碍的发生与结束均较缓慢,短暂的意识丧失、发呆、活动停止持续时间可超过 1 分钟。有些患者意识障碍可能不完全,发作中能回答简单的问题,发作后能部分回忆发作时的细节。本型脑电图有其特殊表现,在背景电活动不正常基础上出现不对称、不同步的 2～2.5 次/秒的棘-慢波或多棘-慢波(图 20)。

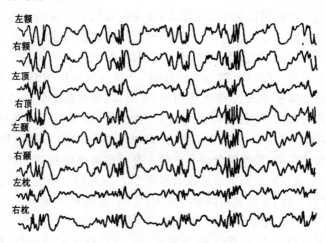

图 20 不典型失神脑电图

(患者 16 岁,睡眠记录,图示频发每秒 2 次慢波和短程多棘波)

(3)肌阵挛发作:详见癫痫肌阵挛发作。

(4)失张力发作:表现为突然的、短暂的局部或全身肌张力丧失,因而不能维持正常的姿势,发作持续 1～3 秒。此时,患儿可突然低头,两臂轻微外展,手指伸开,上臂下垂,屈膝,有时跌倒,因而又有跌倒发作之称。患儿常因跌伤而致头面部伤痕累累。

65. 什么是伴中央颞区棘波的良性儿童癫痫

伴中央颞区棘波的良性儿童癫痫,又称儿童中央区良性癫痫,儿童良性 Rolandic 癫痫,是儿童期最常见的癫痫类型之一,占儿童期癫痫的 15%～20%。在 3～13 岁起病,5～10 岁发病最为多见,于 15～16 岁以前发作自行消失的一种原发性癫痫。该病可能是受多种因素影响的遗传病,通常发作次数不多,也易于控制,预后良好。但近年也有人报道,个别患儿发作较难控制,对患儿的智力也有一定的影响。

大多数病例仅在睡眠中发作，多发生在晚上入睡后不久和凌晨将要睡醒之前。仅10％～20％的患儿在清醒时发作。发作不频繁，数月至数年发作1次，有的患儿一生中只有一次发作。发作时表现为一侧口面部痉挛性抽搐，导致口向一侧偏斜，口角和同侧面部阵挛或强直-阵挛性抽动；舌部、咽部的痉挛性抽搐导致言语障碍，患儿虽然能听见声音，但舌僵硬、咽喉部肌肉强直-阵挛，表现为呼之不应，欲言不能，或表现为说话不清、吞咽困难、一侧口角流涎等，发作时意识多清楚。有时也可出现同侧上肢和手部痉挛，偶可扩散到下肢造成全身强直-阵挛发作。感觉症状表现为一侧舌、唇、牙龈及面颊部的麻木、疼痛、触电或针刺感，也有表现为下颌和舌部的强直或窒息感。也有少数患儿表现为一侧肢体麻木、腹痛、肢体无力、眩晕等症状。发作持续时间短暂，短者不足1分钟，长着一般不超过2分钟。

发作间期脑电图典型表现为在脑电图背景活动正常的基础上，中央颞区反复出现局限性棘波、棘-慢综合波，可被睡眠诱发或睡眠时增多，易于扩散或左右飘移，从一侧移行到另一侧。发作期脑电图表现一般是连续的节律性尖波或棘波，在整个放电过程中形态一致（图21）。

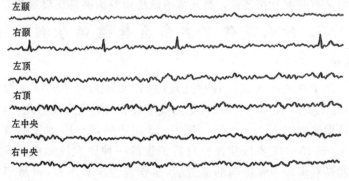

图21　右颞、中央区单个尖波发放

此型癫痫神经系统检查和其他辅助检查多无异常发现,治疗效果好,一般不遗留神经精神缺陷。可选用卡马西平、丙戊酸钠、苯巴比妥、托吡酯等,对难以控制的患儿可加用苯二氮䓬类药物。该病与遗传有关,须与继发性局限性癫痫相区别。

66. 什么是月经性癫痫

癫痫发作只在月经期出现或在月经期发作加重者,被称之为月经性癫痫。近年来,国内外对于月经性癫痫的研究取得了一些进展。动物实验表明,雌激素具有促使癫痫放电、诱发癫痫发作的作用。而孕激素则有使惊厥阈升高,抑制癫痫样放电的发生及传播的作用。体内雌、孕激素含量的比例,对诊断月经性癫痫有很大意义。

神经系统和内分泌系统是人体主要的两大调节系统,神经系统像有线电,控制和调节机体的各部位,使各系统成为一个整体。而内分泌系统则像无线电一样,通过激素来协调人体的整体功能。因此,这两大系统有密不可分的内在联系。雌、孕激素(内分泌)变化引起癫痫发作的机制,目前尚未明了,可能与雌激素直接作用脑部受体或引起水钠潴留有关。临床有报告称用孕激素治疗月经性癫痫有一定的效果。目前治疗月经性癫痫可使用速效、短效抗癫痫药物,如左乙拉西坦,于月经期酌情使用,其他时间可不使用。

67. 什么是发笑性癫痫

有的癫痫患者,癫痫发作表现为短暂而反复的发笑声,甚至形成粗鲁而怪诞的笑声,称之为发笑性癫痫。患者发笑时面无表情,或有奇异的表情,没有正常愉快的情感表露,笑声高而粗犷,并且音调不正常,似笑非笑,"皮笑肉不笑"。发作突然,结束亦突然。发笑与当时的场景不协调,也就是说,大部分情况下并无引起发笑的因素。患者过后对发作情况不能回忆,也无任何愉快的情感体验。此种情况过去多易误诊为癔症发作。详细地询问病史和反复脑电图检查有助于诊断。发笑性癫痫可见于下丘脑错构瘤、颞叶额叶病变，可能是因为颞叶或额叶控制情感的中枢异常放电所致，现代分类属于复杂部分性发作。

68. 什么是奔跑性癫痫

奔跑性癫痫属于癫痫复杂部分性发作的一种发作形式，表现为突然的、无目的的狂奔。此时患者神志恍惚，对周围事情无反应，表情发呆或呈惊恐状，多数不能避开障碍物，有时睁着双眼可撞在树上，跌入水中或撞到汽车上。发作时间一般仅数十秒或数分钟。一般仅跑出数米或数十米，突然停止，醒来后不知为何要跑，对发作情况全然不能回忆。

此种发作一般认为系颞叶情感中枢异常兴奋所致，恐惧性情感中枢异常放电导致患者惊恐，奔跑则是一种本能性逃避行为。治疗同一般颞叶癫痫，应注意限制此型患者的活动，以免奔跑发作时出现意外。

69. 什么是癫痫性性发作

癫痫性性发作指的是患者突然发作的不可克制的性冲动或性交快感的体验，属于癫痫复杂部分性发作的一种形式，男女均可发病。发作时有的表现为不可克制的性欲冲动，不择时间，不择场合，不择对象，搂抱异性，要求性交；有的表现为突然体验到性交快感。此时患者面色潮红，呼吸、心跳加快，兴奋不安，乱动。男性可有阴茎勃起、射精。部分患者过后可回忆起发作时的体验，"有初次性交时那样兴奋、愉快"。不论哪一种发作，发作当时的意识都有不同程度的障碍。此型发作的病灶一般认为可能位于额叶扣带回，此处病变易产生带性色彩的发作，有时杏仁核或海马病变也可引起，因动物实验刺激这些部位时可出现性冲动行为。

不少癫痫性性发作的患者因在公共场合发作而被斥之为流

恨行为、品质恶劣,因而受到不应得的惩处。发现有异常性行为发作时应及时检查,明确诊断,及早治疗。在发作未完全控制前,此类患者应受到适当约束,以免发作时扰乱社会治安或出现意外。治疗选药同其他复杂部分性发作。

70. 什么是反射性癫痫

反射性癫痫又称诱发性癫痫,或感觉诱发性癫痫,是指几乎所有的癫痫发作都是由特定的感觉或复杂认知活动所诱发的癫痫类型,即既往无癫痫发作病史的"健康人"或少数癫痫患者,在一定条件下,由视觉、听觉、嗅觉、味觉、躯体感觉、内脏感觉及精神刺激所诱发的癫痫发作。其发病率较低,占所有癫痫患者的$1\%\sim5\%$。既往无任何癫痫发作,在一定条件下,感官受某种生理或物理性刺激后诱发出癫痫发作者,称原发性反射性癫痫;而既往有某种形式的癫痫发作,某一感觉器官受某种生理或物理性刺激诱发出与既往发作相同或不同形式的癫痫发作者,称为继发性反射性癫痫。反射性癫痫发作类型并不固定,但针对每一例患者其发作形式往往固定为一种形式。反射性癫痫多为特发性,患者多为体格以及智能发育正常的儿童以及青少年,去除诱发因素,发作也消失,多数患者不需要治疗。

根据被刺激的感受器不同,反射性癫痫可分为以下几类:

(1)视觉反射性癫痫:包括①电视性癫痫;②闪光刺激诱发的癫痫;③图形敏感性癫痫;④注视性癫痫;⑤闭目诱发性癫痫;⑥阅读性癫痫;⑦自我诱发性癫痫。

(2)听觉反射性癫痫:包括①声源性癫痫;②乐源性癫痫。

(3)躯体感觉反射性癫痫:包括①运动诱发性癫痫;②触觉惊愕性癫痫;③眼球偏斜及闭目动作诱发性癫痫;④沐浴性癫痫。

(4)内脏感觉反射性癫痫:包括①进餐性癫痫②其他内脏诱发的反射性癫痫。

(5)前庭反射性癫痫。

(6)嗅觉反射性癫痫。

(7)味觉反射性癫痫。

(8)精神反射性癫痫。

本书仅介绍几种较常见的反射性癫痫。

71. 什么是进餐性癫痫

20世纪80年代前开始有人报道,有的癫痫患儿仅在进餐时发作或进餐时发作增多,将此型癫痫命名为进餐性癫痫。以后陆续有类似病例报告。此型癫痫往往因进餐而诱发,因而当属反射性癫痫之一种。文献报道的病例以儿童为多。有的于进餐开始时发作,有的则于刚刚进完餐时发作。发作形式以大发作多见。发作并不频繁,不是每次进餐均发作。

进餐诱发癫痫发作的机制尚不十分清楚,有人认为因食物通过咽部或口腔咀嚼运动诱发,也有人认为系胃部被食物充满所诱发。推测为进食的各种冲动传入大脑边缘系统,激发了癫痫阈值低的杏仁核及其他相关结构异常放电所致。进餐性癫痫发作时脑电图可出现发作波,呈局灶性或普遍性异常。

72. 什么是电视性癫痫

由注视电视荧光屏所诱发的癫痫发作叫电视性癫痫,是视觉反射性癫痫的一种,也是较常见的一种反射性癫痫。可发生于任何年龄,但以学龄期儿童(6～14岁)较多见。性别上无明显差异。常于昏暗的室内当电视图像跳动不稳、光线过强、画面变动速度过快或距离过近等情况下发生。发作类型多样,可呈全身强直-阵挛性发作、阵挛性发作、失神发作及复杂部分性发作。此类癫痫常可用闪光刺激诱发,尤其易受15～30赫兹间歇闪光刺激诱发。近来报告电子游戏机诱发的癫痫,其发作机制可能与电视性癫痫相同。

73. 什么是阅读性癫痫

由阅读引起的癫痫发作叫阅读性癫痫,属视觉反射性癫痫的一种。阅读性癫痫可分为原发性和继发性两类。原发性者其发作仅在读书时出现,其他因素不能诱发其发作。继发性者除读书诱发外,还可由其他原因所诱发。原发性者发病年龄多在15～21岁,无性别差异,可有家族史,有报道母女或兄弟姐妹同患此病者,但多数呈散发出现。继发性者有的还可查到脑部损伤病灶。

阅读方式可为默读或诵读。阅读时间可长可短,短者数分钟,长者需两个多小时方能诱发发作。有的患者发作与阅读内容有关,原发性者发作时首先表现为下颌运动感或肌阵挛样不自主痉挛,若继续阅读,可引起全身性强直-阵挛性发作,若及时中断阅读症状可随之消失。继发性者发作前一般无下颌不自主运动感及肌阵挛样发作。发作间歇期脑电图多正常,发作时可有两侧同步性3～6次/秒高波幅慢波,顶、枕部比较明显。也有人观察到局限性棘波和两侧同步暴发性棘波。

关于阅读性癫痫发生的机制尚不完全清楚,似与阅读内容有一定的关系,阅读伤感的、容易激动的、难懂的文章容易诱发,特别是注意力持续集中更易引起。另外,还可能与光线刺激、阅读时眼球运动、下颌肌及发音肌本体感觉的重复冲动、情绪因素和由阅读建立起来的条件反射有关。

74. 什么是音乐性癫痫

音乐性癫痫又称乐源性癫痫,是由听音乐引起的癫痫发作,属听觉反射性癫痫。本症较少见。发病年龄多在30岁以前,患者多数为有音乐天才者。一部分患者仅对某种特殊性质的音乐,如对小提琴、钢琴等乐器演奏的特定乐曲,甚至仅对某一段落敏感,其他音乐不出现诱发反应。另一部分患者则可同时合并与音乐无关的发作,或可由其他声音诱发发作。实际上,有些患者即使是不听音乐,仅谈论音乐或想到音乐即可引起发作,这可能为与情感反应有关的条件反射性发作。本型发作的临床类型多为复杂部分性发作。发作时脑电图多伴有颞叶异常放电。

75. 什么是惊吓性癫痫

惊吓性癫痫在 1989 年的国际分类中将其作为有特殊诱因的癫痫症状,而在 2001 年的分类中将其作为新的癫痫综合征,归入反射性癫痫的范畴。惊吓性癫痫常有局限性和弥漫性脑损伤,推测其发作类似补充运动区癫痫。发作的主要表现是:由某种突然的,没有预料到的,通常是某种声音所引起的发作。表现为惊跳,随后有一短暂的,通常不对称的强直,多有跌倒,也可有阵挛,多于 30 秒内发作停止。多数患者只对一种刺激敏感,自发性发作少见。惊吓性癫痫属难治性癫痫,使用卡马西平、拉莫三嗪治疗,仅能部分控制发作,其死亡率比正常人群高。

76. 什么是运动诱发性癫痫

运动诱发性癫痫是由随意运动所致的癫痫发作。随意运动所产生的动觉通过躯体感觉神经传送到大脑皮质诱发发作,因而也属于躯体感觉反射性癫痫。癫痫发作通常是在经过一段较长时间休息后,突然做肢体随意运动而诱发,尤其在精神紧张、焦虑或自我暗示等情况下容易诱发,下肢动作比上肢更易诱发。如在竞赛起跑时,长时间候诊突然被呼唤到而起立时等均可诱发。癫痫发作的形式多呈部分性、一侧或双侧强直性痉挛发作,部分呈一侧或两侧舞蹈,手指脚趾呈痉挛样发作,多不伴意识障碍,少数呈神志模糊状态。此类病例可有遗传家族史,亦可存在大脑皮质与基底节局部病灶。间歇期脑电图多正常,或有局灶性或双侧性癫痫放电。此类发作需与发作性运动障碍鉴别。

77. 什么是精神反射性癫痫

精神反射性癫痫是由各种高级神经活动所诱发的癫痫发作，属反射性癫痫的一种。该病常见的诱因有计算、弈棋、玩牌、言语及条件反射等，可能与视觉、触觉、本体觉、精神及情感活动、条件反射等各种刺激有关。常见的精神反射性癫痫有：

(1)计算癫痫：常在做简单计算时诱发，亦有因解难题时诱发。亦有报道开始在解难题时引起发作，随病情发展可在做简单计算(如购物算钱)时即可诱发。临床多表现为失神发作、全身性强直-阵挛发作、复杂部分性发作等。发作前可有焦虑不安等情绪变化。在非计算诱发时可有其他形式的癫痫频繁发作。发作时前、中颞区可见异常放电，推测与计算有关的大脑皮质(计算中枢)兴奋并波及中央脑有关。

(2)弈棋癫痫：由弈棋所诱发。可由弈中国象棋、国际象棋或其他棋类所引起。表现为全身强直-阵挛性发作、失神发作等。并非每次弈棋均引起发作，常在棋逢对手、双方厮杀得难分难解时发作。可能与情绪因素、注意力过度集中、视觉与本体觉受刺激和条件反射等诸因素有关。

(3)纸牌癫痫：有玩纸牌、麻将牌等诱发的癫痫。临床形式可表现为全面性强直-阵挛发作、复杂部分性发作、肌阵挛发作等。我们在临床中见到1例46岁男性患者，在打麻将时诱发出全面性强直-阵挛发作。每次发作都由打麻将引起，但并不是每次打麻将都引起发作，而常在将要赢牌或将要输牌时发作。间歇期脑电图可完全正常，发作时可呈广泛性双侧同步性棘-慢复合波或3次/秒棘-慢复合波。

78. 什么叫癫痫持续状态

癫痫持续状态或称癫痫状态，以往国内沿用的定义是指一次癫痫发作持续30分钟以上；或虽有间歇期但出现两次以上的发

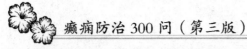

作,且在发作的间歇期患者仍昏迷、意识不能恢复,反复频繁发作就称癫痫持续状态。若癫痫发作频繁,接连多次不止,但间歇期意识恢复,生命体征正常,则称连续性癫痫发作。目前,基于癫痫持续状态的临床控制和对脑的保护,提出临床上更为实用的定义:一次发作没有停止,发作持续时间大大超过了该型癫痫的大多数患者的发作时间。这一定义更加积极,要求对癫痫状态早期干预,而不必等到30分钟。实际上,在临床中很少等到癫痫发作持续到30分钟以上才给予干预。

癫痫持续状态占癫痫患者的2.6%～6%,是一种危险的急症,若不及时处理可导致患者死亡。

临床上癫痫发作的特征是短暂性和自限性,一般仅持续数秒钟至数分钟,因此可以认为其间存在着发作终止的神经元抑制机制。当这种内源性发作终止机制受到损害时,可导致癫痫发作无限期持续,即形成癫痫持续状态。

传统上将癫痫持续状态分为全面性惊厥性癫痫持续状态和非惊厥性癫痫持续状态。又可分为:

(1)原发性全面性惊厥性癫痫持续状态:强直-阵挛性癫痫持续状态;肌阵挛性癫痫持续状态;阵挛-强直-阵挛性癫痫持续状态。

(2)继发性全面性惊厥性癫痫持续状态:由部分性起病的强直-阵挛性癫痫持续状态;强直性癫痫持续状态;微细的全面性惊厥性癫痫持续状态;单纯部分性癫痫持续状态;部分运动性癫痫持续状态;单侧性癫痫持续状态;部分性癫痫连续发作;部分感觉性癫痫持续状态;伴自主神经性或情感性症状的部分性癫痫持续状态。

(3)非惊厥性癫痫持续状态:失神性癫痫持续状态;复杂部分性癫痫持续状态。下面介绍几种较常见的癫痫状态。

大发作持续状态,又称全面性强直-阵挛性发作持续状态。是所有癫痫状态中最常见和最严重的类型,病死率极高。多数表现为大发作频繁反复出现,一次接一次的发作,间歇期意识也不恢复,随着发作时间的延长,间隔缩短,发作频率增加,昏迷加深。有发热、心律失常、呼吸不规则、血压下降、瞳孔散大、对光反射消失等症状。可持续数小时至数日,有 6%～20% 的患者死亡。如果癫痫状态没有处理,运动症状会逐渐减弱,只能看到一些小的肌肉抽搐,如手部、腹部肌肉、面肌或眼球震颤样运动。全面性强直-阵挛性发作持续状态持续时间足够长,所有的运动症状都会消失,但此时的脑电图上癫痫放电却继续存在,这时就称为电-临床分离现象,又称为全面性非惊厥性癫痫状态。此时,患者处于昏迷状态,但可能没有运动症状。

大发作持续状态常由急性脑损害引起,如脑梗死、脑炎、脑膜炎、头外伤及继发于心肺疾病的脑缺氧,也可在那些慢性癫痫或代谢紊乱、陈旧脑梗死基础上发作未控制的患者突然撤停抗癫痫药所致。如果癫痫患者首次发作就表现为大发作持续状态,则应考虑占位性病变,应及时进行相关检查。有报道 20%～25% 大发作持续状态是由脑瘤所致。

失神性癫痫持续状态,1945 年 Lennox 首先将临床表现为持续数小时以上的精神错乱,脑电图上表现有类似失神发作的持续癫痫电活动者称为"小发作状态",之后文献中陆续有报道。典型的失神状态多见于成人,一般不会引起严重的脑损害。临床主要表现为各种程度的意识模糊,其程度从单纯的思维缓慢到昏迷。有的嗜睡,呼之不应,针刺尚有反应;也有的能简单回答问题,能走路如常;有的如梦游状态;也有表现为古怪行为,定向力障碍;也有惟一表现加减数字困难;有的为持续性失语。从轻度到重度的意识模糊多见,表现为思维缓慢,活动减少、缄默不语,时间及空间定向障碍。此时可有自动症,来回走动如神游,脑电图表现为失神状态的波形。脑电图呈持续性两侧同步性、对称性 3 次/秒棘-慢波。不典型失神可呈阵发性 1～4 次/秒棘-慢波,或多棘-慢波。

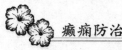

复杂部分性癫痫持续状态，在国际抗癫痫联盟新分类中称为边缘叶癫痫状态，是指起自边缘系统，由临床表现和脑电图确定的癫痫发作，这种发作至少持续30分钟，临床表现有包括行为紊乱和精神症状，如复杂视幻觉、短暂意识改变。由于边缘叶癫痫状态是由边缘系统异常放电所致，而边缘叶放电不易被记录，因此边缘叶癫痫状态极易漏诊，文献报道也较少。可以急性或隐袭起病，发作初期常以不易注意的轻微症状为先兆，而这种先兆症状决定于最初放电脑皮质局部的功能，常以幻觉开始。如果最初受影响的是视中枢则出现视幻觉，是听皮质则出现听幻觉，随着放电的扩散幻觉逐渐复杂，并出现带有精神症状的自动症。自动症的表现主要有：①口咽自动症。表现为咂嘴、噘嘴、咀嚼、舔舌、磨牙或吞咽的自动症。②模仿性自动症。面部表情提示一种精神状态，通常表现为恐怖的自动症。③手指或足的自动症。主要出现在远端，可为单侧或双侧，有摸索、轻拍、推拿性的自动症。④姿势性自动症。常为单侧，用手掌向自己或外周环境做摸索或探索运动，运动似有加强语言情感表达的趋向。⑤运动过多性自动症。近端肢体或中轴肌肉产生的规律性连续运动，例如踩踏板样运动、骨盆摆动及摇晃，运动频率逐渐增加或不恰当的快速运动。⑥痴笑性自动症。没有适当情感因素的爆发性语言或痴笑。⑦运动减少性自动症。运动幅度或频率减少或正在进行的运动的终止。⑧发声性自动症。反复重复某一语言或发出尖叫声、哭泣声、痴笑声等。

局限性运动性发作持续状态，发作时抽动常见于一侧面部，如眼睑、口角的抽搐，也可见于拇指、手、前臂等。抽动呈反复持续性阵挛性发作，达数小时、数日、数周或数月。发作时无意识丧失，可以继发泛化，引起全身性大发作持续状态。

新生儿癫痫持续状态较为常见，临床症状极不典型，多呈“轻微”抽动，呼吸暂停，肢体强直等奇异动作。典型强直-阵挛发作罕见，发作形式易变，不定形，预后差，死亡和后遗症较多。

癫痫持续状态的死亡率 6%～20%,发作持续时间越长、越易促发脑组织的损害,故应积极处理,控制发作。静脉注射地西泮是目前治疗各型癫痫持续状态的首选。

79. 复杂部分性发作与失神发作如何鉴别

一般来说,大部分癫痫复杂部分性发作依其典型的幻觉、错觉、情感障碍、记忆障碍、自动症等症状不难与失神发作鉴别。而临床上难以与失神发作鉴别的是癫痫复杂部分性发作中的一种单纯意识障碍型。因两种发作都表现为短暂的意识障碍,如不详细询问病史和进行必要的检查,往往容易将癫痫复杂部分性发作的单纯意识障碍误诊为失神发作,而一旦误诊,治疗必然失败,因两型发作的选药完全不同。故临床上鉴别这两种发作十分重要。临床在鉴别上述两种发作时应注意以下几个方面:发病年龄、发作频率、持续时间、伴随症状、发作前后感觉、脑电图及神经系统检查。失神小发作起病年龄多在 5～15 岁,超过 20 岁起病的一般较少;发作较频,每日数十次甚至上百次;每次持续时间 30 秒以内,绝不超过 1 分钟;伴有自动症多较轻微;发作前无预兆,发作后无不适感,对发作情况不能回忆;脑电图常有典型的每秒 3 次的双侧对称同步的棘-慢综合波(图 16),神经系统无异常体征。癫痫复杂部分性发作的单纯意识障碍可起病于任何年龄,发作次数较稀,可数日或数月 1 次;每次发作持续时间可长可短,一般 1 至数分钟;有时可有自动症;发作前有预感,发作后可感头昏、疲乏等不适;脑电图有癫痫复杂部分性发作的改变或正常,蝶骨电极往往可发现异常(图 18);间歇期可能发现一些神经系统异常体征。

在临床上常常遇到一些情况,如癫痫患者及其家属常将大发作以外的其他发作统称为"小发作"。因患者及其家属不懂癫痫专科知识,这样说是可以理解的,而我们一些内、儿科医生,甚至

有些神经科医生轻信患者及其家属诉说，而不去追问发作时的具
体表现，误将一些癫痫部分性发作称作"小发作"，甚至按"小发
作"治疗，结果招致失败。因癫痫部分性发作往往由脑部器质性
病变引起，而小发作往往是原发性、良性癫痫，在治疗选药上两种
发作又截然不同，因此，临床医生切不可将癫痫部分性发作误诊
为"小发作"（失神发作）。另外，有些患者（或亲属）常将部分性发
作也说成"小发作"，而有些粗心的医生也就依患者所述误将部分
性发作当成失神发作。实际上，如果不是概念上的模糊，临床上
只要询问一下患者发作时的表现就不会误将部分性发作诊断为
"小发作"。

80. 儿童失神癫痫与青少年失神癫痫有何不同

青少年失神癫痫是青少年常见的特发性全身性癫痫症之一，
主要表现为严重的典型失神发作。约 80％的患者伴有全身性强
直-阵挛性发作，15％有肌阵挛发作，通常发病年龄为 7～16 岁，高
峰为 10～12 岁，多数青少年失神癫痫患者治疗后缓解，预后良
好。发作症状有以下 4 个特点：①发病较晚，一般 7～16 岁，高峰
为 10～12 岁。②发作相对不频繁，每日 1～10 次。③持续时间
较长，平均 16 秒，范围 4～30 秒。④意识损害程度相对较轻，失
神发作持续状态相对常见，可达 20％。

儿童失神癫痫特点如下：①儿童失神癫痫，也叫癫痫小发作，
失神发作的频率高，可达到每天数百次，儿童失神癫痫为常染色
体显性遗传方式，伴有不完全外显率。②儿童失神癫痫通常在 3
岁到青春期之间发病，而青少年失神癫痫，常在青春期间或青春
期后发病。③虽然儿童失神癫痫和青少年失神癫痫都可以出现
全面性的强直阵挛发作，但后者出现全面性强直阵挛发作的比率
高于前者。

81. 额叶癫痫与颞叶癫痫的表现有何不同

额叶癫痫与颞叶癫痫在癫痫与癫痫综合征分类中都属于部位相关性癫痫,即癫痫放电分别起源于额叶或颞叶的部分性癫痫。因两种癫痫临床常常表现为复杂部分性发作,即精神运动症状较为常见,有时二者区分起来比较困难。但准确的区分这两种癫痫对于确定病灶、选择治疗方案,尤其在外科手术前定位时十分重要。额叶癫痫和颞叶癫痫的不同临床及脑电图特征(表1)。

表1 额叶癫痫与颞叶癫痫的不同临床及脑电图特征

特点	额叶癫痫	颞叶癫痫
发作频率	频繁,往往每天都有	较稀疏
睡眠中发作	为其特点	不常见
发作起止	突发突止	渐起渐止
持续时间	短暂,数秒至1分	较长,数分钟
发作初期凝视	少见	常见
自动症	少见	较常见,且持续时间长
双足蹬车样自动症	特有	罕见(多为口手自动症)
过度运动发作	常见	罕见
躯体感觉异常	常见	罕见
发声或语言	大声呼噜,啼哭喊叫	词语性
继发性全身发作	常见,且出现早	少见,且出现晚
发作后状态	轻而短	重且持续时间长
发作后言语障碍	罕见,除非扩散到颞叶	常见
脑电图特征	发作间期阳性率较低,反复检查阳性率仅达65%～70%,40%～60%出现双侧性或中线发作间期痫性放电	颞叶外侧癫痫较容易记录到前、中颞异常放电,颞叶内侧及底面放电加用蝶骨电极或视频长程记录可提高阳性率

四、诊　断

82. 应该怎样诊断癫痫

　　传统的癫痫诊断方法主张将癫痫的诊断分为三步：即首先明确是否是癫痫，在明确是癫痫的情况下，继续分清是原发性或是继发性癫痫，最后明确癫痫的病因。最近国际抗癫痫联盟又提出了新的诊断方案要求癫痫的诊断分 5 步进行：首先用标准化的术语对发作性现象进行描述→按发作类型对发作现象进行分类→根据分类和伴随症状判断该发作是否是特殊的癫痫综合征→进一步寻找患者的可能病因→依据世界卫生组织制定的《国际损伤、失能和残障》分类标准评定患者的残损程度。传统的诊断方法过于简单，新的诊断方法还在推广中。现以介绍传统诊断方法为主。

　　（1）首先确定是否是癫痫：需遵循下列几个原则：①有无癫痫的两个特征，即脑电图上的癫痫样放电和临床发作。只有脑电图上的癫痫样放电，不能诊断为癫痫，因为部分正常人在脑电图上可有癫痫样放电，而始终无癫痫发作，这在本书的 91 问中有较详细的介绍。另外，仅有"临床发作"也不能诊断为癫痫，因为有相当一部分非癫痫性疾病也有"临床发作"，其"发作"与癫痫发作相似，这在本书的癫痫鉴别诊断中也有较详细的论述。②发作是否具有癫痫的共性和个性。共性即发作性、短暂性、重复性、刻板性。发作性指癫痫突然发生，恢复迅速，间歇期正常。短暂性指癫痫发作持续的时间很短，除癫痫持续状态外，癫痫发作一般持续数分钟、十余分钟。重复性指癫痫都有反复发作的特征，仅有一次发作，一般不诊断为癫痫。刻板性是指就某位患者来说，每次癫痫发作其临床表现几乎完全一致。个性即不同癫痫类型所具有的不同特征,这是一种类型的癫痫区别另一种癫痫的主要依据。

(2)明确癫痫发作的类型或综合征:癫痫发作类型是一种独特的病理生理机制和解剖基础所决定的发作性事件,是一个具有病因、治疗和预后含义的诊断。癫痫发作类型是以癫痫发作时的临床表现和脑电图改变来确定的,癫痫综合征是指具有特殊病因,由一组体征和症状组成的特定的癫痫现象。

(3)确定癫痫的病因:如是继发性癫痫,还需确定癫痫的病因。癫痫的病因很多。

本病的诊断主要依靠临床表现,典型的发作表现对确定癫痫有决定性意义。大发作常有强直-阵挛,抽搐很有节律,使人一见就能识别;局限运动性发作可以无意识障碍,但呈发作性,局部抽动也很有规律;失神发作以短暂意识障碍为特征。所以详细、完整、准确、清晰的病史就成了诊断癫痫的主要依据。因为在大多数情况下,医生不能目睹患者的发作情景,而录像技术又没有广泛采用,加上在癫痫发作间歇期约20%的患者脑电图并无异常,所以,患者发作时的表现就成了癫痫诊断的主要依据。这就要求患者及亲属一定要密切配合医生,尽量按时间顺序,进行系统、准确、全面、真实的陈述。尤其是首发症状、开始抽搐的部位及症状发生顺序,对癫痫病灶定位极有价值。最早出现的症状最具有定位意义。另外,癫痫病程是发作性,大多数癫痫发作(部分性发作除外)多有意识障碍,对确诊癫痫也具有重要意义。

有些偶有一二次发作的患者,其亲属不能亲眼看到其发作时的表现,医生需向目击其发作的同学、同事、老师或路边好心相助者询问发作时的详细情况。

83. 癫痫诊断在病史采集中应注意哪些问题

癫痫患者的病史是指患者的发作和治疗情况，以及患者的生长历程和家族情况。获取一份详尽而又可靠的病史资料，对于癫痫的诊断、鉴别诊断以及治疗、预后都有重要的意义。在病史采集中应注意以下一些问题：

（1）一份完整的病史有时需多次了解，患者和家属以及癫痫发作时的目睹者有时诉说的病史资料不完全，有时可能遗漏很关键的部分；医生也需要依据体检结果和检查结果回过头来重新询问重要的病史资料。详细的病史资料是诊断、治疗的重要依据。

（2）同一患者随着年龄的增长和病情的变化，其诊断有时可能需要改变。比如婴儿痉挛在婴儿期主要表现为点头发作，但随着病情发展到幼儿期，则主要表现为强直性发作、不典型失神发作等，这时就应该诊断为 Lennox-Gastaut 综合征。

（3）对于病程长、抗癫痫药物治疗效果不好的患者，应重新询问病史，进一步明确诊断。

（4）小儿癫痫的病史往往由患儿父母提供，可以请家长详细描述他们观察到的最仔细、最完整一次，不必范范谈及每次的经过。对于家长提供的病史，应注意其往往有夸大病情的情况，如癫痫抽搐可能持续 2～3 分钟，家长可能会说成"十余分钟"或更长。家长有时可能会根据自己的想象来回答病情，如在问及患儿是否有"昏迷"时，家长往往回答有。但在问及患儿时，有些孩子会回答说"我当时听到爸爸妈妈在叫我，但我说不出话"。这种情况当然不算"昏迷"，不算意识丧失。

总之，询问病史除了要详细认真外，还要注意询问病史的动态性和反复性。

84. 癫痫的检查程序怎样安排好

(1)临床怀疑癫痫,首先应做脑电图检查,做常规描记时最好加上蝶骨电极,以便发现颞叶底面、内侧面的病灶。常规描记时还应加声光刺激和过度换气诱发。

(2)已服用抗癫痫药物者,但发作控制不好时,为明确诊断或确定癫痫病灶,可酌情停药3～5天再做脑电图检查。要告诉患者及家属停药后癫痫发作可能加重的状况及处理办法。

(3)如上述脑电图检查未发现癫痫波,而临床不能确诊时,可做睡眠或剥夺睡眠诱发脑电图,有条件者可做动态脑电图或录像脑电图检查。

(4)临床诊断明确,已服抗癫痫药物,效果不好的患者可做血药浓度检测,以便调整药物剂量或更换品种。

(5)每个患者均应做血常规、尿常规及血生化检查,以便发现药物不良反应或做治疗后复查对照。

(6)脑电图检查或临床提示有脑部器质性损害者,应做CT检查,个别病例CT仍不能明确病变性质,有条件者可做磁共振成像检查。

(7)临床怀疑颅内各种感染所致癫痫者,应进行各项化验检查,以便明确病原,必要时腰穿检查脑脊液。

(8)为明确癫痫病灶,以便手术治疗,可做单光子发射计算机断层扫描检查,有条件时可做正电子发射断层扫描检查。

(9)临床怀疑颅内动脉瘤或血管畸形引起癫痫时,应做脑血管造影检查,有条件者可做数字减影脑血管造影。

85. 一般体格检查可发现癫痫患者哪些异常

在门诊对癫痫患者进行一般体格检查时可能发现的异常大致分为两类:一类异常属于特异性的,即观察到患者的癫痫发作。

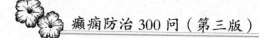

医生如能亲眼观察 1 次患者的发作，不但可以确定是否为癫痫发作，还可以确定属于哪一种类型癫痫。一些儿童期发作比较频繁的癫痫如婴儿痉挛症、肌阵挛癫痫、小发作变异型癫痫、失神发作、复杂部分性发作，一般容易见到，而一些成人癫痫如大发作或局限性发作及睡眠期发作的癫痫，一般门诊检查时不易观察到。另一类异常属于非特异性异常，也就是说这些症状或体征不一定是癫痫患者所特有的，也可见于其他神经系统器质性损害的患者。但这些异常情况有些可以帮助我们确定癫痫的病因，有些属于癫痫发作或乱用药物所造成的后果。可以观察或检查到的这类异常有：

（1）精神异常：有些癫痫患者表现为情感淡漠、表情呆滞、懒言少动、反应迟钝、思维迟缓、情绪不稳、易激惹、行为异常、凶残。以上精神障碍多见于脑器质性病变引起的癫痫或长期严重的癫痫发作及大量滥用药物造成的癫痫。

（2）智能障碍：言语不清或言语表达能力与其年龄不相符，对于人、物品、时间、地点的识别能力低下，记忆、理解及计算能力与其年龄及文化程度不符合。

（3）皮肤异常：许多先天性或遗传性神经疾病合并癫痫发作的患者常有皮肤异常。脑面血管瘤病（Sturge-Weber 综合征）在一侧面部三叉神经分布区可见片状的红色血管痣。结节性硬化症，可于鼻翼两侧及面颊部见到大小不等的浅红色或鱼肉色的皮脂腺瘤，全身可见多处散在的色素脱失斑。苯丙酮尿症患者的皮肤较白，毛发呈黄褐色。

（4）头颅异常：头围过小，见于脑小畸形、脑萎缩、颅缝早闭；头围过大见于脑积水、脑肿瘤、慢性硬膜下血肿及某些神经系统变性病。1 岁半以前的小儿前颅饱满膨隆、紧张，多有颅内压增高。颅内压增高时可使幼儿已经闭合的颅缝重新裂开。这时叩击头部可听到"破壶声"。有颅内动脉瘤、动静脉畸形或快速生长的肿瘤时，于头部可听到血管杂音。婴幼儿有硬膜下积液、硬膜下血肿、脑积水、脑萎缩等病症,颅透照试验可发现异常透光带。

(5)五官异常:小眼球见于先天性风疹或弓形虫感染及某些染色体病。白内障见于先天性风疹综合征、先天性弓形虫感染及半乳糖血症。两眼内眦距过宽多见于先天愚型。18-三体综合征可有耳畸形及位低。脆性 X 染色体综合征可见耳过大。舌大而厚见于呆小病、粘多糖病。舌宽平见于先天愚型。齿龈增生及面容粗糙者多由长期口服苯妥英钠所致。

(6)皮纹异常:不少先天异常合并癫痫患者有皮纹异常。21-三体综合征常有腕部三叉线高位、通贯掌等。正常人指纹箕向桡侧开口的多见于第二指,如癫痫患者其他指出现桡侧箕形,则可能有染色体异常。

(7)神经系统异常:颅内感染、占位性病变、血管病变、中毒、外伤等,除有癫痫发作外,可有颅内压增高;眼底可有视盘水肿、出血、渗出等改变;一侧或双侧瘫痪,肌张力过高,腱反射亢进,出现病理反射,浅反射减弱或消失,复合感觉障碍,往往提示一侧或双侧大脑皮质有器质性损害。脑膜刺激征阳性提示颅内出血或感染。癫痫患者出现走路不稳、指鼻不准、眼球震颤,提示苯妥英钠中毒;卡马西平 1 次服用过大剂量时也可出现上述体征。各种抗癫痫药中毒时都可以出现意识障碍,轻者嗜睡,重者昏迷。

86. 在癫痫的诊断和治疗过程中应进行哪些实验室检查

在癫痫的诊断和治疗过程中为明确病因和治疗的需要常做如下一些检查,有时为了前后对比和观察病情,有些检查可能要多次复查:

(1)血常规、血小板功能及出、凝血时间检查,以便选择抗癫痫药物和服药后复查对比。

(2)尿常规检查,以供治疗时参考和复查对照。

(3)大便虫卵检查,以便查出某些脑寄生虫病。

(4)肝功能、肾功能检查,以供治疗时参考和服药后对照。

(5)血液生化检查,包括血糖、电解质、微量元素及血清氨基酸等,以便寻找癫痫病因。

(6)血清免疫学检查,如脑膜炎球菌抗原、抗体检查,结核杆菌抗体检查,梅毒螺旋体抗体检查,钩端螺旋体抗体检查,血吸虫抗体检查,猪囊虫抗体检查,弓形虫抗体检查,病毒学检查等,以便明确癫痫病因。

(7)脑脊液检查,除常规检查可提示颅内有出血、感染等癫痫病因外,还可以进行(6)中所述各种病原微生物的免疫学检查,以便进一步明确颅内有无各种病原微生物感染。

(8)遗传学检查,通过遗传学检查可发现某些伴发有癫痫的遗传性疾病。另外,通过遗传学检测预测癫痫的发生风险和通过遗传学的发现指导治疗的研究,也在进一步的探索中。

(9)已服用抗癫痫药的患者,应化验血中抗癫痫药浓度,供以后用药参考。

87. 脑电图在癫痫诊疗中的价值如何

脑电图检查在癫痫的诊断、鉴别诊断以及治疗效果和预后的判断中都具有十分重要的意义。癫痫的诊断虽然要依靠病史,但脑电图检查却是一种必不可少的辅助检查手段。

(1)脑电图检查可以帮助医生确定一个患者是不是患有癫痫:据统计,80%左右的癫痫患者在癫痫发作的间歇期都有脑电图异常,而只有5%～20%的癫痫患者发作间歇期脑电图可表现正常。若能重复检查,使用适当的诱发试验和特殊电极,其阳性率可增加到90%～95%。尤其对临床诊断困难的非典型癫痫发作,脑电图检查的重要性更加突出,有时甚至起着决定性作用。

(2)有助于癫痫的分类:一般说来,在脑电图的描记中,凡出现阵发性变化,特别是出现阵发性癫痫波时,可考虑为癫痫,而不同类型的癫痫,其脑电图表现也各异。有些特殊的脑电图改变对于确定癫痫的发作类型具有特异性诊断价值。如大发作主要表现为散在或连续的棘波节律,小发作主要表现为 3 次/秒棘-慢波综合,且双侧对称同步。婴儿痉挛症主要表现为高幅失律。癫痫复杂部分性发作因其多由颞叶病变引起,故又有颞叶癫痫之称,在颞部尤其是前颞出现棘波发放。

(3)有助于癫痫的鉴别诊断:如在癔症及诈病的鉴别诊断时,脑电图可起到重要的作用;再比如失神发作和复杂部分性发作临床表现非常相似,都可表现为"失神",但脑电图表现却完全不同。

(4)脑电图对于确定癫痫病灶的位置有重要价值:在外科手术切除癫痫病灶时,虽然 CT、磁共振成像检查有助于确定癫痫病灶,但对于一些没有形态学改变的癫痫灶,有时主要靠脑电图来定位。近年来使用蝶骨电极等特殊电极,使得脑电图对颞叶癫痫病灶的定位准确性有了进一步的提高。

(5)脑电图对于癫痫的疗效判定有重要的意义:癫痫患者接受治疗后,如果患者发作减少且脑电图上异常放电明显减少或消失,则说明该药疗效较好;相反,如果患者发作增多且脑电图上异常放电无明显减少,则说明该药疗效不好,可能要更换药物。

(6)在指导癫痫患者减停药时有重要的意义:患者无癫痫发作持续 2～3 年,如果脑电图正常,可以考虑减药;如果异常放电无明显减少,则可能还要继续治疗。

(7)脑电图对癫痫的预后判断有一定意义:如脑电图出现弥漫性两侧对称同步的棘-慢波综合,一般预后良好;而出现局灶性慢波、高度失律及弥漫性尖-慢波综合的,则预后不良。

最后还应指出,虽然脑电图对癫痫的诊断价值很大,但并不是所有癫痫患者都要靠脑电图确诊。因有少数癫痫患者发作间歇期脑电图始终正常,也有一些脑电图有癫痫波的人始终没有癫痫发作。所以,临床上不能因某些脑电图正常就排除癫痫的诊断,也不能因某些脑电图异常就诊断为癫痫,必须结合临床表现,综合分析,才能做出正确诊断。

88. 脑电图在癫痫诊疗中有哪些局限性

像其他检查一样,脑电图检查也有一定的局限性。主要表现在:

(1)不能因为脑电图上有癫痫样放电就诊断为癫痫,因为极少数正常人也有癫痫样放电。

(2)脑电图正常也不能完全排除癫痫。当放电部位隐蔽或放电异常稀疏时,脑电图不一定能记录到异常放电的情况。

(3)大多数情况下,癫痫异常放电的频率与患者癫痫的严重程度并不一致。

(4)脑电图有时表现为典型癫痫样放电,但也有大量不典型的脑电图表现,这对脑电图结果的判读造成了一定困难。在脑电图的判读中,每个人的判定可能不尽一致。

当然,脑电图在癫痫诊治过程中的应用价值是毋庸置疑的,但我们在实践应用中必须密切结合患者的临床表现以及其他检查结果,才有可能做出正确的判断。

89. 癫痫患者的脑电图有哪些异常

癫痫患者的脑电图在癫痫发作时一般均可记录到一些特征性的异常波,而在发作间歇期有时可记录到一些特征性的异常波,有时可记录到一些非特征性的异常波。

(1)非特征性异常:癫痫患者发作间歇期常可记录到弥漫性慢波或局限性慢波(图22,图23)。这些异常波非癫痫患者所特有,有时可见于脑部其他器质性疾病。局限性慢波往往提示癫痫发作的病灶部位,这种病灶可以是器质性的,也可以是非器质性的。弥漫性慢波可见于癫痫大发作后数日内,也可能是弥漫性脑损害所造成。这种患者常有不同程度的精神和智能障碍。另外,抗癫痫药物中毒也可以出现弥漫性慢波。

(2)特征性异常波:癫痫患者特征性异常波(即癫痫波)的常

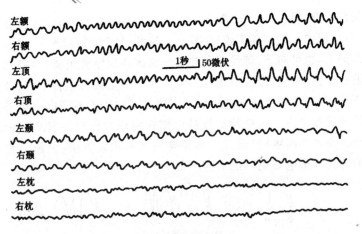

图 22　弥漫性慢波

癫痫患者,男性,21 岁,两年前开始抽搐,每 3～4 天 1 次,伴有意识丧失、咬舌及尿裤,末次发作在 8 小时以前。体温 40.3℃,神志不清,胸片示两侧支气管肺炎。脑电图示普遍慢活动,各导联有长短程高波幅对称同步每秒 3 及 6 周波节律,有时可见高波幅长程三相波,双侧单极顶枕部导联最显著

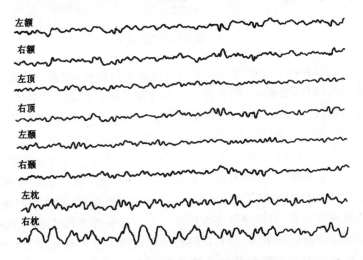

图 23　癫痫发作间歇期,右额枕慢波

见波形有：棘波——持续时间小于 1/12 秒，波形可向上，也可向下，波形像针尖一样尖锐；尖波——持续时间为 1/12～1/5 秒，波形向上，也可向下；棘慢综合波——由棘波和慢波组成；尖慢综合波——由尖波和慢波组成（图 24）。上述癫痫波的组合不同，分布不同，频率不同及出现的部位不同构成了临床上不同癫痫类型的特征性脑电图。这些特征性脑电图在癫痫发作时一般均可记录到。在发作间歇期，通过一些特殊电极和诱发方法，大部分患者的特征性脑电图也可记录到。

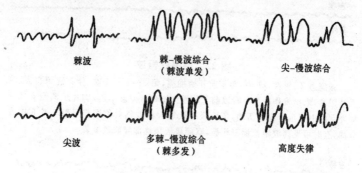

棘波　　　　　棘-慢波综合　　　　尖-慢波综合
　　　　　　　（棘波单发）

尖波　　　　　多棘-慢波综合　　　　高度失律
　　　　　　　（棘多发）

图 24　癫痫波的主要波形

大发作间歇期有时可记录到弥漫性多棘慢波，棘慢综合波或尖慢波综合（图 25）。继发性大发作有时可描记到局限性尖波、棘波或棘慢波。发作时可记录到弥漫性 10 周/秒的棘波节律、多棘慢波和弥漫性慢波。在正常电活动背景上出现双侧对称、同步的 3 次/秒的棘慢综合波阵发性发放往往是失神发作的特征性脑电改变。肌阵挛发作多为弥漫性的 3.5～4.5 次/秒的多棘慢波。小发作变异型癫痫常见 2～2.5 次/秒的尖慢波，双侧常不对称，有时阵发出现，有时呈散在性出现。复杂部分性发作常见一侧或双侧颞部高幅慢节律，杂有局限性的棘波或尖波。婴儿痉挛则特征性地表现为正常背景电活动消失，代之以弥漫性高幅慢活动，杂有棘波、尖波毫无次序地出现，称为高度失律脑电图。

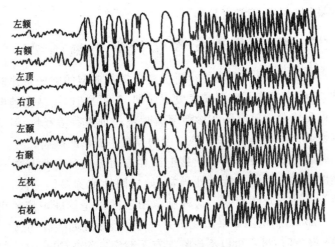

左额

右额

左顶

右顶

左颞

右颞

左枕

右枕

图 25　大发作间歇期脑电图

90. 为什么有的癫痫患者脑电图正常

　　虽然脑电图对癫痫的诊断有很大帮助,但是,不少患者在癫痫发作的间歇期脑电图是正常的。癫痫发作时脑电图上一般都有异常放电。临床上描记脑电图时碰巧遇上患者癫痫发作的机会是不多的,因而大多数患者描记的脑电图是发作间歇期的脑电活动。癫痫发作间歇期可有异常的脑电活动,但这种异常放电也像临床癫痫发作一样具有突发性和一过性的特点。虽然一般要求癫痫患者的脑电图描记要进行 30 分钟,但在这 30 分钟内也不一定都会遇上痫样放电。即使加上一些诱发手段如闪光刺激、过度换气和睡眠等,癫痫患者间歇期脑电图的异常率也只能达到80%左右。而且目前多数基层医院的脑电图检查,未按正规要求做诱发试验,描记时间过短,因而间歇期约有 50% 癫痫患者的脑电图不能发现异常波。另外,有些癫痫放电部位很隐蔽,又没有加做相应的电极(如蝶骨电极),很难记录到异常放电情况。一般年龄较大者、发作较少、癫痫复杂部分性发作及局灶性发作者,发作间歇期脑电图正常者较多。

91. 脑电图不正常能诊断为癫痫吗

前面已经说过,癫痫的诊断主要依据其典型的临床发作时的表现,在临床发作不典型或病史不详细、不可靠时,要结合脑电图改变做出诊断。脑电图在诊断癫痫时是一重要参考资料,但不是决定性的。也就是说,单凭脑电图的异常不能诊断癫痫。

癫痫患者的发作间歇期脑电图异常可分为特异性异常和非特异性异常。所谓非特异性异常,如局限性或弥漫性慢波,可见于脑部各种器质性病变。这种脑电图当然不是诊断癫痫的可靠证据。那么,脑电图如果出现了一些特异性改变如尖波、棘波、尖-慢、棘-慢波时,可不可以不论临床有无癫痫发作就诊断为癫痫呢?也不行。有癫痫发作的患者,脑电图描记时出现上述的典型癫痫波,可以确诊该患者患癫痫;而从来没有癫痫发作的人脑电图即使出现典型的癫痫波,也不能据此诊断某人是癫痫患者。

研究发现,少数正常人,尤其是有癫痫家族史者和儿童,脑电图有时可出现典型的癫痫波,但他们从来没有癫痫发作。有人会问,这些有癫痫波的人暂时不发生癫痫,将来发生癫痫的危险性如何? 为解决这个问题,有人在一大批学龄儿童中发现有千分之几的正常儿童脑电图有典型癫痫波,经过若干年的追踪观察,这些儿童发生癫痫的比例并不比当初脑电图正常的儿童大。因此,可以认为,单凭脑电图上的癫痫波既不能诊断某人是癫痫患者,也不能预示某人将来必然会发癫痫。

92. 癫痫患者为什么要反复做脑电图检查

临床上常常遇到有些癫痫患者发作表现不典型,单凭临床表现难以确诊是否癫痫发作,这时脑电图检查就显得特别重要。而有时在发作间歇期一两次脑电图正常又不能完全排除癫痫,这就需要反复检查脑电图。国外有人为确诊是否癫痫,曾反复做几十次脑电图检查，最后终于发现有癫痫波。

有时为了确定癫痫发作类型和寻找癫痫病灶，也需反复检查脑电图。癫痫患者服药治疗过程中或准备减药时也常常需做脑电图检查，以帮助判断药物疗效和决定是否可以减药。脑电图检查是无创伤性的，一般医院都可进行，费用又不高，因此，在癫痫的诊断治疗过程中常需反复做脑电图检查。

93. 经常做脑电图对脑子有刺激吗

有些癫痫患者的家属担心做脑电图会对大脑有刺激，常常不能积极配合医生开展检查。这种担心是没有必要的。因为，做脑电图检查是通过脑电图机把人脑的电活动放大以后记录下来，对大脑不施加任何外来干扰，更不对大脑通电，所以，也就不存在对大脑有什么刺激的情况，只是有些地方采用针电极，使儿童检查时不能很好地配合。随着粘胶电极的普及，脑电图检查会变得更方便、痛苦会更小，临床根据需要可随时复查，反复检查。

94. 为什么要做脑电图诱发试验，常用的诱发方法有哪些

脑电图诱发试验是在安静、闭目、觉醒状态下所记录的脑电图正常时，给受检查者以某种刺激，使脑部原有潜在的异常电活动暴露出来或已有的异常脑电活动得到增强，以便于把异常波记录下来。许多癫痫患者在间歇期的脑电图检查，因无癫痫性放电而不能确诊，所以必须做脑电图诱发试验，采用人工诱发癫痫性放电的方法，以提高癫痫患者脑电图检查的阳性率。常用的诱发方法如下：

(1)睁闭眼试验：已成为脑电图描记过程中的常规项目，方法是在脑电图描记过程中让被检者睁开眼睛，经过大约 10 秒钟后再让其闭眼。由于睁眼时背景脑电活动的 α 波衰减(α 波抑制)，可使隐藏在其中的异常脑电图显现出来，对光敏性癫痫很有价

值,对于了解大脑功能状态以及鉴别发作性睡病也有很大帮助。

(2)过度换气:是最常用的癫痫诱发方法之一。做法是让被检者轻闭眼,深呼吸,每分钟20～30次,连续3分钟。如患者有喉头干燥、手发紧、头昏、全身不适,说明换气效果好,达到了碱中毒目的。由于过度换气,呼出大量二氧化碳,体内产生暂时性碱中毒,导致脑部癫痫灶放电。此种方法对儿童尤其是癫痫失神发作的诱发效果最好。对于小儿检查时可能不配合,这时可让小儿吹风车、羽毛或吹动纸片等,进行被动过度换气。

(3)闪光刺激:常用具有强光源、可随意调节频率的间歇性光刺激的闪光器放在被检查者眼前15～30厘米处,对被检查者进行闪烁的强光照射。闪光频率一般变动在3～35赫兹的范围内,一般由低频率逐渐转换到高频率。闪光刺激的光源一般用白光,但最近也用各种颜色的光源以及图形视觉刺激等。采用闪光刺激对肌阵挛发作和光敏性癫痫诱发效果较好。

(4)睡眠或剥夺睡眠诱发(详见95问)。

(5)药物诱发:由于癫痫患者的癫痫阈值低于正常健康人,给予致痫药阈值剂量的1/2或1/3就可以诱发出癫痫发作或脑电图上癫痫波发放,有利于癫痫的诊断。常用的药物有美解眠、戊四氮,静脉注射,也有用丙米嗪、氯丙嗪、苯海拉明等。

由于癫痫阈值的个体差异很大,某些非癫痫患者也可能诱发出脑电图上癫痫样放电。现在多认为诱发出的两侧对称同步的放电,不能认为是癫痫的客观证据,诱发出的局限性癫痫样放电,尤其是颞叶放电,结合临床有一定诊断价值。目前因脑电图监测日益普及,药物诱发已很少应用。

以上是脑电图描记时较常用的诱发方法,究竟该用哪种方法,应结合患者的临床症状和技术设备。一般来说,睁闭眼、过度换气和闪光刺激可作为常规,睡眠诱发试验安全,对于被检查者没有负担,也可选择。幼儿即使在安静状态下记录都不稳定,对于睁闭眼、过度换气、闪光刺激根本不能配合,因而常在自然睡眠或在药物诱导睡眠时进行记录。

95. 睡眠与剥夺睡眠诱发脑电图对癫痫诊断有什么帮助

睡眠与剥夺睡眠脑电图为常用诱发方法之一。睡眠可由生理睡眠或药物引起。药物常用速效安眠药,成人口服10%水合氯醛10～15毫升,小儿按每千克体重0.4毫升以引起睡眠。睡眠中发作的癫痫患者有25%需做睡眠诱发,其中50%比觉醒脑电图有价值。癫痫患者在睡眠中发作性放电的波幅要高得多,癫痫复杂部分性发作的患者特别突出,可诱发出颞叶棘波。常用于小儿、不合作者以及癫痫部分性发作的患者。剥夺睡眠诱发的方法是:检查前24～36小时不睡眠,不用药物,停抗癫痫药,进早餐,早上8时检查脑电图,同时注意患者在脑电描记过程中是否入睡。曾有人用此法观察了41例剥夺睡眠前脑电图正常的患者,应用此法后有21例出现高度、中度或轻度异常。综上所述,睡眠与剥夺睡眠脑电图的应用,大大提高了脑电图对癫痫诊断的阳性率。

96. 蝶骨电极在脑电图检查中有什么意义

所谓蝶骨电极系用普通6～10厘米不锈钢针灸针从下关穴垂直刺入,直抵颅骨骨壁为止,成人进针深度约5厘米,此时针尖位于蝶骨底面卵圆孔附近,即可记录颞叶前下方脑电活动。

以前,临床上怀疑癫痫复杂部分性发作时才加做蝶骨电极。近年来研究发现,加上蝶骨电极后不但可以提高癫痫复杂部分性发作的脑电图阳性率,而且还可以大大提高大发作、局限性发作和大发作合并复杂部分性发作的脑电图阳性率。蝶骨电极操作简便,记录图形良好,今后应成为癫痫患者脑电图检查中的常规。

97. 美解眠诱发脑电图对癫痫诊断有帮助吗

美解眠又名贝美格，系一种能使中枢神经兴奋，甚至引起临床痉挛发作的抗巴比妥类药物。过去用于临床不能确定是否是癫痫的患者，方法为用0.25％美解眠60毫升（150毫克）以每分钟10毫升的速度将此药静脉注射完毕。5～15岁儿童可按每千克体重3毫升或每岁2毫升（5毫克）计算剂量，将其总量在6分钟左右匀速注入。在注射过程中密切观察脑电图变化及患者反应。在成人若剂量注入尚不足150毫克即出现明显的癫痫样放电时，应立即中止注射，并肌注苯巴比妥钠0.1克对抗药物作用，以免产生癫痫发作。应用此法诊断癫痫阳性率可达88.9％，其中大多数出现暴发性棘-慢波综合征，提高了癫痫诊断的阳性率。近年的研究发现，上述剂量的美解眠用于正常人有时也可诱发出癫痫样放电。因此，对美解眠诱发阳性的患者，临床诊断时应慎重。

目前，认为美解眠诱发出的两侧对称同步的放电，不能认为是癫痫的客观证据，诱发出的局限性癫痫样放电，尤其是颞叶放电，结合临床有一定诊断价值。目前因脑电图监测日益普及，药物诱发已很少应用。

98. 脑电图监测对癫痫的诊断有何意义

脑电图为自发电位的随机信号，随时间而不断变化。癫痫样放电更是脑电图突发性变化，其出现机会因人而异。常规脑电图因其描记时间短，在发现癫痫样放电方面并不能令人满意，仅有30％～40％可以记录到癫痫样放电。实践已证明，延长记录时间可以提高阳性率。早在20世纪30年代就有人利用镀银镜及电影摄像机同时将患者发作表现及其脑电图异常拍摄于电影胶片上，这应是脑电图监测的先驱。20世纪50年代以来，随着电子技术的进步，脑电图监测开始广泛应用，尤其是20世纪90年代后，由于仪器的改进,已可以进行长时间(24 小时以上)的不间断的监测,主要用于癫痫的诊断、分型、定位。与药物浓度监测同时进行,对选择有效药物、判断疗效与预后,更起着其他检查方法不能取代的作用。这些检查方法在一些发达国家的癫痫病院已成为常规检查项目,在我国大多数三甲医院的癫痫中心已逐步开展。

脑电图监测不但可以记录到发作间歇期的放电,而且有机会记录到癫痫发作时的放电,这是常规脑电图难以做到的。癫痫的临床诊断还存在很多问题,主要是体检多为正常,医生很难亲自目睹患者发作的情况,主要依靠病史,而患者自己常不能回忆发作中的情况,只能根据旁观者叙述发作中的情况,而其中不少不够客观确切,因而给诊断、鉴别诊断、分型、估计发作频率等带来困难,而脑电图监测对解决这些问题有很大帮助。

在鉴别诊断方面,脑电图监测的意义也很大。有人监测 280 例临床诊断为癫痫的患者,其中 30 例证实为非癫痫性发作,1 例同时合并精神性发作,4 例虽监测到发作,但无相应的脑电图放电,故仍不能肯定诊断。

监测脑电图录像可以同时观察发作时患者的表现及脑电图变化,所以对癫痫分型有很大价值。有人监测 40 例难治性癫痫,19 例(47.5％)过去分型有误,8 例(20％)同时有临床漏诊的其他类型发作。

用蝶骨电极磁带记录监测复杂部分性发作或可疑复杂部分性发作的阳性率,也明显较常规蝶骨电极阳性率高。有人用蝶骨电极磁带记录监测 31 例临床诊断为复杂部分性发作,20 例可疑有复杂部分发作的病例,前者 91％、后者 30％,在蝶骨电极监测到棘波,而常规蝶骨电极则分别为 72％和 18％。

99. 常用的脑电图监测设备有哪些

目前,临床上常用的脑电图监测设备多数为携带式磁带记录脑电图和监测脑电图录像,无线监测和多导监测也已使用。现将

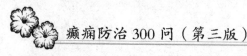

几种监测方法的使用情况及优缺点简介如下：

（1）监测脑电图录像：又名闭路电视脑电图或录像脑电图。用火棉胶将电极固定于患者头部，脑电信号显示于荧光屏上或描记于纸上。同时有两个摄像机监测患者情况，一为广角镜头观察患者全身动作，另一为特写镜头监视患者面部表情及动作，因有些患者癫痫发作仅为轻微的面部表情变化，如失神发作。最后，一个荧光屏分为三部分同步显示脑电图、全身像及面部特写，数字钟显示时间。如用彩色录像可以更为真实地再现患者发作时的面部表情及自主神经（曾称植物神经）变化，可持续监测24小时或更长。

也可在患者床旁装一电钮，当患者有发作预感或被护士发现时，按下电钮启动监测系统。

与磁带记录脑电图监测相比，此检查的优点是导联多（16～32导），干扰少，操作较简单，可以选择性记录，资料可以重放供研究之用，与录像同时监测，可同时看到患者发作情况。缺点是患者活动受限，有导线因而不方便。

（2）携带式磁带记录：又称动态脑电图。患者携带一盒式磁带记录仪，其中包括前置放大器，微型马达及磁带。磁带转速为2毫米/秒，同时记录8导（过去多为4导）脑电信号；可以连续记录24小时以上；也可以记录1导心电图。患者可以自由活动、上学、工作。在监测中患者或其家属应按时间顺序记录患者的活动，如步行、活动、入厕、进食、入睡、醒来、何时发作及发作时的临床表现。

记录结束后，将磁带放在重放机上重放，重放速度可以是记录速度，也可以是记录速度的20倍、40倍、60倍。根据家属记录的患者发作及活动，计算机可自动找到当时的脑电图。

与监测脑电图录像相比，携带式磁带记录脑电图的优点是患者可自由活动，可做门诊常规检查，操作简单，可持续记录24小时，资料可随时重放供复习及研究。缺点是导数有限，仅为8导

（过去多为 4 导），难以与录像监测合用，不能监测临床发作情况。

（3）无线监测：在被检者身上装有检测设备及发射装置，在医院设有接收装置，被检者的脑电信号及其他生理信号如心电图信号，通过前置放大器后由发射机发送，在医院接收信号。无线监测的优点是，由于无导线的限制，患者的活动范围较大，可持续监测 6～10 小时，资料可以重放供研究之用，磁带可重复使用。缺点是电子设备复杂，需要多路传输，实时监测需要附加设备，易出现信号干扰及信号丢失，如无附加设备资料不易复习。

（4）多导监测：除脑电信号外，同时监测眼动图、肌电图、心电图、呼吸图及阴茎海绵体容积等，多用于睡眠监测。

100. 脑电地形图对癫痫的诊断价值如何

脑电地形图又称脑电位分布图，是从头颅全部记录电极提取一定时间内的电位信号，利用计算机成像技术，绘出等能量值分布图，是一定时间内脑电信号的综合表现，并以直观的图形显现出来。所以，其基础是功率谱分析，早已证明功率谱分析脑电图背景活动的敏感性高于常规分析，对脑电图正常的癫痫患者作功率谱分析异常率达 28％，主要为快频段能量增高。脑电地形图具有敏感性高、定量化及直观性强的优点，但对癫痫来说其缺点在于不能识别癫痫特异波形——尖波、棘波，不能明确显示癫痫样放电，因此，对癫痫的诊断意义不大。有人利用脑电地形图与脑内电极相结合，有助于癫痫病灶的定位，可用于外科手术的定位。

101. CT 检查对癫痫的诊断有何意义

X 线电子计算机体层扫描，英文名为 computerized tomography，取这两个英文单词的第一个字母的大写，即 CT。它是由英国的工程技术专家 Hounsfield 于 1969 年设计成功，于 1972 年开始应用于颅脑疾病的诊断，于 1976 年报告癫痫患者的 CT 检查结果，可清晰显示不同平面的脑实质、脑室和脑池的形态和位置

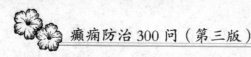

图像。CT 成像的原理是利用各种组织对 X 线的吸收系数不同，通过电子计算机处理得到图像。对 X 线吸收高于脑实质的组织则表现为增白的高密度影，如脑内钙化和脑出血等；对 X 线吸收低于脑实质的组织则表现为灰黑色的低密度影，如脑水肿、脑脓肿等。CT 是一种无痛苦、无创伤、快速、方便、适用于任何年龄且准确性高的辅助检查工具。螺旋 CT 扫描是近年来应用的新技术，快速高分辨率 CT 扫描层厚可以薄至 1 毫米，可以更清晰地显示微小病变。目前，国内绝大部分县、市级以上医院都开展了此项检查，大大提高了颅内器质性病变（脑肿瘤、脑血管病变、脑发育畸形、脑外伤、脑萎缩等）的诊断水平，大大提高了癫痫的病因诊断和定位诊断的准确率。因此，CT 已成为癫痫临床诊断和实验研究的重要手段。

由于 CT 的应用，癫痫的病因检出率大大提高，不但能显示出病变的部位、形态以及与周围脑组织的关系，并以此作出定性分析，而且还能了解仅有密度上的改变而无占位效应的病变。CT 还能发现一些除癫痫外无其他症状的早期脑瘤和局灶性炎性病变。对癫痫患者常规 CT 发现的主要改变有脑萎缩、脑肿瘤、脑积水、脑外伤、脑血管病变、脑发育异常、颅内出血、先天畸形、颅内异常钙化、脑炎症性疾病以及脑寄生虫（脑囊虫）病等。癫痫患者的 CT 检查阳性率与癫痫患者的发作类型有关。单纯部分性发作 CT 异常率在 52%～68%；复杂部分性发作介于 40%～70%；原发性癫痫大发作异常率仅占 10% 左右；婴儿痉挛症 CT 阳性率为 60%～100%；小运动癫痫（小发作变异型癫痫）CT 阳性率为 60% 左右。

癫痫患者的发病年龄与 CT 异常率和异常性质密切相关。1 岁以内发病的癫痫患者 CT 异常率可高达 68%，病因以先天性异常和出生时的脑损害为多，1～15 岁发病的癫痫常为原发性癫痫或因代谢异常所致，而肿瘤少见，因而 CT 异常率低。成年人发生癫痫，CT 异常率随年龄增长而增加，35 岁以前多由头外伤和肿瘤引起;35～60岁间脑肿瘤和脑血管病引起者占优势,转移瘤比例增加;55岁以后以缺血性病变和变性疾病更多见。

CT检查在癫痫的病因研究中也存在以下局限性:①颅腔内某些部位,如颅后凹、颅中凹、颅腔高突面(颅顶)等处病变因骨质的干扰不易显出;而磁共振成像则不受骨质干扰,显像清晰。②某些颅内肿瘤、炎症及脱髓鞘病变等在CT像上均显示为低密度影,在图像上不易区分出是哪种病变。③常规CT对器质性病变以外的病因无法查出。④受层距限制,目前直径1毫米以下的小病灶不易发现。⑤不合作患者头部转动影响图像清晰度。

102. 磁共振成像检查对癫痫诊断有什么帮助

磁共振成像的正规名称应为核磁共振成像(Nuclear Magnetic Resonance Imaging,简称 NMRI),实际上并无辐射影响,由于人们普遍存在恐"核"心理,现多称为磁共振成像(Magnetic Resonance Imaging,简称 MRI)。它是近几十年来投入临床的一种先进的影像学设备,它能提供 X 线和 CT 不能提供的信息,是诊断颅内和脊髓病变最重要的检查手段。将磁共振用于分析生物、物理、化学样品已有 50 多年的历史。1973 年国外有人(Lauterbur)第一次成功地照出了磁共振图像。磁共振成像是利用人体内 H 质子在主磁场和射频场中被激发产生的共振信号经计算机放大、图像处理和重建后得到磁共振图像。其原理是将原子核置于一个外加磁场中,用脉冲激发所研究的原子核,使之共振吸收能量,原子核将跃迁到高能级上,当脉冲停止后,处于高能级的原子核会"弛豫"回到起始状态,在从高能级回到低能级的过程中,原子核会释放出能量,纵向弛豫时间 T1、横向弛豫时间 T2 及核密度 e,就组成了磁共振信号。最常用的原子核是质子(^1H)。由于不同组织磁共振的信号不同,所以,不同的人体组织有一定的反差。

磁共振成像检查对于癫痫灶的确定有很大的帮助。由于临

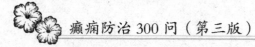

床上常用的原子核是质子[1]H,在大脑灰质中[1]H几乎都存在于水中,而大脑白质中有相当数量的[1]H包含在脂质内,因此很容易区分开。

与CT相比磁共振具有以下优点:①离子化放射对脑组织无放射性损害,也无生物学损害。②可以任意方向取层扫描,可以直接作出横断面、矢状面、冠状面和多种斜面的体层图像。③没有CT图像中那种射线硬化等产生的伪影。④不受骨像干扰,对颅后凹、颅中凹和脑干等处的小病变能满意显示;对颅骨顶部和矢状窦旁、外侧裂结构和广泛转移的肿瘤有很高的诊断价值。⑤成像方法多,可以显示疾病的病理生理过程,功能磁共振可以进行脑皮质功能定位。⑥成像信息来源多,是多参数成像,因而显示结构更清楚,能发现CT显示完全正常的等密度病灶,特别能发现脱髓鞘疾病、脑炎、脑囊虫病、缺血性病变及低度恶性胶质瘤等。因此,磁共振成像作为一种安全和敏感的工具,在有条件的地方目前已成为癫痫病因检查的主要手段之一。

但磁共振成像也有以下局限性:①对颅内钙化不敏感。②运动性人工伪影易影响成像质量。③对于体内有金属植入物如假牙、脑动脉瘤手术放置银夹、安装心脏起搏器及心脏支架者不能行MRI检查。④由于扫描时间长(常需数十分钟),故对危重患者、小儿及其他欠合作者,常出现较多伪影,影响检查效果。⑤有幽闭症者无法做MRI检查。⑥设备价格昂贵,有些中小医院尚不能普及,检查费用高,部分患者难以承受。

103. 正电子发射计算机断层扫描对癫痫诊断有何意义

正电子发射计算机体层扫描(positron emission tomography, PET)是一种近20年来新发展起来的核医学检查方法。它是近年应用于临床的一种无创性的探索人脑生化过程的技术,可客观地描绘出人脑的生理和病理代谢活动,尤其对肿瘤性疾病的病理生理过程、血流状态、受体密度的变化以及分子代谢水平的认识均有重要意义。其方法为：扫描前，先给患者注射或吸入一种标记有某种正电子的放射性示踪剂，这些物质具有生物活性，能够通过血脑屏障，进入脑组织，参与脑内的代谢过程，并释放出 γ 射线。用体外探测仪可测定脑内不同部位示踪剂的浓度，经与 CT 和 MRI 相似的成像技术处理后可获得脑组织的切面图像，并可计算出脑血流和脑代谢情况。也可在彩色图像上显示不同部位示踪剂剂量的差别。因此，可以从它们在脑组织内所参与的代谢过程来测定脑组织的代谢情况。因为 80% 以上的大脑热能来自于葡萄糖代谢，所以大脑某一部位的功能越活跃，那个部位的脑组织对葡萄糖的代谢就越旺盛。PET 可根据葡萄糖代谢率的大小，利用最新技术来检测大脑异常代谢的确切部位。

　　对于癫痫的诊断，PET 能在三维空间测定出癫痫患者的局部脑代谢异常和局部脑血流异常。临床最常用的脑电定位法，从电生理的角度反映了病变的部位，作为进行手术治疗的主要依据。但普通脑电图只能反映脑皮质表面的电生理变化，深部电极可探测到深层脑组织，但有一定危险，而且也只能应用于某些脑区域。因此，脑电图定位时受传播途径和病灶的影响，可能产生定位错误。PET 则打破了空间的限制，与脑电图相结合从不同角度反映脑功能情况，以此决定癫痫发作时、发作间歇期和发作后各区代谢情况，帮助临床诊断，查出某种癫痫的病灶区域。癫痫患者脑病灶区在发作时常有代谢增强，发作间歇期病灶区显示代谢降低，从而有助于确定病灶。

104. 单光子发射计算机断层扫描对癫痫诊断有何价值

　　单光子发射计算机断层扫描（single photon emission computerized tomography，SPECT）的基本原理是，将能够发射 γ 射线的放射性核素或药物注入或吸入人体，通过显像仪的探头对准

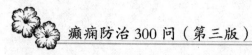

所要检查的脏器接收被检部位发出的射线,再通过光电倍增管将光电脉冲放大转化成信号,经计算机连续采取信息进行图像的处理和重建,最后以三维显像技术使被检脏器成像。

SPECT用于癫痫的检查主要是用锝$^{-99m}$标记的化合物HM-PAO(六甲基丙烯胺肟)和ECD(双半胱氨酸乙脂)。上述放射性核素选择性地进入脑内,可以反映脑部血流灌注情况。癫痫病灶发作期因局部放电时神经元缺氧导致乳酸增加而致使局部脑血流增加,发作间歇期局部脑血流降低。与其他检查方法相比较,SPECT局部脑血流的显像具有与PET(正电子发射体层扫描)相似的效果,且克服了PET价格昂贵、操作复杂的缺陷,故能在临床上广泛应用。CT对颞叶病灶的探测常受骨伪影的干扰而使应用价值降低,磁共振成像虽无此限,但探测颞叶内侧硬化则不如SPECT或PET。脑电图技术对癫痫的诊断和分类及病灶定位价值很大,但头皮脑电图主要探测大脑皮质电活动,空间分辨率较差。有人统计几种显像方法对病灶探查的敏感性,CT、磁共振成像和SPECT大约分别是1/3、1/2和2/3。可见SPECT是目前临床上确定癫痫病灶较为敏感实用的方法之一。

105. 脑磁图对癫痫诊断有何价值

脑磁图(Magnetoencephalography, MEG)是近年出现的一种完全无侵袭性生物新技术,是对脑组织自发的神经磁场的记录。其工作原理是使用超导量子干涉装置多通道传感探测系统,探测神经细胞兴奋性突触后电位产生的电流所形成的生物电磁场。再经过信号转换系统,把这些生物电磁场信号转换为脑磁图。历经数代发展,脑磁图不仅能动态追踪大脑神经活动的起源和传导,还可与MRI进行整合而实现神经功能学和形态学的结合。脑磁图在检测过程中测量系统不会发出任何射线、能量或机器噪声,只是对脑内发出的极其微弱的生物磁场信号加以测定和描记。在实施检测时脑磁图探测器不需要固定于患者头部,对患者无需特殊处置,所以测试准备时间短,监测简便安全,对人体无任何不良反应及不良影响。现代脑磁图能以毫秒级的时间分辨率和毫米级的空间分辨率对癫痫放电灶进行精确的三维空间定位,并可定位语言、感觉、运动等脑内重要功能区。因此,它是一项很有前景的无创伤、无危险的脑功能定位技术,它可以即时发现正常和异常的执行中的脑功能,脑磁图与脑电图相比其主要优势在于颅骨和其他相邻的脑结构不会造成磁场变化,磁信号变形很小,从而能够提高检测准确性。脑磁图对探查外侧颞叶癫痫灶更有优势,可以更可靠地对脑功能进行定位。

在癫痫的外科手术治疗中,癫痫病灶定位的准确性异常重要,脑磁图和脑电图都可用于术前定位。脑磁图与脑电图的区别在于:①脑磁图探测的信号是脑组织沟回内神经细胞产生的电流;脑电图探测的是大脑神经细胞活动所产生的细胞外电流。②脑磁图探测的电流来自细胞内树突电流,电磁场不受传导介质的影响;脑电图探测的是细胞内及细胞外电流,受传导介质的影响。③由于癫痫样放电的快速传播,录像脑电图定位的致痫灶范围常较实际范围大,且常常无法区分致痫灶和镜灶;硬膜下和深部埋植电极有侵袭性、监测时间长及并发症多等问题;脑磁图则没有这些缺点。④脑磁图可对接收到的电流信号的方向、位置、强度进行三维空间定位;脑电图是对在头皮表面接收到的电流信号进行二维定位。⑤脑磁图可直接对大脑皮质功能区进行定位。⑥脑磁图不需要参考电极;而脑电图要设有参考电极。脑磁图在非侵袭性电生理检查中具有明显的优势,但也有一定的局限性,主要表现在:①磁信号受身体活动的影响较明显,癫痫发作期因多有身体的剧烈活动,脑磁波往往不能定位;②检测时间短,可能漏掉癫痫波发放信号;③还不能精确区分出癫痫病灶区和功能区重叠的部分;④对脑深部致痫灶的检出缺乏特异性。

脑磁图一般和脑电图的记录同时进行,将脑磁图数据和CT及MRI叠加,可以获得脑的功能/解剖图像,称为磁源成像

(MSI)，脑磁图/磁源成像的临床应用研究最多的是探查和定位癫痫灶和语言皮质区，脑磁图/磁源成像可以用来对即将切除的癫痫病灶部位进行特征性描述，一方面可确定更多的外科手术对象，另一方面可避免为实施手术而做的有创性检查。因该项检查价格昂贵，目前，脑磁图主要应用于对局灶性难治性癫痫术前致痫灶和重要功能区的检查定位，还不宜作为癫痫诊断、治疗的常规检查项目。

五、鉴别诊断

106. 癫痫大发作与癔症性抽搐如何鉴别

癔症是由精神因素引起的暂时性脑功能障碍,有时表现为反复发作的抽搐,应与癫痫大发作鉴别。

癔症性抽搐又称为心因性发作、假性发作等,与癫痫的实质性区别是癔症性抽搐无脑部特征性的癫痫性放电。癔症性抽搐常有较明显的促发因素,如内心冲突、压力或突然的变故等,尤其是在首次发病时,但首次发病后再发时,不一定具有明显的精神诱因,在暗示和自我暗示作用下可引起"发作"。

癔症性抽搐虽可见于任何年龄,但多见于青壮年女性,男女之比为1∶3。儿童的表现多为长时间的凝视与无反应,青少年与成人多表现为颤抖、间歇性强直与肢体的不同步运动,表现形式多样,有些类似于癫痫的强直-阵挛发作。癔症性抽搐往往有明显的精神刺激因素,抽搐时意识清楚,当时自己不能控制,但过后可清楚地回忆发作时情景。抽搐往往在白天、有人的场合发作,往往有戏剧性、表演性,持续时间较长,一般为数十分钟到数小时,不经特殊处理(如针灸、打针、掐人中穴等)自己不会停止发作。抽搐形式不规律,多为四肢乱舞,有时会撕衣服,抓头发。因为患者意识不丧失,所以很少有摔伤、咬破舌、小便失禁等现象。

与上述癔症性抽搐的特点相比,癫痫大发作具有截然不同的表现。癫痫大发作可见于任何年龄,以儿童多见,男女发病无差异。发作时的特征是阵挛为快速收缩与缓慢松弛,从快速、小幅度逐渐变为慢速、大幅度,多为眼睛睁开,即使是眼睛闭合也不是持续紧闭。发作时意识完全丧失,发作过后对发作情况完全不能回忆。少数患者可因精神刺激诱发,多数患者发作不受精神因素影响。发作的时间、地点不加选择,夜间睡眠中发病者不少。有时发作可因无自我保护能力而跌入水中、火中及转动的机器中。抽搐一般不超过 3～5 分钟,可自行停止。抽搐形式刻板,均为双侧对称性有节律的强直-阵挛性抽动。抽搐发作时因意识障碍,患者常有头部摔伤、躯体擦伤、舌头咬伤或大小便失禁等现象。

根据以上特点,临床一般不难区别癔症性抽搐和癫痫大发作。但有时区别就相当困难,如有些患者既有癫痫发作,又有癔症性抽搐,这时脑电图是最重要、最有效的鉴别手段,应用录像脑电图监测加暗示诱发更是鉴别的最佳手段。另外,癫痫发作后,血清催乳素、神经元特异性烯醇化酶及血清乳酸会明显升高,通过检测这些生化指标也可以作为鉴别时的参考。

107. 复杂部分性发作与癔症发作有何不同

癫痫复杂部分性发作以往称为精神运动性癫痫,表现复杂,易造成误诊,须与癔症鉴别(表 2)。

表 2　癫痫复杂部分性发作与癔症的鉴别

鉴别项目	复杂部分性发作	癔症发作
诱因	不明显	精神因素
自动症表现	动作刻板,重复,规律,固定,如吸吮、咀嚼、吞咽、解扣、摸衣物等	动作多变,无规律,不刻板,如四肢乱动、不规则抽搐等
情感障碍	如暴发性发作,以恐惧、大祸临头感、暴怒为主	情感色彩鲜明、多变,易受周围环境影响,能被外界语言或动作打断
精神障碍	有人格紊乱、记忆及思维障碍,具有各种错觉、幻觉	无
发作持续时间	数分钟至半小时	可达数小时
暗示性	无	有,暗示可终止
对发作的记忆	不能回忆	可回忆
脑电图	可有颞叶异常脑电图	多正常,偶有轻度改变

108. 晕厥与癫痫如何鉴别

晕厥是由多种原因所致的广泛的脑血流突然降低,引起以短暂性意识丧失为突出表现的临床综合征。可见于各种年龄,但多发生于体弱的年轻女性,常由激动、恐惧、焦虑、创伤、剧痛等引起。发作前,患者常有全身不适,肢端发冷、头昏、视物模糊、耳鸣、面色由红润转为苍白,周身出汗,全身无力,此时如能及时平卧,取头低位,可防止发作。数秒或数十秒后出现眼前发黑、眩晕、恶心、站立不稳、头向前下垂、意识很快丧失、跌倒。此时背伸展、双眼上视、血压下降、脉弱、瞳孔散大、光反射消失、肌张力降低,可有尿失禁。醒来后仍有持续一段时间的意识模糊、头昏、恶心、全身乏力、面色苍白、出汗、呕吐或大小便失禁。少数患者可表现为惊厥性晕厥,一旦跌倒,随之出现双眼上翻、瞳孔散大、双拳紧握,以角弓反张的形式出现强直性痉挛,可有舌咬伤、眼震、流涎、小便失禁,有时还可有少许全身阵挛运动,偶可见舌咬伤,脑电图为弥漫性双侧同步慢波。

晕厥与癫痫的鉴别诊断有时是相当困难的。临床上应对癫痫和晕厥每个症状的详尽资料进行仔细分析,可从以下几方面着手:

(1)临床症状:晕厥的主要临床症状是意识丧失,因而需与癫痫的全身性强直-阵挛发作、失神发作和仅有意识障碍的复杂部分发作鉴别。一般说来,以下几点支持晕厥的诊断:①发作常由焦虑或疼痛诱发。②都是在站立或坐位时发生。③伴有面色苍白、大汗。④无强直-阵挛活动和舌咬伤或发作后意识模糊、昏睡及头痛。⑤发作时心率减慢。而癫痫常在无任何诱因情况下突然发生,面色青紫,瞳孔散大。

(2)发病诱因:晕厥大多有诱因,如长时间站立、激动、恐惧、焦虑、创伤、剧痛、寒冷等,癫痫常无诱因而突发起病。

(3)前驱症状和先兆:晕厥发作通常有头昏、出汗、无力等前

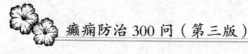

驱症状。上腹不适、面色潮红、头晕及不真实感在晕厥和癫痫中均可出现，但嗅幻觉或似曾相识感对癫痫部分性发作更有特异性。癫痫发作有先兆，如某种幻觉、某种奇特感觉、偏侧麻木或疼痛等，这些症状与晕厥的前驱症状不同。

（4）原发疾病的症状也有助于两者的鉴别：特发性直立性低血压除引起晕厥外还有阳痿、出汗、大小便障碍、锥体束征等，卧立位收缩压相差超过50毫米汞柱可支持诊断。心室纤颤、心动过速、心房纤颤、主动脉瓣狭窄是心源性晕厥的病因；低血糖常引起晕厥，血糖检查有助确诊；严重贫血可在用力时出现晕厥。

（5）晕厥主要为神经缺失症状，而癫痫主要为刺激症状（如强直、阵挛、跌伤、舌咬破等）。

（6）发作后表现：癫痫全身性发作后恢复较慢，常有一段时间的嗜睡、头痛、意识模糊，有时还有呕吐。晕厥发作恢复较快，发作过后无明显症状。癫痫失神发作恢复更快，过后即照常活动，但失神发作不跌倒，发作时也无面色苍白、大汗和血压改变，发作和终止都比晕厥快，没有明显的发作后状态。

（7）脑电图对晕厥和癫痫鉴别有很大的价值：强直-阵挛发作、失神发作，发作时有其特征性的癫痫波，而晕厥发作时主要为慢波。24小时动态脑电图监测在鉴别诊断中特别有帮助。

109. 短暂性脑缺血发作与癫痫如何鉴别

短暂性脑缺血发作（简称TIA）是指由于某种因素造成的脑动脉一过性或短暂性供血障碍，导致相应供血区局灶性神经功能缺损或视网膜功能障碍。症状持续数分钟到数小时，起病突然，又突然或逐渐恢复，持续时间不超过24小时，但常有反复。TIA的神经功能异常是短暂的、发作性的、刻板的。常见症状中的语言困难、构音障碍、感觉丧失、麻木、刺痛、瘫痪、眩晕、视力丧失或视野缺损，以及少见症状如精神症状、意识障碍、半侧舞蹈样发作或偏身投掷、跌倒发作、短暂性全面遗忘症（TGA）等在癫痫患者中也很常见。但依据流行病学、发作时间、伴随症状等可将其区别。

(1)TIA多见于老年人,常有高血压、动脉硬化、心脏病、糖尿病等脑血管疾病的危险因素,症状持续时间从数分钟至数小时不等。而癫痫可见于各种年龄,以青少年为多,前述的危险因素罕见,发作持续时间多为数分钟,极少超过半小时。

(2)TIA的临床症状一般为神经功能缺失,感觉减退比感觉异常多,肢体瘫痪比肢体抽搐多。TIA患者偶尔有肢体抽动,与癫痫的单纯部分性运动性发作相似,但患者没有癫痫发作病史,其发作既不是规律性的阵挛性抽动,也无头部或颈部的抽动,发作期间及发作期脑电图无痫性放电,抗癫痫药治疗无效,按脑血管病治疗有效。

(3)一般来说,癫痫的局部感觉异常是从一个区域连续的扩展到另一个区域,而TIA的感觉异常则同时累及整个区域。如症状发展到有意识丧失或出现全身强直-阵挛性发作,则癫痫的诊断就更容易。

(4)TIA患者的短暂性全面遗忘症(TGA)需与癫痫性遗忘区别。短暂性全面遗忘症是一种无先兆的突然发生的一过性记忆丧失,伴有时间、空间定向力障碍,无意识障碍,患者的自知力存在,较复杂的大脑皮质高级活动如书写、计算力和对话能力等保留完整,无神经系统其他的异常表现,多见于60岁以上的老人,症状持续15分钟到数小时,部分患者发作后有持续1周以上的重新学习能力损伤,反复发作者不到15%,仅1%的患者有3次以上的发作。而癫痫性遗忘发作持续时间较短,常反复多次发作,脑电图上有痫性放电。

110. 夜游症与癫痫有什么关系

夜游症又叫梦游症或梦行症,是睡眠障碍的一种。患者在夜间睡眠中突然起床,到室内外活动,如跑步、来回走动、抚摸家里

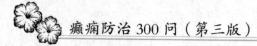

入睡的人、开窗、搬动东西、外出、上房子等。这时患者不清醒,面无表情,呼之不应,眼睛睁开或闭着,步态不稳,能避开物体不绊倒。有些活动好像具有目的性,但有的患者撞墙,不穿衣服在雪地中走,甚至从楼上跌下。这些活动一般持续数分钟或十几分钟,多数人自己又回到床上入睡,有的在别的地方卧倒入睡。患者对梦游的情况不能回忆。

本病与遗传素质、内分泌因素有关。脑部的多种疾病如脑炎、脑外伤、癔症等均能引起梦游症。另外,某些药物,如镇静药、安眠药、抗组胺药以及抗精神病药等也可引起发病。值得注意的是,梦游症也可以是癫痫的一种发作形式,可以是颞叶癫痫的一种表现,是夜间出现的自动症。

梦游症多有家族史,多在入睡后 1～3 小时,于睡眠的非快速眼动期(3、4 期)发生。故对梦游症的患者应进一步做脑电图(加睡眠诱发)检查,以排除癫痫。

这种症状多见于 10 岁以内的儿童,约占正常儿童的 15%。随年龄增长,发病率下降,成人发病率约为 2.5%,男女之比为 7：1,常与其他睡眠障碍同时发生。如发生在成人阶段,则可能伴有情绪不稳,特别是不易控制的冲动,过度激愤等。大多数患者有家族史和其他睡眠紊乱。

夜间的癫痫复杂部分性发作时的自动症有时很像夜游症,二者的鉴别可参考以下几点:①夜游症多发生在睡眠后 1～3 小时内,每晚仅发作 1 次,而癫痫可发生在整夜的不同时间,且多在早上,一夜可有多次发作。②夜游症有时与复杂部分性发作相似,如咂嘴、摸索衣服,但大多数夜游症的自动症要复杂得多,同一患者的发作没有癫痫患者那样刻板,而且从不伴有强直或阵挛活动。相反,癫痫的自动症多为一些简单的重复性动作,常伴有强直或阵挛发作。儿童期夜游症至成年后大都可以自愈。③通过人为地从慢波睡眠中唤醒夜游症患者,可诱发出发作。④难以鉴别的病例可借助多导睡眠脑电图睡眠期的脑电描记,夜游症患脑电图为超同步、单节律、无反应的 θ 波，而癫痫患者则可见到痫样放电。⑤癫痫患者神经影像学可见到脑部结构异常，神经系统有局灶体征，上述异常在夜游症中罕见。

111. 夜惊与癫痫如何鉴别

夜惊是另一种发作性的睡眠障碍。多发生于 2～5 岁的儿童，至青春期发作开始减少，偶见于青少年、中老年人。本病与遗传素质、精神因素及内分泌因素有关，儿童患者大多有家族史，成人患者大都有情感或性格异常以及药物滥用史。典型表现多发生于入睡后的几小时内，患者突然从深睡中惊醒，惊慌失措，双目凝视或紧闭，吼叫或大声哭闹，有时喃喃自语，不知所云，常伴有心跳过速、大汗、暴怒、呼吸急促、瞳孔扩大、毛发竖起、起鸡皮疙瘩等。持续 1～10 分钟不等。此时他人安抚往往无效，患者对别人的呼叫无反应。发作过后不能回忆，偶尔可能回忆起一种压迫、闷塞或窒息感。

夜惊多为发育过程中的某些有害因素引起，成年后可自行消失，儿童的发生率为 1％～3％，有些可有夜惊、梦行、遗尿的家族史，也可与梦行伴发。与梦行症不同的是夜惊的活动范围要小得多，很少有离开房间者。

青少年或成人的夜惊常伴有精神症状。如焦虑、抑郁、强迫或恐怖感等。中老年人发生夜惊者可能因大脑的病变（如脑瘤）或某些大剂量的药物所致。

夜惊与梦行症一样，有时单从临床上不易与复杂部分性癫痫发作相鉴别，常需借助多导睡眠图和录像脑电图。

112. 梦魇与癫痫如何鉴别

梦魇又称噩梦性焦虑发作，是由强烈的梦境所引起的恐惧或躁动症状，多发生于黎明前数小时。噩梦多为患者被别人或鬼怪追逐、袭击、围困、追杀等，或处于危险而绝望无助的环境中，而产

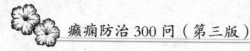
生恐惧感、挣扎,但喊不出,不能动弹,可伴有窒息感。随后呻吟、惊叫、呼吸急促、心跳加快至惊醒,直接进入急性焦虑发作状态,有跌倒或死亡的恐惧感。患者突然醒来后,立即完全清醒,能复述恐怖梦境的生动细节,不会出现梦行症或夜惊中见到的无反应的自动症行为。

梦魇较常见,约占人群的5%。多出现于10岁以内儿童,性别间无差异。本病病因与精神因素、性格、睡眠姿势不佳、身体不适、本身有神经症以及某些药物影响有关。成人症状性梦魇常伴有各种精神障碍,如性格多疑、孤僻等,也偶发于停用镇静剂或戒酒时。儿童梦魇多伴发于发热性疾病。

依据临床发作特点,梦魇与癫痫复杂部分性发作不难鉴别。梦魇多发生在黎明前数小时,发作时在做梦,然后突然醒来,醒后完全清醒,对梦中体验可回忆,没有发作后的意识模糊状态和自动症行为,脑电图多是正常的。癫痫复杂部分性发作可发生于整夜睡眠的任何时期,发作时表现为无意识的自动行为,意识处于模糊状态,对发作过程不能回忆。脑电图常有异常。

113. 快速眼动期睡眠行为紊乱与癫痫如何鉴别

快速眼动睡眠行为紊乱主要发生在快速眼动睡眠期,伴有生动的梦境,出现各种不自主运动及复杂的行为异常。常表现为从深睡中突然醒来,马上进行狂暴的、攻击性或防御性行为。其行为相当复杂,如拳打或脚踢床上配偶或从床上冲下来跑进某些目标内。几乎所有患者在发作时均有自伤、伤人或毁物现象,对发作期的行为不能回忆,醒来以后,患者仅能回忆发作是一个梦,并为自己辩护。此症多发生于中年男性或60岁以上老人,也有儿童和少年,少有女性。精神因素可为诱因,60%的患者伴有各种神经系统疾病如神经系统变性疾病、脑干缺血病变、脑干肿瘤、脑炎、蛛网膜下隙出血、中枢神经系统中毒等,其中关系最为密切的是多系统萎缩与帕金森病。某些药物，如巴比妥类、硝西泮、左旋多巴、溴隐亭等的应用或撤药可诱发，也与戒酒有关。40%的患者不伴其他疾病。

快速眼动睡眠行为紊乱与夜间发生的癫痫复杂部分性发作有许多相似之处。如自动症、对发作行为不能回忆等。但也有一些不同之处，如快速眼动睡眠行为紊乱多发生在黎明前的数小时内，而癫痫则可发生于睡眠的任何时期；癫痫复杂部分性发作的自动症动作比较简单，如脱衣、解纽扣等，少有攻击行为，而快速眼动睡眠行为紊乱少有局灶性运动或咂嘴行为，其攻击行为运动复杂，有针对性。临床难以鉴别时可借助多导睡眠图和视频脑电图。

114. 发作性睡病与癫痫如何鉴别

发作性睡病是一种白天出现的不可抗拒的短暂性睡眠发作，多在儿童或青年期起病。病因尚不清楚，但与癫痫无关。精神紧张、感染、脑外伤、麻醉和内分泌改变（月经初潮、妊娠和分娩）等可为发病诱因。本病常在 15～30 岁起病，发病率无性别差异。多数患者表现为发作性睡病四联征：即睡眠发作、猝倒发作、睡眠麻痹和睡眠幻觉。睡眠发作是指不可抗拒的睡意而进入睡眠，典型患者不择场合，如进食、发言、行走、驾车或操作机器时均可入睡。经过短暂睡眠后(10～30 分钟)就可精神振作，睡眠时很容易被唤醒，醒后头脑清晰，精力充沛。猝倒发作常表现为在喜悦、惊奇、愤怒等强烈情感刺激和激烈体育活动时，躯体肌张力突然丧失、全身松软而跌倒。此时患者神志清楚，呼吸正常，不影响记忆。睡眠麻痹或称睡瘫症是患者睡醒后全身无力，不能动弹，但呼吸正常，眼球可以转动。患者神志清楚，常伴有焦虑、紧张、恐惧不安和幻觉，持续数秒至数分钟后恢复正常。睡眠幻觉是指在入睡前或睡眠转为清醒时出现的生动的、多为不愉快的感觉性体验，如可以看到熟人、听到别人喊自己的名字、感觉自己的手变大等。

发作性睡病中常伴有自动症和遗忘症,表现为患者试图抑制困倦而逐渐陷入迷茫,但仍能继续自动地执行常规工作,对指令不能做出反应,不能回答复杂问题。患者常突发言语,但不知所云,对发生的事情完全或近乎完全遗忘。自动症和遗忘应与癫痫复杂性部分性发作相鉴别。复杂部分性发作无不可抗拒的白天睡眠、猝倒发作等表现,而且发作性睡病的自动行为多为患者熟知的日间活动,更具有目的性。猝倒发作应与癫痫失张力发作相鉴别。在鉴别中,多导睡眠图和录像脑电图具有决定性意义。

115. 神游症与癫痫有什么关系

现代的医学观点认为,神游症实际上是一种持续时间较长的自动症,可以达几小时甚至几天时间。神游症也可能是癫痫复杂部分性发作的症状之一。

神游症发作时,患者突然不明原因地离家出走,外表上看近似正常,对周围环境有一定的感知力,也能进行一些复杂的活动,如买东西,付钱,买车票,简单的交谈等,有的可以坐车、乘船长途旅行。若仔细观察患者,可以发现有些心不在焉。多在白天发生。绝大多数患者发作后完全遗忘。例如1个患者发作时就曾经从北京买票坐火车到新乡,然后又从新乡坐公共汽车到一个县城,两天以后才醒来,自己也不知道是为什么到这里来的,是怎样到这里来的。临床遇有神游症时,应认真进行脑电图检查,以明确是否癫痫发作。

116. 热性惊厥与癫痫如何区别

热性惊厥是指6岁以内的小儿,在中枢神经系统以外的感染中,体温在38℃以上的发热时所出现的惊厥。男孩多于女孩,1～3岁以内发生的最多。我国有5%～6%的小儿发生过热性惊厥。据报道,英国约2.1%的小儿有热性惊厥,美国患过热性惊厥的小儿有50万,而西太平洋的马利亚纳群岛上有11.4%的小儿患有本病。

由发热引起的惊厥,大部分于发热开始后的 12 小时内在体温上升时出现,发病原因尚不清楚,可能是由于遗传导致惊厥阈值低下引起的。因此,它与癫痫具有相同的遗传基础。小儿的脑组织耗氧量相对较高,脑发育不成熟,脑部的结构较简单,化学成分包括神经递质易发生不平衡。因此,在发热诱发下易发生惊厥。

2001 年国际抗癫痫联盟(ILAE)提出了"癫痫发作和癫痫诊断方案的建议"认为热性惊厥可不诊断为癫痫发作,一般临床上将其视为独立的疾病单元。

有反复发热抽搐的小儿,如每次抽搐时体温均在 38℃ 以上,就诊断为热性惊厥;如不发热或低热(体温在 38℃ 以下)时也抽搐,则诊断为癫痫。

热性惊厥患儿约 15% 以后可以转变为癫痫,热性惊厥的小儿比一般儿童癫痫发生率高 3～6 倍,以后的癫痫以大发作多见,可合并有失神发作或癫痫复杂部分性发作。

117. 低钙抽搐与癫痫如何区别

一些小儿,多为 2 岁以内的小儿,由于日照过少,维生素 D 缺乏,引起钙的代谢障碍,血钙降低。血清钙降低,使神经肌肉兴奋性增高,出现反复发作手足搐搦、惊厥、喉痉挛等症。临床表现为:

(1)大脑兴奋性增高症状:表现为烦躁不安,多汗,婴儿则为夜啼,易惊醒等。

(2)神经肌肉的兴奋性升高,表现为:①惊厥:多见于婴儿,其特点为无诱因突发痉挛,多为全身性,两眼上翻。头向后仰,口吐白沫,发作持续数秒至数十分钟,往往屡发屡停,停止后即熟睡,醒后活泼如常。②喉痉挛:此症状较危险,可由于喉部肌肉痉挛导致窒息而暴死。③手足搐搦:典型表现是两手腕屈曲,手指强直,拇指内收贴近掌心,形成所谓"助产士手";足踝关节伸直,足趾下屈,足跖呈弓状。

（3）精神症状：患者常于低钙抽搐发作时伴随有恐惧、焦虑、幻觉、记忆减退等症状。

一般来说，低钙抽搐不易与癫痫相混淆。低钙抽搐的小儿，多有夜里哭闹、鸡胸、方颅、肋骨串珠等表现。于冬春季发病，轻度的仅表现为惊跳或面部肌肉的抽搐，较重的患儿可有手足搐搦（图15）。发作时意识清楚，每天可发作数次至数十次，抽搐停止后活动如常。有的孕妇也可发生低钙性抽搐。查血钙儿童低于1.8毫摩/升，脑电图正常，无神经系统病理征，有以下阳性体征：①佛氏征（Chvostek）轻叩耳前面神经穿出处，引起眼角及口角抽动即为阳性。②陆氏征（Lust）以小锤叩击下肢膝部外侧，腓骨头上方的腓神经，引起足向外侧收缩为阳性。③陶氏征（Trousseau）用血压计袖带包裹上臂，使压力维持在收缩压和舒张压之间，5分钟内出现痉挛者为阳性。

值得一提的是，某些儿科医生发现患儿抽搐，未详细询问发作情况，也不做脑电图检查，而仅仅化验一下血钙，发现血钙稍低，就认为是低钙抽搐，常常使一部分癫痫患儿延误了治疗。须知一部分低血钙患儿可能会同时伴有癫痫发作。

118. 多发性抽动症与癫痫有何不同

多发性抽动症主要表现为身体多个部位的、不自主的、无目的的突发性肌肉抽动，如眨眼、皱眉、歪嘴、耸肩、点头、摇头、吞咽、伸舌、敲打肩膀和手臂等，严重时转圈行走、踢脚等。上述动作具有突然、短暂、闪电式的特点。1日十数次至数百次。于3～12岁之间起病，男多于女。部分患儿在抽动时喉部发出异样的声音，如犬吠声、吼叫声、喉鸣声、嘿嘿、哈哈等；有的刻板地发出骂人及下流言语，有模仿语言、动作、表情等。情绪紧张时加重，精神松弛时减轻，人多时加重，睡眠时消失为其特点。神经系统无异常发现，发病机制不明，多数有家族史，呈常染色体显性遗传，部分呈散发性。少数可能与多发性硬化、丘脑梗死、脑外伤、产期的缺氧性脑病等导致脑部苍白球纹状体中的多巴胺功能缺陷有关。

本病与癫痫的区别在于发作时意识清楚,过后可以回忆;若令患儿极力克制,可短时不发;脑电图检查无癫痫波发放;试用氟哌啶醇治疗有效。

119. 小儿发作性夹腿、抽动是癫痫发作吗

有的小儿突然出现两下肢交叉内收,上下移动摩擦,夹紧做擦腿动作,会阴部肌肉收缩,摩擦会阴部;幼儿时可将两腿骑跨于某种物体上扭动身体进行摩擦。有时还有面色发红、出汗、呼吸粗大、眼发直等表现。在医学上叫交叉擦腿发作,是儿童神经症的一种。此症女孩多见,在准备入睡或醒后不久易发作。常于1岁以后发病,持续到学龄期前。每次发作可持续数分钟或数十分钟。与癫痫的主要区别是发作时意识清楚,对环境反应正常。用转移注意力或威吓的办法可终止发作。发作时及发作间歇期脑电图完全正常,没有神经系统器质损害的症状或体征。预后一般良好。

120. 儿童睡眠中肢体突然抖动是癫痫发作吗

在正常的小儿睡眠中,有时可能见到突然某个肢体抖动一下,动作的幅度不太大,一般不影响睡眠,也无面色改变及大、小便失禁的情况。这种情况不是癫痫,医学上称之为夜间肌阵挛。所有年龄的正常人在睡眠时均可出现肌阵挛,尤其是小儿,这是一种生理现象。

夜间肌阵挛在国际睡眠障碍分类中又叫做睡眠中周期性腿动,由在睡眠中同时出现的大趾背屈、足背屈、膝弯曲的刻板、反复的运动组成,这种姿势保持1～2秒,隔20～30秒可有一次抽动,持续数分钟到数小时,两侧可交替出现,有时上肢亦可有类似抽动。抽动不致使患者苏醒,患者对这种抽动无感觉。有些儿童因家长偶尔发现而引起注意,有些是因某些偶然事件而被发现,

也有的是癫痫患儿服用抗癫痫药期间癫痫发作已控制,而这种抽动常引起家长不安。成人发作常被同床的配偶偶尔发现。夜间肌阵挛的局部异常运动的速度很缓慢,与癫痫快速的强直-阵挛活动及肌阵挛癫痫明显不同,清醒常规脑电图无痫性放电,多导睡眠脑电图有助于与后者鉴别。

121. 偏头痛与癫痫有何不同

偏头痛是一种反复发作的血管性头痛,是由于头部的血管舒缩功能异常和血流动力学改变引起的,以反复发作的偏侧或双侧头痛为特征,有遗传倾向,血液中 5-羟色胺浓度的改变、内分泌改变及精神紧张可引起偏头痛发作。因其临床症状酷似头痛性癫痫,容易混淆,须认真区别,以便治疗(表3)。

表3　头痛性癫痫与偏头痛的区别

项　目	头痛性癫痫	偏头痛
先兆	不明显,发作突然	可有闪光、暗点、眼发胀等,至少持续数分钟
年龄	儿童期或青春期多见	年轻女性多见
疼痛部位	常在前额颞部及眼眶等处	前额、颞部、眼眶等处扩展为半侧至全头痛
疼痛性质	多呈剧烈跳痛	多呈搏动性痛、胀痛或跳痛
发作时间	不定	多在上午
持续时间	数秒至数十分钟	数小时至2天
伴随症状	头晕、苍白、出汗、呕吐、腹痛、嗜睡、精神或意识障碍	恶心、呕吐、腹痛、头晕、出汗、心悸、面红或苍白、鼻塞等
脑电图	阵发性异常	无异常波形
治疗反应	苯妥英钠、卡马西平有效	麦角胺有效
家族史	家族中可有癫痫患者	父系或母系家族中常有偏头痛患者

儿童期有些偏头痛发作表现不甚典型，有时不易与头痛性癫痫区别。此时可先按偏头痛试验治疗。若对偏头痛的治疗反应良好，则可明确诊断。若按偏头痛治疗无效，则可试用抗癫痫药物治疗。

临床上我们所遇到的外院转诊来的所谓"头痛性癫痫"，多数为偏头痛，而真正的头痛性癫痫十分罕见。

122. 什么是发作性运动障碍，与癫痫如何鉴别

发作性运动障碍是一组在意识清醒的情况下突然发生、突然终止的不受主观意志控制的异常的某一肢体、头面部甚至全身的短暂的运动症状。因其特点是突发、突止，时间短暂，不受控制，反复发作，与癫痫发作有许多相似之处，且抗癫痫药物治疗多数具有很好的效果，因而不少患者过去长期被误诊为癫痫。

发作性运动障碍是一组疾病，至少包括了发作性舞蹈症、发作性共济运动障碍、运动诱发性舞蹈样手足徐动症、运动诱发性肌张力不全等多个疾病单元。临床上以运动诱发性舞蹈样手足徐动症和运动诱发性肌张力不全较为常见，本节就这两种疾病的临床特点及其与癫痫的鉴别做一简介。

运动诱发性舞蹈样手足徐动症及运动诱发性肌张力不全多数起病于儿童及青少年期，男性多于女性。部分患者有癫痫家族史或该病的家族史，有些患者原有癫痫发作，癫痫发作控制后数年出现本病发作。近年的遗传学研究发现其为常染色体显性遗传病，伴外显不全。其致病基因位点与某种类型癫痫的致病基因位点重叠或相近。

两病的共同特点是运动诱发，即当患者于坐位站起或开始行走、跑步、游泳等活动时出现症状，前者表现为单个肢体（上肢或下肢）、一侧肢体、头面部、甚至全身的不自主扭动或抽动。近端的运动呈舞蹈样姿势，远端则为手足徐动。后者则表现为运动起

始时出现肢体肌肉不自主收缩、紧张，以至于不能立即进行正常的活动。但一般历时短暂，多数为数秒至数十秒，随即一切如常。发作时意识清楚，但自己不能克制上述不随意运动。上述症状可数日一次至一日数次，均于开始运动时发作，静卧或静坐时一般不发。发作间歇期一切正常。

运动诱发性舞蹈样手足徐动症及运动诱发性肌张力不全患者既往出生、发育史一般均正常，头颅影像学检查（CT、MRI）一般正常。不论发作间期或发作时脑电图均正常。抗癫痫药物（苯妥英钠、卡马西平、奥卡西平、丙戊酸）治疗效果良好，常用小于抗癫痫病的剂量即可满意地控制发作。

这两种疾病虽然也表现为短暂的、反复的、不受意志控制的发作性运动症状，且抗癫痫药物治疗效果良好，但他们不是癫痫。与部分性运动性发作的不同是前者不局限于某一个、甚至某一侧肢体，其症状的出现也不像杰克森发作那样规律；与复杂部分性发作的主要区别是患者发作时意识清楚；与全身强直-阵挛发作的区别是前者全身抽动时一般不会倒地，意识清楚，更重要的区别是前者均于运动起始时发作，安静、坐卧及睡眠中从来不发，且脑电图发作间歇期及发作期均无癫痫样放电。因其发作性症状不是大脑异常放电所致，所以其发作症状不会对大脑功能造成损害，长期预后远较癫痫为好。

六、常用抗癫痫药物

123. 目前常用的传统抗癫痫药有哪些

从癫痫治疗的历史上看,用于治疗癫痫的药很多,而且不断有新的抗癫痫药问世,但目前用于临床上疗效较肯定,不良反应小的传统抗癫痫药仅有下列数种:

(1)巴比妥类:苯巴比妥(鲁米那,针剂用其钠盐)、扑痫酮。

(2)乙内酰脲类:苯妥英钠(商品名为大仑丁)。

(3)丙戊酸类药物:丙戊酸钠、丙戊酸镁、癫健安。

(4)琥珀酰亚胺类:乙琥胺(商品名为柴浪丁)。

(5)苯二氮䓬类:地西泮(安定)、硝西泮(硝基安定)、氯硝西泮(氯硝基安定)。

(6)亚氨基芪类:卡马西平(商品名为 Tegretol,国内曾用卡巴咪嗪、酰胺咪嗪、痛痉宁等名称)。

(7)磺胺类:磺胺噻嗪、醋氮酰胺等。

124. 苯巴比妥有哪些药理特点,怎样服用

苯巴比妥自 1912 年用于抗癫痫以来,已有百余年历史,现仍为广谱、有效、低毒、价廉的抗癫痫药物。口服后在消化道内缓慢吸收,经 2～6 小时血浆浓度达到高峰。1 次肌注后 30 分钟至 2 小时血中可达高峰浓度。其药物浓度受蛋白结合和酸碱度影响。苯巴比妥与血浆、组织蛋白都结合。由于胎儿血脑屏障还未充分发育,故胎儿脑内药物浓度可能比母体脑内高。有效血药浓度为 10～30 毫克/升(10～30 微克/毫升)。血药浓度与剂量有密切关系。长期用药后血清和脑中药物浓度相似,并保持稳定,其半衰

期为 90 小时。本药大部分经肝脏代谢后由肾脏排出,10%～30%以原形自肾脏排出。苯巴比妥可增加肝脏多种酶的合成,还能使许多药物的代谢加快,血药浓度降低,如双香豆素、毛地黄、灰黄霉素、安替比林、强力霉素、苯妥英钠、保泰松、氯丙嗪等。上述药物与其合用,则这些药的半衰期缩短,血中药物浓度降低。其他药物对苯巴比妥代谢亦有影响。丙戊酸钠可抑制苯巴比妥代谢,使后者血药浓度增高,甚至产生中毒。单胺氧化酶抑制剂也可抑制苯巴比妥代谢,延长药物作用。苯妥英钠、保泰松也可使本药血浓度降低。本药毒性较一般抗癫痫药小,中毒的血药浓度为 40～60 毫克/升(40～60 微克/毫升),30 微克/毫升以下很少产生毒性反应,长期服用多数不发生严重或不可逆的不良反应。其常见不良反应如下:

(1)神经系统:①催眠作用:本药最常见的反应为嗜睡。治疗开始明显,继续用药数周后很快适应、此症状消失。②兴奋多动:偶尔可使患者产生中枢神经兴奋,多见于儿童和老人。儿童常见易激惹、好斗、多动;老年人偶见精神错乱和谵妄。③运动功能紊乱、眼球震颤、共济失调:可在用药早期或晚期见到。④学习能力下降:儿童长期用药可因注意力不易集中、记忆力下降而致学习成绩下降。⑤停药反应:较大剂量长时间使用突然停药可发生停药综合征,表现为停药数天内焦虑、情绪不稳、嗜睡、震颤、出汗、精神错乱,甚至癫痫发作。

(2)血液系统:可致巨幼红细胞性贫血和巨幼细胞症及凝血障碍。

(3)少数人有变态反应:如皮疹、黄疸、高热、粒细胞缺乏、再生障碍性贫血、休克、剥脱性皮炎。

(4)骨骼肌肉方面:可致骨质软化及肩手综合征。尤其是在与其他抗癫痫药联合应用时,可引起佝偻病和叶酸缺乏。

【临床应用】 本药对强直-阵挛发作疗效最佳,也可用于部分性发作。用于预防高热惊厥复发有较好的效果。以前广泛应用于小儿各型癫痫。近年来，因发现其影响注意力和记忆力，且有易激惹、好斗、多动等不良反应，对学龄期儿童癫痫本药有逐渐为新一代抗癫痫药代替的趋势。

【服用方法】 本药应自小剂量开始，成人一般 90 毫克/日，服用 3 周，若无效即可逐渐加量至 180 毫克/日；小儿开始剂量每日每千克体重 2～3 毫克，必要时可渐增至每日每千克体重 5 毫克。一般说来，婴儿维持量 15 毫克，1～2 次/日。5 岁左右用 30 毫克，每日 2～3 次，12 岁以上 60 毫克，2 次/日。由于本药半衰期较长，青春期和成人每晚服 1 次即可。小儿代谢较快，可将日量分 2 次口服。本药肌注量和静脉注射量均与口服量相同。久用可产生药物的依赖性，突然停药可产生停药综合征，使癫痫发作加频。

125. 苯妥英钠有哪些药理特点，怎样服用

苯妥英钠自 1938 年开始用于临床，已有 70 余年历史，至今仍为常用的抗癫痫药物之一。口服后在消化道吸收。单次口服 4～8 小时后血药浓度达到高峰，保持峰值 24 小时。静注后 15 分钟达到高峰浓度。口服半衰期平均 24 小时（7～42 小时），静注半衰期 10～15 小时。磺胺噻嗪可使其半衰期增至 12～32 小时，苯巴比妥则使其半衰期缩短，药物剂量增加可使其半衰期延长。本药常在服用几天后血中浓度达到治疗水平。脑中本药水平为血浆药物总浓度的 1～3 倍，游离药物的 6～10 倍。有效血浓度为 10～20 毫克/升（10～20 微克/毫升）。因其半衰期随血浓度的增加而延长，当血浓度达一定水平，增加小剂量即可致血浓度急剧增高，半衰期明显延长，而易发生中毒。本药在肝内代谢，代谢物由尿和大便排出。磺胺噻嗪、异烟肼、氯霉素、双香豆素、双硫醛（戒酒硫）等能抑制苯妥英钠代谢，可使其血浓度升高。地西泮（安定）、氯硝西泮（氯硝基安定）、利眠宁、卡马西平、乙醇、苯巴比妥等可加速其代谢，降低其血浓度。

苯妥英钠中毒量个体差异较大，一般为 30 微克/毫升。其不良反应分为急性、慢性、致畸 3 个方面。

（1）急性不良反应：剂量过大时，常出现头晕、眼花、共济失调、眼球震颤、复视、视物模糊、嗜睡等。重症患者可出现行为和情感紊乱，脑电图呈高波幅 δ 波，停药后症状都会消失。

（2）慢性不良反应：①苯妥英钠治疗出现的神经系统不良反应轻微，这些反应包括眩晕、震颤、共济失调、构音障碍、复视、眼球震颤和头痛。剂量减少时这些症状可消失。②长期服用可造成叶酸缺乏和巨幼红细胞性贫血，用叶酸治疗有效；也可引起再生障碍性贫血，但甚为罕见。③长期服用可发生维生素 D 缺乏，儿童表现为佝偻病或骨软化症。可每周服用维生素 D 4000 单位给予补充。④牙龈增生为最常见的不良反应，大多数为轻度增生，少数增生显著，特别是儿童，治疗剂量范围内即可出现，保持口腔卫生，防止发生齿龈炎，并经常按摩齿龈可减轻增生，不必停药。若增生严重，要逐步停药或换用其他抗癫痫药。停药后 3～6 个月齿龈增生即可消退。少数患者可发生淋巴腺增生，停药后淋巴结可消退，无需放疗或化疗。⑤皮肤反应以毛发增生为常见，因而影响青少年女性服用此药。

（3）致畸反应：女性患者怀孕早期服用此药可发生胎儿畸形，其致畸率为正常孕妇的 2～3 倍。先天性心脏病、兔唇、腭裂、小头畸形为最常见。

少数人可发生变态反应，主要为药疹、药物热、药物性肝炎、系统性红斑狼疮；极个别发生粒细胞缺乏、剥脱性皮炎和肝坏死。上述反应多在开始服药 2 周左右发生。因此，服药期间应定期进行血常规及肝功能等检查。

【临床应用】 本药主要用于强直-阵挛发作，也可用于部分性发作。对失神发作和肌阵挛发作无效。预防高热惊厥的效果也不满意。因该药治疗量与中毒量较接近，小儿不易发现中毒症状，故新生儿及婴幼儿不宜使用。

【服药方法】　成人每日口服300～600毫克,分2～3次服用。因本药个体需要量差异很大,故应参考临床反应和血药浓度,自小剂量开始逐渐加量,一般成人日量不超过600毫克,儿童剂量为每日每千克体重3～8毫克,分2～3次口服,年幼儿相对用量较大。

126. 卡马西平有哪些药理特点,怎样服用

卡马西平服用后在胃肠道吸收较慢,用药后4～8小时血中药物浓度达高峰,多次给药则半衰期为5～26小时。本药在肝脏内代谢完全,但速度较慢,主要从尿中排出。如剂量适当,一般在1.5～4天就能达到有效血浓度。有效血浓度为4～12毫克/升(4～12微克/毫升)。在药物相互作用方面,卡马西平可使苯妥英钠血浆浓度降低,使乙琥胺半衰期缩短,它和氯硝西泮合用时,用药2周后两者血浓度显著降低。苯妥英钠、苯巴比妥、扑痫酮可使卡马西平血药浓度降低。

【不良反应】　以神经精神障碍较常见,如复视、视物模糊、眩晕、头晕、共济失调、眼球震颤、舞蹈动作、肌张力降低、抽搐、头痛、味觉缺乏等。以上症状与药物增加过快、并用其他药物和患者年龄有关。老年人神经系统不良反应多见。上述不良反应虽常见,一般尚属轻微,不影响治疗。血液系统方面,可引起粒细胞减少、血小板减少、贫血。治疗中当粒细胞减少至$3×10^9$/升时,要给一些升白细胞药,如利血生、沙肝醇等。若低于$3×10^9$/升,应考虑逐渐停药或换药,极少数可引起再障。这些症状多发生于治疗早期。另外,服药早期还可出现皮疹,偶有发生剥脱性皮炎者。

【临床应用】　本药对复杂部分性发作效果最好,对单纯部分性发作、强直-阵挛发作、儿童中央区良性癫痫都有很好的效果。本药由于没有中枢镇静、毛发增生、齿龈增生等常见不良反应,疗效又好,近年来有逐渐取代苯妥英钠、苯巴比妥和扑痫酮的趋势。

【服药方法】　卡马西平口服自小剂量开始,开始时每日每千克体重3～5毫克,分3次口服。以后每隔2～3日增加1次剂量,每次增加3～5毫克,经2次加量后达每日每千克体重10～15毫克。观察2～4周,发作控制不理想可渐增至每日每千克体重20～30毫克。此种服法一般不出现不良反应。80%以上的患者可获完全控制或基本控制。

127. 丙戊酸钠（普通片）有哪些药理特点,怎样服用

　　丙戊酸钠为20世纪70年代投入临床的抗癫痫新药,并由世界卫生组织列为最常用的6种抗癫痫药之一。本药口服后几乎全部迅速吸收,1～4小时血浆达高峰浓度。吸收后主要分布在细胞外间隙。脑脊液中丙戊酸浓度相当于血中游离丙戊酸。其进入血液后立即与血浆蛋白结合,结合率高达90%。本药主要在肝脏进行代谢,大部分由尿中以葡萄糖醛酸苷排出。有效血浓度为50～100毫克/升(50～100微克/毫升)。半衰期为8～15小时(平均10小时)。本药和苯巴比妥合用可使后者浓度增加;和苯妥英钠合用有可能使苯妥英钠浓度降低。

　　【不良反应】　一般认为丙戊酸钠的不良反应为轻度的、暂时的,常见于治疗早期,一般不必停药。最常见的不良反应为胃肠道反应,表现为恶心、呕吐、胃肠不适、食欲缺乏,用糖衣片或饭后服药可减轻此反应。有时可出现腹痛、腹泻、便秘等。神经精神方面最常见的不良反应为嗜睡,尤其是与苯巴比妥合用时更易发生。血液系统偶可见到粒细胞减少、血小板减少和凝血机制障碍。皮肤方面可发生脱发,常轻微且短暂,一般于治疗开始1～4个月内多见,继续服药常消失,可再长出卷发。个别的出现肝毒性反应。极个别可出现急性肝坏死。预防方法为临床监护,在用药前6个月内严密观察,定期复查肝功能。疑有肝脏受损,应立即停药。少数患者服药后出现食欲增加,体重增加。也有女患者

服药后闭经的情况。本药动物实验有致畸胎作用,育龄期女性服用丙戊酸钠胎儿畸形发生率可达 6% 左右(正常女性为 2% 左右)。

【临床应用】 本药为一种新型的广谱低毒的抗癫痫药,对失神发作效果最佳。对强直-阵挛发作、肌阵挛癫痫、婴儿痉挛及儿童中央区良性癫痫都有较好的疗效,对部分性发作也有一定疗效。用于预防高热惊厥复发有与苯巴比妥相同的效果。本药由于安全范围大,无中枢镇静作用,抗痫谱广等优点,临床上常用于治疗婴幼儿各种类型癫痫。

【用法和剂量】 成人每日 600～1 800 毫克,儿童每日每千克体重 20～50 毫克,分 3 次口服。一般先服小剂量,无效时再加量。

128. 丙戊酸钠糖浆有哪些特点,怎样服用

丙戊酸钠糖浆,国外商品名德巴金糖浆,与丙戊酸钠普通片剂相比,具有以下特点:①糖浆因味甜,更适合儿童患者服用。②可避免片剂易潮解的弊病。③吸收快而完全,半衰期与片剂相似。④生物利用度高于片剂。

丙戊酸钠糖浆每 5 毫升含丙戊酸钠 200 毫克。儿童每日每千克体重用 20～40 毫克,分 2 次或 3 次口服,个别病例可达每日每千克体重 50 毫克。

129. 丙戊酸钠缓释片有哪些特点,怎样服用

丙戊酸类药物治疗癫痫时,为了获得最好的治疗效果,需使每次用药间歇期丙戊酸在体内血药浓度保持相对的稳定。目前,常用的丙戊酸钠普通片剂每天需服药 3 次,因药物吸收的高峰浓度过高,常出现一些因血中药物浓度过高而导致的不良反应。

为了减少患者每天的服药次数,改善患者的依从性,并在 24

小时内维持血中最适宜的药物浓度,将每天血中药物浓度的波动减到最小,减轻与药物高峰浓度相关的不良反应,法国赛诺菲国营集团推出了丙戊酸钠缓释剂——德巴金缓释片。

与一般丙戊酸钠片剂相比,丙戊酸钠缓释片具有以下药理特点:①在长期的用药过程中,有一个相对稳定的生物利用度。②无药物的迟滞期。③丙戊酸血浓度与时间的关系更有规律。④血浓度的波动是普通片的一半,而这种波动的减少仅仅是由于最大血浆浓度的减少,因为两种剂型的最低浓度是相同的。⑤每日1次服药,在24小时的给药间歇期,血浆药物浓度处于稳态,波动在240.7~481.4毫摩/升。

由于缓释片的上述药理特点,在长期的抗癫痫治疗中,与普通片剂相比,有以下优越性:①一般癫痫患者,每天服药1次,方便了患者,改善了患者的"依从性"。②因为它的药量-浓度关系适当,易于进行药量调控,所以在治疗上易于控制。③因其血药浓度相对稳定,故易于掌握其血浆水平。④由于它的总药物高峰浓度及游离药物高峰浓度较低,那些与药物浓度相关的间歇性不良反应(如厌食、恶心、呕吐、眩晕、嗜睡、共济失调、震颤等)可以减少或减轻,在与其他抗癫痫药合用时,上述不良反应也减少,程度也减轻,因此,对患者有更好的保护作用。⑤由于减少了血浆药物浓度的波动,疗效也更好,脑电图正常化的趋势也更明显。

德巴金缓释片每片含丙戊酸钠500毫克。

用法及用量:每日每千克体重用20~30毫克,1次服用。

具体方案如下:

(1)用缓释片作为首次治疗(开始,附加或代替其他抗癫痫药物时,开始3日,每日1次,每次1片;第4~6,每天1日,每次2片;第7日开始,每日1次,每次3片)。

(2)从丙戊酸钠普通片转用缓释片的方法(表4)。

表 4 丙戊酸钠普通片转用缓释片的方法

	第一日	第二日	第三日	第四日
早	×	×	○	
中	×	×		
晚	×	○	○○	○○○

×:丙戊酸钠普通片;○:等剂量的丙戊酸钠缓释片

一些原来使用多种抗癫痫药物治疗的患者,必要时可采取每日 2 次的方案

130. 丙戊酸钠注射剂有何特点,怎样使用

丙戊酸钠注射剂(德巴金静脉注射剂)主要用于癫痫持续状态的抢救,与过去常用于癫痫持续状态抢救的药物地西泮类和巴比妥类相比,它没有中枢抑制和呼吸抑制等不良反应,与苯妥英钠相比,它没有心脏传导的抑制等不良反应。因此,丙戊酸钠在大剂量、快速应用时无对重要脏器——心、肺、脑抑制的后顾之忧。临床应用发现,一些使用地西泮、巴比妥类或苯妥英钠无效的患者,换用丙戊酸钠后可能有效。

丙戊酸钠注射剂除用于癫痫持续状态的抢救外,也广泛应用于下述情况:

(1)外科低危癫痫的预防:患者过去有癫痫发作史,正在口服丙戊酸钠治疗,现需手术,术前麻醉要求抑制胃肠吸收,术后昏迷不能口服药物,时间 12 小时或 12 小时以上。

(2)神经外科高危癫痫的预防:患者近期因颅内器质性病变引起癫痫发作,该病变需外科手术治疗,术前和手术过程中应用该药。

(3)新生儿惊厥发作:各种原因引起的新生儿惊厥发作,不能用口服剂时。

丙戊酸钠注射剂的用法及用量(表5)。

表5　丙戊酸钠注射剂的用法及用量

病情	每小时速度 （毫克/千克体重）	每小时量 成人剂量（毫克）	每日总量（克）
低危癫痫预防	1.5	100	2.4
高危癫痫预防	3.0	200	4.8
癫痫持续状态（负荷量）	15.0	1000	——
癫痫持续状态（维持量）	6.0	400	0.6

新生儿惊厥时可首次缓慢静脉注射每千克体重20毫克，6小时后若发作不停止，可再给予每千克体重20毫克。

131. 癫健安（片）有哪些药理特点，怎样服用

癫健安系丙戊酸的酰胺化合物，化学名为二丙基乙酰胺或丙缬草酰胺。本药口服吸收后在血中几乎全部转变为丙戊酸，故其药理作用、抗痫谱、用量、临床疗效及不良反应均与丙戊酸钠相似，其口服后5～14小时血浆丙戊酸达高峰，半衰期几乎是丙戊酸钠的2倍。每日剂量可分2次服用。口服癫健安后血浆丙戊酸水平较稳定，其疗效较丙戊酸钠为优。该药有时口服后崩解慢，最好研碎口服。

癫健安治疗癫痫的效果，据国内一家综合资料报道，治疗各型癫痫346例，有效率（发作减少50％以上）为83.0％，显效率（发作减少75％以上）53.0％。资料表明癫健安为广谱抗癫痫药，对各种类型癫痫有效，尤其对全面性发作效果较好。

132. 丙戊酸镁有哪些药理特点，怎样服用

丙戊酸镁是目前国内生产的最新丙戊酸类抗癫痫药，在体内以丙戊酸形式发挥抗癫痫作用，故其药理作用机制与丙戊酸钠相

似。但与其他丙戊酸类药物如丙戊酸钠及癫健安相比,丙戊酸镁具有产品质量稳定、生物利用度高、释放度好、疗效高、不良反应少等优点。

国内多家医学院校临床医院应用丙戊酸镁治疗各型癫痫 366 例,总有效率为 84.8%,其中显效 61.8%,在各型癫痫发作中以全身性发作疗效最好。与丙戊酸钠相比丙戊酸镁疗效高 10%～20%,其生物利用度相当于丙戊酸钠的 121%。体外释放试验表明,丙戊酸钠片释放 50% 所需时间为 20 分钟,而丙戊酸镁片释放 50% 的时间少于 2 分钟。释放快,口服后血中药浓度达高峰时间要早,发挥疗效快。

在不良反应方面,动物实验表明,与丙戊酸钠及癫健安相比,丙戊酸镁的毒性最低,在一组单盲交叉试验病例中发现丙戊酸镁临床治疗癫痫时不良反应发生率也比丙戊酸钠低。

丙戊酸钠有一个最大的缺点是不便保存,药瓶打开稍放一段时间,药片即粘在一起,无法分开。儿童若服半片,剩下的半片下次服用时便化成了水。这些都是因为丙戊酸钠中的钠离子吸水致药片潮解。丙戊酸镁片不吸潮,不会发生上述现象。通过加速稳定性试验表明,在室温 25℃ 下,丙戊酸镁片中的丙戊酸镁含量下降 10% 所需时间为 95 年。留样观察 4 年,丙戊酸镁片外观、含量、崩解度、硬度、卫生学等检查均未发生变化。

丙戊酸镁与丙戊酸钠之不同在镁离子与钠离子。镁离子具有多种药理作用,与人体健康有着密切关系。镁可激活体内 325 个酶系统,镁本身具有抗惊厥作用。口服钠盐可增加水分潴留,对有水肿、高血压、心脏病患者不利,而镁盐就克服了这个缺点,因而有心血管及肾脏疾病的癫痫患者更适宜服丙戊酸镁。

丙戊酸镁除具有较好的抗癫痫作用外,还可用于治疗偏头痛、情感性精神病和各种心律失常。

丙戊酸镁缓释片(商品名神泰)由湖南省湘中制药有限公司生产。药理作用同丙戊酸镁片,作为缓释剂型,其优点与丙戊酸

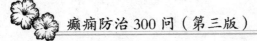

钠缓释片较丙戊酸钠常规片的优点类似。

133. 乙琥胺有哪些药理特点，怎样服用

乙琥胺（商品名柴浪丁），口服后吸收较快，且较完全。单一剂量口服后2～4小时达血浆高峰水平，在各组织内均匀分布，血浆浓度与脑内浓度相似。主要在肝脏内代谢，转变为酮类和醇类，后者与葡萄糖醛酸结合，由尿中排出。10%～20%口服量以原形由尿中排出。有效血浓度平均为60(40～100)微克/毫升，半衰期为24～49小时，儿童半衰期要短些，为30小时，规律服药后4～7天达稳态血药浓度。

【不良反应】 以胃肠道反应最常见，可引起胃部不适、恶心、呕吐、食欲减退。其次为中枢神经症状，包括疲乏、嗜睡、头晕、头痛、呃逆。少见的有过敏性皮疹、渗出性多形红斑及红斑狼疮。偶见的不良反应有嗜酸粒细胞增多症或粒细胞缺乏症；严重的可发生再生障碍性贫血。

【临床应用】 本药对失神发作和肌阵挛发作效果较好，对其他类型癫痫效果较差。

【服用方法】 小儿一般每日每千克体重20～50毫克。可从小剂量开始，小儿从每日250毫克开始。成人常用剂量每次0.3～0.6克，每日3次口服。小儿还可使用糖浆剂。

134. 扑痫酮有哪些药理特点，怎样服用

扑痫酮（商品名为麦苏林），化学名为去氧苯巴比妥，系由苯巴比妥脱氧形成。其口服后很快吸收，在人体内转变为两种代谢物：苯巴比妥和苯乙基丙二酰胺。扑痫酮和其分解物苯乙基丙二酰胺很少与血浆蛋白结合，其在血中浓度和脑脊液中浓度差不多相等。而其本身和两种代谢产物均有抗癫痫作用。15%～25%以原型由尿排出，15%～25%转变为苯巴比妥，其余部分转变为苯乙基丙二酰胺由尿排出。其半衰期短于10小时，但其代谢产

物半衰期则较长,丙戊酸钠可使其血浓度增高。有效血浓度为 10 微克/毫升。

【不良反应】 在中枢神经系统可引起嗜睡、性格改变、恶心、呕吐、头晕、共济失调、眼球震颤、复视。在血液方面可引起叶酸缺乏、巨幼红细胞性贫血、新生儿出血、白细胞减少、血小板减少,可致皮肤斑丘疹、大疱性皮炎、下肢水肿、全身水肿及红斑狼疮综合征、恶性淋巴瘤。由小剂量开始可减轻不良反应。

【临床应用】 扑痫酮对大发作、局限性发作、精神运动性发作效果较好,对自主神经发作也有效。

【服用方法】 小儿一般用量为每日每千克体重 10～25 毫克,分 3 次口服。开始先服半量,数日后无不良反应再加至治疗量。成人一般每次 250～500 毫克,每日 3 次。

135. 硝西泮有哪些药理特点,怎样服用

硝西泮(硝基安定)不溶于水,口服易于吸收,吸收高峰为 2～3 小时,在血浆中 80% 与蛋白结合,在肝脏中代谢,由肾脏排出。本药及其代谢产物可通过胎盘,胎儿血中浓度与母血相似,乳汁中浓度约为血中浓度的一半。半衰期为 21～30 小时,有效血浓度尚不完全明确。

【不良反应】 其催眠作用明显,可引起嗜睡、共济失调,老年人尤其多见。自小剂量开始,缓慢加量可减少其发生。有时可致眩晕、注意力分散、肌张力降低和肌无力。可使唾液和支气管分泌物增加,用于伴有慢性阻塞性支气管炎和呼吸衰竭的癫痫患者可产生呼吸抑制。老年人对本药特别敏感,使用时有一定危险。致畸方面除产生口腔裂(特别是腭裂)外,尚无其他致畸报道。

【临床应用】 硝西泮对各型癫痫样放电脑电图均有较好的抑制作用,对高度失律脑电图抑制更明显。临床有人主张将硝西泮作为治疗婴儿痉挛症的首选药物。本药也可用于肌阵挛发作、失神发作、小发作变异型、反射性癫痫、精神运动性发作和大发作。

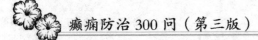

【服用方法】 每日口服剂量，婴儿 2.5～7.5 毫克，幼儿 5～15 毫克，学龄儿童 5～30 毫克，成人 15～60 毫克。分 2～3 次口服。开始先服治疗量的一半，观察 2～3 天，无明显不良反应再服至治疗量。

136. 氯硝西泮有哪些药理特点，怎样服用

氯硝西泮（氯硝基安定）为硝西泮的氯化衍生物，是地西泮类抗癫痫药中使用最广泛者。口服后迅速吸收，具有高度脂溶性，易于通过血脑屏障，口服后 1～2 小时达血中高峰浓度，血浆半衰期为 25～40 小时。有效血浓度为 10～50 毫克/升（10～50 微克/毫升）。本药在肝脏内代谢缓慢。代谢产物无活性，自尿排出。本药与苯巴比妥、扑痫酮合用可以加重嗜睡；与苯妥英钠或卡马西平合用则较少发生。

【不良反应】 最常见的是嗜睡、共济失调及行为障碍，后者又包括激动、不安、兴奋、不讲道理、攻击行为，以儿童多见。出现此类反应要停药。在婴儿可出现流涎、流涕及气管分泌物增多，可造成呼吸困难。一般不良反应是短暂的，多数继续服药后 1～2 周，虽不减量也可自行消失。

【临床应用】 本药口服后 30～60 分钟起作用，维持 6～8 小时。疗效出现迅速，尤其是儿童，常于首次用药后即可见效。一般在 2 周内达最大效应。其抗癫痫效果比地西泮和硝西泮强。还可改善精神。氯硝西泮广泛应用于儿童各型癫痫，尤其对婴儿痉挛症、小发作变异型、肌阵挛癫痫、失神发作效果最佳。大发作、精神运动性发作和局限性发作服其他药物效果不好者，加服或换服本药后有时收到很好效果。

【服用方法】 临床服用时宜自小量开始，逐渐加量以减少不良反应发生。常用量每日每千克体重 0.1～0.2 毫克，分 2～3 次口服。开始先服治疗量的 1/3，2～3 天后增加 1/3，经 2 次加量后达治疗量。因个体差异较大，如口服上述剂量仍无效，可逐渐加

大至每日每千克体重 0.25～0.3 毫克。近来,国内已生产出氯硝西泮注射剂,可用于癫痫持续状态或某些癫痫频繁发作。

137. 地西泮在治疗癫痫时如何使用

地西泮(安定)主要在精神科用作安定剂,因其也有抗癫痫作用,以前也曾用于治疗各型癫痫,或用作辅助药物。近年来研究发现,其抗癫痫作用较弱,其他抗癫痫药单独应用往往效果很好,所以地西泮作为一种常规抗癫痫药已逐渐失去了它的意义。但是,在控制癫痫持续状态时,仍为首选药物。地西泮静脉注射后可迅速地(几分钟内)在脑中达到高峰浓度,因此,发挥作用快。与其他几种较早用于控制癫痫持续状态的药物(如阿米妥钠、硫喷妥钠、水合氯醛等)相比,地西泮对呼吸中枢的抑制作用较弱,且一旦发生了也可很快消失。因此,地西泮静脉注射目前仍为癫痫持续状态抢救的首选措施。

以前,不少基层医院医生因惧怕地西泮静脉注射会引起呼吸抑制,常常在癫痫持续状态时不敢大胆地给患者静脉注射地西泮,而是采取折衷的办法——肌内注射地西泮。他们不了解地西泮的一个基本特点,即肌内注射比口服吸收还慢,大概要半小时到 1 小时后才起作用。这在分秒必争的癫痫持续状态抢救时显然是不适用的。

在静脉注射地西泮时,只要注意掌握好注射速度,严密观察患者的呼吸情况,一般不会发生呼吸抑制。即使发现患者有呼吸抑制情况,也不要急于用呼吸兴奋剂,因呼吸兴奋剂也兴奋大脑皮质,有可能使本来已控制的癫痫再发。此时,只要立即停止注射地西泮,同时给人工辅助呼吸,一般几分钟后地西泮的呼吸抑制作用即可消失。

地西泮静脉注射后半衰期很短,一般半小时后其抗痫效果明显下降。因此,在 1 次注射控制发作后应立即给予维持用药,以免复发。

138. 什么情况下氯硝西泮或地西泮经直肠给药，如何使用

（1）下列情况下可考虑直肠使用氯硝西泮或地西泮注射液：①癫痫患者在家中突然发作或反复发作，为尽快终止其发作，以及预防其反复发作呈持续状态。②高热惊厥患儿在家中突然发作，在送医院之前，为预防其再次发作。③癫痫或高热惊厥患者在医院发作，暂时静脉穿刺困难时。④躁动不安的患者需用地西泮而静脉穿刺困难时。

氯硝西泮或地西泮注射液经直肠给药，吸收迅速，大多数患者的血药浓度在 6～10 分钟即可达到峰值，生物利用度也很高，在上述情况下使用，其效果与静脉注射相似，且操作简单易行，一般癫痫或高热惊厥患者家庭均可施行。

（2）氯硝西泮或地西泮直肠给药的方法如下：①使用灌肠器具给药 此法需在医院，由熟练的医务人员操作。②地西泮灌肠剂 此剂操作简便，在医院和家中均可进行，可惜目前市场缺货。③使用注射器直接注入。成人可使用较细的（2 或 5 毫升）一次性注射器，去掉针头，直接插入肛门内 3～6 厘米，将药液注入，抽出注射器即可。儿童可使用一次性注射器去掉针头，将针头外套与注射器乳头按牢，将外套部分完全插入肛门，即可注药，此时需注意右手推药，左手将针头外套接牢，以免掉入肛门内。

直肠使用氯硝西泮或地西泮注射液剂量可参照静脉注射量或稍高于静脉注射量。

139. 目前有哪些新型抗癫痫药

目前临床上有肯定疗效、已经使用或正在试用的新型抗癫痫药有如下几类：

（1）增强中枢抑制作用的药：氨己烯酸（GVG、又称 Vigabatrin）、加巴喷丁（Gabapentin）、司替戊醇（二氧苯庚醇、Stiripentol)、氟柳双胺(Progabide)、米拉醋胺(Milacemide)、噻加宾(tiagabine)。

(2)减低兴奋性传递的药:拉莫三嗪(Lamotrigine)、MK-801、托吡酯(Topiramate)。

(3)桂利嗪衍生物:氟桂利嗪(Flunarizine,西比灵)。

(4)卡马西平衍生物:奥卡西平(Oxcarbazepine,OXCZ)。

(5)磺胺类:唑尼沙胺(Zonisamide,AD-810)。

(6)咪唑类衍生物:登齐醇(Denzimol)、萘咪酮(Nafimi-done)。

(7)其他新抗癫痫药:非氨酯(Felbamate,W-544)、桂溴胺(溴乙桂胺、Cinromide)、氟吡氨酯(Flupirtine)、左乙拉西坦(Leveti-racetam)等。

经过美国 FDA 批准使用的新型抗癫痫药物有以下几种:①托吡酯;②拉莫三嗪;③奥卡西平;④左乙拉西坦;⑤加巴喷丁;⑥唑尼沙胺;⑦氨己烯酸;⑧非氨酯;⑨噻加宾。其中托吡酯、拉莫三嗪、奥卡西平、左乙拉西坦及加巴喷丁已在我国上市。

140. 托吡酯有哪些药理特点

托吡酯(商品名妥泰),与其他抗癫痫药物的结构迥然不同,是一种自然态、单糖基右旋的硫代物。20 世纪 80 年代经动物实验表明本药具有较强的抗癫痫效应,经临床验证后于 1995 年用于志愿者,1996 年始用于患者,以后正式投入临床使用。

托吡酯无论单次或多剂服药,均能较完全和快速地吸收,且吸收速率和程度不受食物的影响,血浆达峰时间 2～4 小时,生物利用度高于 80%。在血药浓度 1～250 微克/毫升范围内仅有13%～17%的托吡酯与血浆蛋白质结合。分布容积为 0.55～0.86/千克,妇女因脂肪较多,故分布容积约为男性的 50%。能很快通过血脑屏障,脑组织的浓度约为血浆浓度的 40%。托吡酯在体内有 8 种代谢产物,但均无重要药理活性,65%药物以原形从肾排泄,清除半衰期为 20～30 小时。肾脏有损伤者半衰期升高 2～4 倍,故宜减量。若同时服用酶诱导剂,可导致半衰期缩短。托吡酯与丙戊酸钠合用,互不影响血药浓度。卡马西平、苯妥英钠及苯巴比妥可通过酶诱导作用降低托吡酯的血药浓度,托吡酯亦可降低口服避孕药的疗效及增加苯妥英钠的血药浓度,应避免与中枢神经系统镇静药合用。

【作用机制】 托吡酯是一个由氨基磺酸酯取代单糖的新型抗癫痫药物,在培养的神经元中进行的电生理和生化研究得出与其抗癫痫作用有关的托吡酯的三个特性。由神经元持续去极化所反复激发的动作电位被托吡酯以时间依赖模式阻断:表明托吡酯可阻断电压依赖的钠通道。托吡酯可提高 γ-氨基丁酸（GABA）,启动 GABA 受体的频率,从而加强 GABA 诱导氯离子内流的能力:表明托吡酯可增强抑制性神经递质作用。由于托吡酯的抗癫痫特性与苯二氮䓬类明显不同,它可能是调节苯二氮䓬类不敏感的 GABA 受体亚型。托吡酯可拮抗红藻氨酸(Kainate)启动兴奋性氨基酸(谷氨酸)的 Kainate/AMPA 亚型,但对 N-甲基-D-天冬氨酸(NMDA)的 NMDA 受体亚型无明显影响。托吡酯通过多种作用机制发挥抗癫痫作用。①阻断电压依赖性钠通道,从而减少痫性放电的持续时间和每次放电产生的动作电位数目;②拮抗红藻氨酸/AMPA-谷氨酸受体;③在 GABA 受体非苯二氮䓬位点增强 GABA 活性;④轻度抑制碳酸酐酶,但它不是产生抗癫痫活力的主要方面,而与某些不良反应有关。

【不良反应】 比较常见的不良反应为头昏、嗜睡、感觉异常、恶心、呕吐、腹泻、体重减轻。亦可出现尿频、尿路结石。少见的不良反应包括头痛、眼震、共济失调、抑郁、失眠。单药治疗时不良反应的发生率低。

【临床应用】 为广谱抗癫痫新药,对各类癫痫发作均有效,其中原发性及继发性全身强直-阵挛发作及单纯或复杂部分发作效果尤其明显。对肌阵挛、婴儿痉挛也有效。作为心境稳定剂用于治疗双相情感障碍。作添加治疗,也可单药治疗。

【服用方法】 托吡酯常用剂型为片剂,成人始量为 25～50 毫克/日,儿童初始剂量为 1 毫克/(千克·日),根据临床反应在数周内缓慢加量。难治性癫痫患者的最佳剂量范围为 200～400 毫克/日,分 2 次口服,最大剂量可达 1 000 毫克/日。酸中毒、肾结石、有早期肝、肾损害者及孕妇慎用。

141. 拉莫三嗪有哪些药理特点

20 世纪 70 年代初,文献报道应用苯妥英钠治疗的癫响患者血液中叶酸水平下降,用叶酸治疗时癫痫发作次数增加,据此提出了癫痫发作的叶酸假说。虽然这一假说未得到证实,但提示人们可以从抗叶酸制剂中寻找新的抗癫痫药物。拉莫三嗪是按照这一设想合成的,于 90 年代早期开始用于临床,国外商品名为利必通。拉莫三嗪口服吸收较快而完全,2～3 小时达到峰浓度,血浆蛋白质结合率为 55%,生物利用度达 98%。单用或与具有肝微粒体酶诱导作用的药物合用及与丙戊酸钠合用时,半衰期分别为 20～30 小时,10～20 小时,50～70 小时。老年人拉莫三嗪排泄减慢,应相应减少剂量,儿童半衰期较短。丙戊酸可明显抑制拉莫三嗪的代谢,使拉莫三嗪半衰期延长,有酶诱导作用的抗癫痫药物(卡马西平、苯妥英钠)可促进拉莫三嗪的代谢而使其半衰期缩短。拉莫三嗪抑制卡马西平环氧化物的代谢,从而增加其浓度,这种相互作用的临床重要性不大。

【作用机制】 作用机制研究显示其在抗惊厥浓度时可抑制兴奋性氨基酸(主要是谷氨酸)的释放及稳定神经细胞膜。亚急性及慢性中毒研究中未发现严重不良反应,实验动物中未发现有致畸性。

【不良反应】 最常见的不良反应为眼球震颤,其他依次为共济失调、抑郁、复视,嗜睡,另外还有恶心、呕吐、无力。尚未见对血液及肝脏影响的报道。

儿童服用可引起 Stevens-Johnson 综合征。最常导致停药的不良反应是变态反应性皮疹，通常表现为斑丘疹或多形红斑。

【临床应用】 对部分性发作及继发性强直-阵挛发作有效，对原发性强直阵挛发作、典型失神发作、不典型失神发作、强直性发作、肌阵挛性发作及 Lennox-Gastaut 综合征也有效。

【服用方法】 拉莫三嗪的半衰期约1日，故可日服1次或2次。成人单药治疗初始量为25毫克/日，与丙戊酸类药物合用则以25毫克隔日1次开始，以后每1～2周加50～100毫克/日，治疗量为100～200毫克/日，最大量300～500毫克/日；如与苯妥英钠和卡马西平合用则从50毫克/日开始，逐步加量至需要的维持量。儿童以0.3毫克/(千克·日)开始，第3～4周增加至1～5毫克/(千克·日)，最大量不超过15毫克/(千克·日)。

142. 奥卡西平有哪些药理特点

奥卡西平(商品名为曲莱)，是卡马西平的10-酮衍生物。与卡马西平相比，奥卡西平具有更好的耐受性和较小的肝酶诱导作用。奥卡西平胃肠道吸收完全而迅速，生物利用度为96%。奥卡西平在体内迅速代谢为 DHC(10，11-二羟-10-氧卡马西平)。健康志愿者单剂口服奥卡西平600毫克，4～6小时后 DHC 达峰浓度。奥卡西平与食物同服，DHC 的生物利用度将增加17%。奥卡西平及其降解物在体内分布广泛，易通过胎盘和血脑屏障，亦能进入乳汁。DHC 除少量代谢成无活性反应的10,10-二羟代谢物外，其余均在肝微粒体酶催化下，与体内葡萄糖醛酸结合。奥卡西平和 DHC 的蛋白质结合率分别为67%和30%，清除半衰期分别为1～2.5小时和8～10小时。虽然肝、肾功能不全本身不影响奥卡西平的药动学，但葡萄糖醛酸结合物可在这些患者体内聚集。故应注意调整剂量。奥卡西平与最易受抗癫痫药物诱导酶影响的避孕药、华法林、非洛地平同时应用，可降低避孕药的血药浓度，稍降低非洛地平的浓度，但不改变华法林的抗凝作用。

奥卡西平不影响维拉帕米、西咪替丁、红霉素的药动学。

【作用机制】 奥卡西平及其 10 羟基代谢物(10,11-二羟-10-氧卡马西平 10，11-二羟-10-氧卡马西平，DHC)的抗癫痫作用与卡马西平相同。实验证明奥卡西平主要通过阻滞神经元细胞膜的电压依赖性钠通道,减少细胞内 cAMP,增加脑内 5-HT,其结果是降低神经元细胞膜的兴奋性,增强其稳定性。另有实验发现,钾离子通道阻滞剂 4-氨基吡啶可抑制 DHC 及其异构体对海马切片青霉素诱导的癫痫样放电的阻断作用,故推测奥卡西平对钾离子通道的影响亦可能是其抗癫痫作用的机制之一。

【不良反应】 不良反应与卡马西平相似,但发生率较低。最常见的为头晕、头痛、复视、恶心、共济失调、眼震,偶见白细胞数降低和肝功能损害。比卡马西平更易出现低钠血症。服用卡马西平出现过敏性皮疹者,改用奥卡西平后仅 29% 的患者出现交叉过敏,变态反应性皮疹罕见。一般常见不良反应均为自限性,且与高剂量和长时间用药有关。动物中未见致畸作用和对生育力的影响。

【临床应用】 对近千例难治性癫痫患者进行了多中心、回顾性对比研究,比较奥卡西平治疗前 3 个月和治疗最后 3 个月癫痫发作频率,结果近 40% 患者发作频率减少。奥卡西平对部分性发作和全身性强直-阵挛性发作有效。虽然大部分的研究表明,奥卡西平临床疗效与卡马西平差不多,但患者对奥卡西平的耐受性明显好于卡马西平。奥卡西平仅有轻度的肝酶诱导作用,不会有药物代谢中的自身诱导作用及极少药物间相互作用。

【服用方法】 奥卡西平的常用剂型为片剂,其 300 毫克相当于卡马西平 200 毫克。成人始量为 150～300 毫克/日,每两天增加 150 毫克,直至维持量 600～1 200 毫克/日,分 2～3 次服用。难治性癫痫患者剂量可以适当增加。如用奥卡西平取代卡马西平治疗,可在患者停服卡马西平次日开始足量奥卡西平,以后奥卡西平的量甚至可以比相应的卡马西平的量增加 50%。对老年患者,奥卡西平替代剂量应相对偏小(高于卡马西平约20%)。

143. 左乙拉西坦有哪些药理特点

左乙拉西坦是一种新型抗癫痫药,美国 FDA 已于 1999 年 12 月正式批准使用,现在我国已应用多年。口服吸收快,生物利用度达 100%,不和血浆蛋白结合,半衰期为 4~8 小时,它不被细胞色素 P450 所代谢,无代谢产物,66% 以原形的形式经肾排出。为线性药动学。

【作用机制】 不同于传统的抗癫痫药物,其作用于 SVA$_2$ 蛋白,可选择性阻止超同步及发作放电的传播。

【不良反应】 左乙拉西坦是一种耐受性很好的药,不良反应有嗜睡、疲乏、急躁、易激惹。无严重不良反应存在,因不良反应而减量或停药者占 15%。

【临床应用】 Sharvon 等人在 904 例 14~70 岁的患者中以双盲、安慰剂对照研究发现,疗效与剂量有关,发作减少 50% 以上者在安慰剂组为 12.6%,左乙拉西坦 1 克组有效率为 27.7%,2 克组为 31.6%,3 克组为 41.3%。Privefera 等人研究的 219 例 16 岁以上部分性发作的患者中,78.9% 有改善或明显改善,16.5% 完全消失。31 例全身性发作的患者中,84.4% 改善或明显改善,8.1% 发作完全消失。Pellock 等人在 5~12 岁儿童的药代动力学研究中,用左乙拉西坦 13~30 毫克/千克,资料显示儿童中药物清除更快,故需更高的剂量。

【服用方法】 治疗之初即可用 500 毫克,1 日 2 次的有效剂量,2 周后根据病情加量,最大剂量为 3 000 毫克/日;儿童用量 13~30 毫克/千克。

144. 唑尼沙胺有哪些药理特点

唑尼沙胺,化学结构类似吲哚,1998 年首先在日本上市。唑尼沙胺口服吸收完全而迅速,2~6 小时达到峰浓度,对碳酸酐酶和其他细胞成分具有高度亲和力,因而在红细胞内高度浓集。血浆蛋白质结合率小于50%,且是一个可饱和的过程,在治疗范围内随着药物浓度的增加而降低。半衰期为60小时,故可每日口服1次,临床上有效血浓度为10～70微克/毫升,同用其他抗癫痫药可明显增加唑尼沙胺的清除。部分以原形,部分以葡萄糖醛酸形式经肾脏排泄。

【作用机制】 唑尼沙胺具有多重抗癫痫作用机制,包括抑制电压依赖性钠通道、T-型钙通道、抑制兴奋性递质的释放,此外还具有抑制碳酸酐酶的作用。

【不良反应】 动物研究中发现,唑尼沙胺的耐受性很好。大剂量反复应用时可对肝及肾有轻度影响,但无组织病理学改变。急性及亚急性对照研究提示唑尼沙胺较苯妥英钠、苯巴比妥及卡马西平毒性更小。在大、小鼠及狗实验中有致畸胎作用,但在猴的实验中未见到。它不影响大鼠的生育力。不良反应较轻,可有恶心、眩晕、镇静、记忆力减退及食欲减少等反应。这些不良反应的发生常与剂量有关,减量后可减轻。

【临床应用】 对部分性及全身强直-阵挛发作有明显疗效,也可治疗继发性强直-阵挛发作、失张力性、不典型失神及肌阵挛发作。

【服用方法】 口服吸收好,生物利用度高,单药治疗时半衰期为60小时,血浆蛋白结合40%,其代谢产物无生物活性。初始量为100毫克/日,以后每周加100毫克,直到400毫克/日,分2次服,最大可达800毫克/日。

145. 加巴喷丁有哪些药理特点

加巴喷丁(商品名为迭力),是人工合成的能自由通过血脑屏障的拟GABA药物。结构上虽与GABA类似,但动物实验发现其药理作用并无类似GABA的作用。该药20世纪70年代开始作为抗痉挛使用,80年代在动物实验中发现其具有抗癫痫效应,

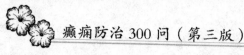

90年代开始用于临床。动物及人体实验均表明加巴喷丁能防止全身强直-阵挛性发作,临床应用耐受性好,无明显的血液、肝功能损害或过敏反应。加巴喷丁不为肝酶所代谢,也不诱导或抑制其他抗癫痫药物的肝代谢酶,不与蛋白质结合,因此与其他抗癫痫药合用不产生相互作用。H_2受体阻滞剂西咪替丁对加巴喷丁药代动力学无明显影响,但可轻微抑制其吸收。含氢氧化镁或铅的抗酸剂可明显降低加巴喷丁的生物利用度,故加巴喷丁不宜与抑酸剂合用。

【作用机制】 作用机制不明,可能和大脑皮质及海马所特有的新结合位点有高度亲和力,或可能在神经元过度放电时促使GABA释放。

【适应症】 本品具有明显抗癫痫作用,对部分性癫痫发作和继发全身性强直-阵挛发作有效。小剂量时有镇静作用,并可改善精神运动功能。本品对常规治疗无效的某些部分性癫痫发作可用作辅助治疗,亦可用于治疗部分性癫痫发作继发全身性发作。

【不良反应】 最常见的不良反应为嗜睡（15%）、疲乏（13%）、眩晕（7%）,亦可出现共济失调、头痛、构音障碍、体重增加,常于用药后1～3天出现,大约2周消失,一般不随剂量增加或用药时间延长而加重。尚未见严重或危及生命的肝毒性、皮疹及造血系统等特异性不良反应。

【临床应用】 加巴喷丁用于常规抗癫痫药无效的癫痫患者的添加治疗,对复杂部分性发作及继发全身性发作特别有效,可使25%的难治性癫痫患者发作减少50%,对于强直-阵挛发作亦有效。但对失神发作无效,甚至可加重发作,对光敏性、肌阵挛性发作亦无效。

【服用方法】 推荐日剂量为900～1 800毫克,有些患者的剂量需超过1 800毫克才有效,增加至2 400毫克也能很好耐受,最大剂量不宜超过4 800毫克。一般成人起始量为300毫克/日,5～10日增至900～1 800毫克,分3次口服。儿童可按100毫克/（千克·日)应用。肾功能低下者宜减量。

146. 氨己烯酸有哪些药理特点

氨己烯酸的商品名为喜保宁,是一种人工合成的具有加强抑制性神经递质 GABA 作用的类 GABA 化合物。1974 年作为 GABA 转氨酶抑制剂被首次合成,经过 10 余年的临床观察,表明本药对多种难治性癫痫有效,1989 年正式在英国投入市场,现在欧洲已广泛使用。由于氨己烯酸不与血浆蛋白质结合,亦无肝微粒体酶诱导作用,从理论上讲不会出现药物的相互作用。但有学者报道,氨己烯酸可使苯妥英钠的血清浓度下降 20%~30%,其机制尚不清楚。已有研究表明,氨己烯酸对苯妥英钠的吸收、与血清蛋白质的结合及代谢均无影响。

【作用机制】 氨己烯酸,是 γ-氨基丁酸转氨酶的不可逆抑制剂,通过抑制该酶的活性而增加大脑皮质及皮质下部位抑制性神经递质 γ-氨基丁酸(GABA)的水平,它还可降低脑内兴奋性氨基酸(谷氨酸、天冬氨酸)的水平,进而抑制癫痫性放电的发展及扩散。

【不良反应】 氨己烯酸最常见的中枢神经系统不良反应为嗜睡、乏力。其他少见的有头晕、头痛、共济失调、复视、记忆障碍、行为异常,偶见意识改变。一般在用药初期出现,除意识障碍需立即停药外,其他症状多随治疗的继续而自然消失。但体重增加可能持续存在。因其会引起抑郁,也有发生类精神病者,故有精神障碍史者慎用。个别文献报道,氨己烯酸可导致血红蛋白降低及粒细胞减少,故对服用氨己烯酸的患者应定期检查血常规。氨己烯酸另一个比较严重的毒性反应是能引发动物脑组织的形态学改变,如髓鞘内水肿(微空泡形成)。最近报道,氨己烯酸可引起患者视野缺损,主要为向心性缩小,是氨己烯酸对视网膜的毒性作用所致。

【临床应用】 双盲安慰剂对照研究提示,用氨己烯酸可使约一半难治性癫痫患者(复杂部分性发作、继发性全身发作)的发作

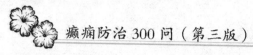

频率减少 50% 以上。总的来说,氨己烯酸对部分性发作的疗效优于全身性发作。对只有一种发作形式、发作次数较少、脑电图上只有一个局灶性异常部位和没有精神障碍者疗效最好。对于全身性发作的患者,氨己烯酸的有效率则明显低于部分性发作。曾有报道氨己烯酸对婴儿痉挛、Lennox-Gastaut 综合征等有效。近年报告氨己烯酸可作为结节性硬化伴婴儿痉挛治疗的首选,而不宜用于失神发作、肌阵挛发作。老年人、肾功能不全、有行为障碍、严重抑郁史的患者慎用。

【服用方法】 一般来说,氨己烯酸用量为 1.5 克/日时即可显著减少发作频率,3 克/日效果更明显。开始时 0.5 克,每日 2 次,以后根据临床发作情况每 1～2 周增加 0.5 克。但有些患者可能需增加至 4 克/日才能控制发作。撤药时应小心,过快减量可能会导致复发及癫痫持续状态。

147. 非氨酯有哪些药理特点

非氨酯是一种弱的碳酸酐酶抑制剂,对 GABA 的结合亦有一定影响。最大的优点是低毒,1993 年开始用于临床。非氨酯可增加苯妥英钠的血药浓度,有时需减少 20% 的苯妥英钠量,以维持原来的稳态浓度。其机制可能是非氨酯竞争性抑制苯妥英钠的代谢。非氨酯可使卡互西平浓度显著降低,清除率增加 28%。非氨酯对丙戊酸的影响小。

【作用机制】 非氨酯具有多种抗癫痫机制。①拮抗甘氨酸调节点上的 NMDA 受体;②阻断电压依赖性钠通道,抑制兴奋性神经递质的释放;③增加 GABA 能神经递质浓度。它对 NMDA 受体部位的抑制作用及对 GABAA 受体的促动作用,使之成为一种对大脑兴奋和抑制机制有双重作用的抗惊厥剂。

【不良反应】 早期研究认为非氨酯对肝脏或血液没有毒性,但上市后 1 年,陆续发现一些严重的再生障碍性贫血和肝功能衰竭的病例,从而使其应用受到限制。美国在 108 000 例中见到再生障碍性贫血及暴发性肝功能衰竭各为 31 例和 13 列,死亡分别为 10 例及 8 例,Pellok 提出其发生率分别为 1∶4 000～1∶5 000 及 1∶26 000～1∶34 000。目前主要用于其他药物无效时,在患者知情的情况下使用,并每 1～2 周做一次血常规及肝功能测定。其他较轻的不良反应有恶心、呕吐、失眠、体重减轻、复视,偶有皮疹。

【临床应用】 双盲、随机、安慰剂对照的研究发现,非氨醋可使部分难治性癫病患者发作次数明显下降。进一步的临床观察表明:非氨酯适用于治疗部分性发作、强直-阵挛发作和 Lennox-Gastaut 综合征。对失张力发作、非典型失神发作也有效。

【服药方法】 合并用药的维持量为 1 200～2 400 毫克/日,每天 1 次或 2 次均可。初始剂量成人为 600 毫克,日 2 次,儿童为 15 毫克/(千克·日),分次服用,增量以每周 600～1 200 毫克/日。单药治疗的维持量为 3 600 毫克/日,分 3～4 次给药。合并用药时需注意其他药物的血药浓度。

148. 噻加宾有哪些药理特点

噻加宾为哌啶甲酸化物,美国 FDA 已核准作为添加剂治疗成人部分性发作。噻加宾不诱导或抑制肝微粒体酶系统,故不影响其他抗癫痫药,仅稍降低丙戊酸水平,但无临床重要性。在同时用酶诱导抗癫痫药时其代谢加快,因此,噻加宾的用量宜增加。

【作用机制】 抑制神经胶质细胞及神经元对 GABA 的重摄取,从而增高突触部位 GABA 浓度。

【不良反应】 中枢神经系统的反应以震颤及抑郁最常见,此外有恶心、乏力、头痛、头昏、神经紧张、思维困难、腹痛、共济失调及嗜睡,大多轻微,可自行消失。大剂量可引起肌阵挛及脑电图阵发性异常,也有引起非惊厥性癫痫状态的报道,减量后可消失。动物中无致畸作用。

【临床应用】 噻加宾作为添加治疗难治性复杂部分性发作有效,约 30% 的患者发作频率可减少 50% 以上。在一组 21 例非双盲的儿童单纯部分性发作中，用药 6 个月以上，90％的患者发作减少 50％以上，16 例发作完全消失超过 2 个月。主要适用于复杂部分性发作和继发全身强直-阵挛发作。

【服用方法】 在双盲添加研究中，开始剂量为 2 毫克，每日 3 次，每周增加 4～12 毫克/日，一般用量 8～56 毫克/日，平均 30 毫克/日，成人大剂量(32～56 毫克/日)较小剂量疗效好，曾有用 80 毫克/日的报道。儿童开始剂量为 0.1 毫克/(千克·日)，加量取决于效果。

149. 盐酸氟桂嗪有哪些药理特点

盐酸氟桂嗪(商品名西比灵)，1974 年起先用于治疗周围及脑部血液循环障碍(特别是眩晕)以及偏头痛。1978 年起用于治疗癫痫。

在动物实验中，盐酸氟桂嗪对电或化学药物诱发的癫痫模型及反射性癫痫显示很好的对抗作用。其作用类似于苯妥英钠及卡马西平。盐酸氟桂嗪的半衰期为(18.3±8.3)日。因其作用时间长，故每日只需服药 1 次，维持量每日 5～10 毫克，口服后 2～4 小时血中药达高峰浓度，2～3 个月血中药物达稳定浓度。该药可完全代谢，在粪便中排出。其作用机制据认为是对钙离子流的膜稳定作用，故能阻止癫痫性放电的传播。因它兼有防治偏头痛的作用，故对癫痫伴发偏头痛及发作后头痛的患者有两病兼治的作用。盐酸氟桂嗪的不良反应少见，主要不良反应为嗜睡，可在睡前服药或减量避免之，偶见体重增加者。

有人对 30 例复杂部分性发作伴发或不伴发全身性发作的患者进行双盲安慰剂对照观察，结果癫痫发作减少 25％以上者 11 例，50％以上者 7 例，而安慰剂仅 2 例减少 24％。以复杂部分性及强直-阵挛发作减少最明显。其效果不受年龄、性别、病程、神经缺损症状、癫痫类型、发作频率及脑电图异常影响。这组患者用量为每日 10 毫克。

七、癫痫的药物治疗

150. 癫痫的治疗方法有哪些

判断某一种治疗方法的效果,必须对大量的病例进行相当长时间的观察,对所得数据进行科学的统计处理后才能确定,癫痫的治疗尤其是这样。因癫痫发作的频繁程度差异很大,某患者经某种方法治疗,几天不发作,几个月不发作,都不能说明这种疗法有效,必须有科学的对照观察。另外,某种方法治好了几个患者就称有效,也不客观,因不少癫痫患者(尤其发病早期、发作较稀者),不经治疗也有可能自愈。

21 世纪以来,经大量临床病例,使用科学对照方法证实,西药抗癫痫药如苯妥英钠、苯巴比妥、卡马西平、丙戊酸钠、丙戊酸镁、托吡酯、奥卡西平、拉莫三嗪、左乙拉西坦、唑尼沙胺等,具有肯定的抗癫痫效果,且不良反应少,临床使用安全。80%左右的患者在有经验医生指导下系统服用上述药物可获得满意控制。有些患者长期服用上述药物效果不好,多因选药不对或剂量不当或疗程不够所造成。因此,所有癫痫患者,只要诊断明确需要治疗者,最好接受西药的系统正规治疗。

以往对癫痫的手术治疗存在一定的误区,认为任何癫痫患者均可实施手术治疗,癫痫患者手术后可万事大吉,不需再服用任何药物,但事实并非如此。癫痫手术后大多患者仍需要继续服用抗癫痫药物以达到完全控制发作的目的。手术治疗主要适用于难治性癫痫。

癫痫的中医中药治疗较前有很大发展,基础研究比较多,由北京大学北大药业生产的伊来西胺片是我国独创全新抗癫痫药,其有效成分为胡椒碱,比其他已知的各种类型抗癫痫西药的不良反应少,患者耐受性好,在国内外癫痫治疗领域中产生了重要影响,引起美国国立卫生研究院的重视,经该研究院系统研究验证,该药可对抗电惊厥,故承认其抗癫痫作用。

151. 首次癫痫发作是否需要药物治疗

有5%的人在其一生中会偶发一次至数次癫痫发作,但发生一次癫痫发作并不等于患有癫痫,也就是说并不是每一位出现过痫性发作的患者都需要进行抗癫痫治疗。如一些低血糖的患者会出现癫痫发作,但当低血糖被纠正后癫痫发作自然会终止,因此这一部分患者并不需要抗癫痫治疗。下列情况可暂不用药:①对首次出现癫痫发作的患者在查清病因前通常不宜用药,待到下次发作时再决定是否用药;②两次癫痫发作间期长于一年者可暂不用药;③有明显诱发因素者可暂不用药;④不能坚持规律服药者可暂不用药;⑤一些儿童良性癫痫随年龄增长有自愈倾向,若癫痫发作并不频繁,也可暂不治疗。

152. 为什么强调癫痫早期治疗

每一个癫痫患者的亲属,看到自己的亲人癫痫发作(尤其是大发作)都感到非常可怕。但他们看到的仅仅是表面现象,真正的癫痫发作对人体的危害,人们一般不易直接观察到。

癫痫发作时对人体的危害是多方面的,其中最严重的是对脑的损伤。前面已经谈过,癫痫发作是由于大量的大脑神经细胞同时高频放电造成的,这种放电可直接造成大脑神经细胞的损伤。另外,发作时呼吸暂停,脑细胞缺氧、水肿,也可加重脑损伤。这些神经细胞的损伤,不但可引起癫痫患者的记忆障碍、性格改变、智力下降,而且还可使癫痫发作加频。

癫痫发作时可因呼吸停止、全身的抽搐而造成其他脏器功能的破坏,如造成头部外伤,肢体的损伤(如关节、骨骼),甚至因遇意外而伤亡者更是屡见不鲜。

鉴于上述癫痫发作的危害，我们主张癫痫一旦确诊，患者应及早治疗，尽快控制发作。

另外，有些人认为癫痫大发作对人体危害大应及早治疗，而一些较"轻"的发作，如失神发作、婴儿痉挛精神运动性发作、局限性发作可能对人体危害不大，无需大惊小怪。这种看法也是错误的。事实上，每一种发作都是大脑神经细胞的放电，都会对脑细胞造成损伤，而有些发作如精神运动性发作、婴儿痉挛发作的后果甚至比大发作更坏。因此，每一种癫痫发作（不论大小）都应尽早开始治疗。

大量的临床资料也表明，癫痫的治疗开始越早效果越好，智能影响越小。开始治疗得晚，治疗效果差，精神、行为、智能受影响亦大。

153. 抗癫痫药何时开始服用好

开始抗癫痫治疗的时间一般应根据发作的类型、发作的频率及病因而定。

一般认为，一些有肯定脑部病变的癫痫类型（如常说的继发性癫痫或症状性癫痫），如婴儿痉挛症、肌阵挛发作、局限性发作、小发作变异型、精神运动性发作、局部开始的强直-阵挛发作等，一旦诊断明确，应立即开始服药治疗。而对于一些偶然一次的原发性大发作（即强直-阵挛发作），通过检查找不到明确病因者，一般暂不服用抗癫痫药。因有资料表明，不少正常人一生中可因某种原因而致偶然一次癫痫发作，不经治疗以后也不再复发，这些人就不诊断为癫痫。

另外，对于每年仅有 1～2 次的原发性大发作患者，多数癫痫专家也不主张立即服用抗癫痫药。因为一方面有资料表明，有30％左右的偶发 1～2 次癫痫的患者，不经治疗可自发缓解。因此，对于这种发作的患者经一段时间观察是应该的。如能缓解，就不用药；如无缓解趋势，再用药治疗也不迟。另一方面，长期服用抗癫痫药对脑部的影响可能比 1 年 1～2 次癫痫发作对脑部的影响还大，从这方面考虑对这类患者也不一定要长期服药。

2006 年国际抗癫痫联盟基于循证医学提出癫痫的药物治疗时机：只要脑部持续存在有癫痫发作的易感性，一次癫痫发作后就应开始药物治疗。癫痫的易感性表现为：①有明确的癫痫家族史；②发作间期脑电图有明显的癫痫样放电；③有明确而不能根除的病因，如头外伤、脑血管病后的迟发性癫痫、慢性肿瘤引起的癫痫发作等。

154. 抗癫痫药需服多长时间

抗癫痫药服用时间，一般应从发作控制开始算起（也就是最后一次发作）继续服原剂量 3～4 年。临床经验证明，坚持服药时间越长，停药后复发的机会越少。另外，不同发作类型服药时间可有不同。一般说比较良性的癫痫类型，如儿童期的失神发作、儿童期中央区良性癫痫、原发性大发作等没有脑部器质性病变的癫痫，服药时间可稍短，而一些难以控制的、脑部有器质性病变的发作类型，如精神运动性发作、婴儿痉挛症、小发作变异型等，服药时间应长些。

155. 睡眠时发作的癫痫晚上 1 次服药行吗

有人曾主张，对于仅在睡眠中发作的癫痫患者，晚上服 1 次药。这样既减少了服药剂量，又能有效地控制发作。这种主张有一定道理，对多数睡眠中发作的患者可以使用，但在采用这种服药方法时还应考虑到所服药物口服后的吸收速度、发挥最佳效果的时间以及维持时间。如对于刚入睡发作的患者，服药时间应提前在睡前 3～4 小时，因多数药物口服后要 3～4 小时脑部才能达到最高药物浓度。而对于清晨醒前发作的患者，要考虑所服药物,睡前 1 次服药能否维持那么长时间,如卡马西平、丙戊酸钠等半衰期短的药物,睡前服药 1 次,至凌晨脑中药物浓度可能很低,不能预防晨起时的发作。因此,对这种情况最好用在体内排泄慢、脑中高峰浓度维持时间长的药,如苯妥英钠、苯巴比妥、拉莫三嗪、托吡酯等。另外,还要考虑到,所有睡眠中发作的癫痫患者,不但夜间发作,白天睡眠中(如午休时)也会发作。因而睡前 1 次服药就不能很好地预防午睡时的发作。要解决这个问题,可以让患者晚上睡前 1 次服药,而中午不睡午觉,或者就与其他癫痫患者一样,每天 2～3 次服药。

156. 癫痫控制以后如何停药

一般经过 3～4 年服药而一直未发作的癫痫患者,可以逐渐减药,直至最后完全停药。这个过程一般要经过 1～2 年。具体过程可以苯妥英钠为例说明。如果患者原服苯妥英钠每日 300 毫克,首次减 100 毫克,半年后再减去 100 毫克,每日服 100 毫克。再服半年后改为每日服 50 毫克,再服半年全部停药。在减药过程中如有发作,应重新恢复到原剂量药物,再服 3～4 年后再逐渐减药。有时需终身服药。

另外,在服药 3～4 年癫痫不发作,考虑减药时,最好做 1 次长程脑电图检查,如脑电图已无癫痫样放电,可比较放心地减药。如这时脑电图仍有癫痫样放电,最好再坚持服一段原剂量药物。

对于儿童癫痫(尤其是女孩)如果该减药时间恰遇青春期,最好再多服一段时间,待青春期过后再减药。因此期儿童内分泌激素的变化能导致大脑功能暂时不太稳定。

157. 为什么不能突然停服抗癫痫药

临床经常可以看到有些癫痫患者或因医生未详细安排,或患者及家属擅做主张,服一段抗癫痫药,癫痫不发作,就随便把药停下。有的患者停药当日,有的停药 3～5 日即出现频繁严重的癫痫发作,甚至出现癫痫持续状态,有些因抢救不及时而死亡。

鉴于上述情况,任何癫痫患者、高热惊厥患者及其他患者服过一段时间抗癫痫药,不论临床发作是否控制,均不可随便突然停药。如需停药(如服药期间发生药物疹、白细胞减少等)也应在医生指导和严密监护下逐渐减量,或用其他抗癫痫药代替原服药物。

158. 服药期间为什么还要经常复诊,何时复诊

过去不少临床医生给癫痫患者开过抗癫痫药后告诉患者要坚持服3～4年,以后再逐渐停药,结果有些患者发作未控制,也在一直坚持服用;有些发生了不良反应(如白细胞、血小板减少)自己不能发现,以致出现了严重的后果(如出血不止、严重的感染难以控制等)。有些患者好不容易坚持服药3～4年,临床控制了发作,由于不知怎样才算"逐渐"停药,又引起癫痫复发,使3～4年的治疗前功尽弃。因此,癫痫的整个治疗过程要自始至终在医生指导下进行。治疗的开始阶段(3个月以内),经过复诊,医生可摸索出该患者服用何种抗癫痫药最好,最适剂量是多少;同时可及时发现一些药物的早期不良反应,并及时做出相应处理。以后的定期复查,一方面观察发作控制情况,通过血药浓度监测,根据血药浓度变化,及时调整药物剂量,以确保不再复发。进一步发现不良反应,以便及时处理。如发现某种药物疗效欠佳或不良反应明显且难以克服,指导患者安全换药。同时还要进一步寻找病因,以便对因处理。复诊时,还可以对患者的学习、生活、婚姻、生育、心理等问题进行指导。最好在减药过程中进行必要的检查(如脑电图),具体指导患者的减药方法、减药速度,直至最后患者抗癫痫药安全、顺利地减完,不再复发为止。

癫痫患者复诊的时间,在开始治疗的前半年应1～2个月复诊一次。如发作获满意控制,又无明显药物不良反应发生,以后

可间隔3～6个月复诊1次。这期间病情如有变化,或出现不良反应,应随时复诊。

159. 服用抗癫痫药需多长时间才能见效

临床常见到一些患者癫痫发作较频(如1天数次),在服用1种抗癫痫药1～2天后发作仍不减,就认为该药无效,而要求医生加药或换药。有些则认为这个医生"无能",而另投他门。这样往往导致治疗混乱,盲目服用多种药物,发作又得不到很好控制。

上述情况之所以发生,是因为这些人不知道一种药物服用后到底多长时间才能发挥作用。一般认为,抗癫痫药只有达到血中"稳态浓度"时才能发挥最好的抗痫作用。所谓"稳态浓度",就是指患者每日血中药物浓度始终比较恒定地稳定在有效范围。每种药物均需服用一定时间才能达血中"稳态浓度"。抗癫痫药达稳态浓度所需时间为该药的5个半衰期。所谓药物半衰期是指该药1次服用后血中药物浓度达最高峰至被排出一半所需的时间。丙戊酸钠、卡马西平等半衰期较短,约在10小时,因此,达"稳态浓度"约需50小时,也就是说服用这些药需2～3天才能发挥最好疗效。而苯妥英钠、苯巴比妥等半衰期约在20小时以上,因此,发挥最好疗效约在5天以后。所以,临床口服抗癫痫药,至少要观察数天后才能判断这种药物是否有效,切不可服用1～2天发作得不到控制就随便加药或换药。

另外,有些药物如卡马西平、氯硝西泮等,开始服用时只能用有效剂量的1/3,至少要经3～5天才能服到有效量。这样要达到血中稳态浓度所需时间就更长。因此,在服用上述药物时,至少观察7～10天才能判断有无疗效。

160. 癫痫的治疗应达到什么程度为好

临床上,经常可以遇到不同癫痫患者对抗痫治疗的期望值差异很大。有些患者家属在治疗中感到发作有所减少,或发作程度有所减轻，或大发作变成了"小发作"就感到满意了。医学界认为，癫痫治疗中，绝大多数患者经过一段（1～3 个月）治疗后，应该不再有任何形式的发作，即发作完全控制，这样才算治疗效果比较理想。如一种药物或一种治疗方法达不到上述标准，患者及家属就应积极配合医生，调整药物或改用其他疗法（如外科手术治疗等）以期达到最佳疗效。

但是，目前确有少数癫痫患者（占临床就诊患者的 10%～20%）经各种药物、各种方法（单一、合并用药，手术）治疗，且血药浓度达治疗范围，其发作仍不能达到理想控制。对这种患者由于其脑中的病变达一定程度，或病因不能纠正，目前确实没有更好的治疗方法，只要发作有所减少或程度有所减轻也就行了，切不可为盲目追求高疗效而加大药物剂量或合并使用多种药物而使患者终日处于药物中毒状态。

161. 癫痫患者服一种药还是同时服用几种药好

过去临床上不少医生习惯于给癫痫患者一开始就同时服用两种抗癫痫药，或者一种药服一段时间，效果不佳，不追寻其原因就盲目加服第二种、第三种药。近年的研究发现，大多数癫痫患者在血药浓度监测下服用 1 种合适剂量的抗癫痫药是可以有效地控制发作的，同时服用两种或多种抗癫痫药是完全没有必要的。研究还发现，同时服用两种或多种抗癫痫药有如下弊端：①没有根据说明服用多种药治疗效果优于一种药的效果。②临床上发生了不良反应，不知道是哪一种药所致，因此，不知减或停哪一种药好。③抗癫痫药之间在代谢上互相影响，有互相降低疗效或增加中毒的可能性。④增加患者经济负担。

只有较少数患者具有多种形式的发作，有时一种药物不能控制才同时服用两种抗癫痫药。一般不需服用两种以上抗癫痫药。

162. 癫痫治疗联合用药的指征及注意事项有哪些

联合用药指征:①难治性癫痫患者试用多种单药治疗方案无效;②患者有多种发作类型,可根据发作类型联合用药。

联合用药注意事项:化学结构相同的药物,如苯巴比妥和扑痫酮、氯硝西泮和地西泮等不宜联合应用。两种以上药物联合应用更属禁忌。有些药物联合应用因有药物间相互作用,不但不能提高疗效,有时反而会降低疗效,增加中毒反应。需严密观察不良反应。如一种药物观察 2～3 个月确实无效或出现不良反应,可逐渐换用另一种药物,切忌突然停药。

163. 服一段时间抗癫痫药效果仍不好怎么办

当一个癫痫患者服用一种抗癫痫药已有相当一段时间效果仍不好(发作不能完全控制),首先,应检查一下,该患者的发作类型诊断是否正确,所服药物是否适合该类型发作。如所服药物不适合发作类型,应该换药。其次,要检查患者的发作是否真正的癫痫发作,有无假性发作同时存在。如有假性发作单用抗癫痫药是不能完全控制的,需加心理治疗。第三,如能排除上述两种可能,应检查用药方法和服药间隔时间是否合适。如因服药间隔时间过长,患者在血中药浓度低时发作,可适当增加服药次数或调整用药时间。第四,应检查血药浓度,如浓度偏低,可适当增加剂量,以期达到有效浓度。如血药浓度已在有效范围,发作仍不能控制,也可适当增加剂量,在无明显不良反应情况下,使血药浓度稍高于治疗有效浓度。最后如血药浓度已超过治疗范围,且出现了中毒症状,发作仍不能控制,则考虑换药。

164. 需要换药时应怎样进行

如癫痫患者服用一种药物确实无效，就需要换药。换药时当然应换服一种对其发作类型疗效较好、不良反应小的药物。在换药时，首先是把第二种药加上。加药也是逐渐进行。当第二种药物加至治疗量数日后（即当新药达血中稳态浓度时）再开始逐渐地减掉第一种药物。减药过程也需 1～2 个月。如患者服用某种抗癫痫药出现较严重的不良反应，需要换药时，可参照上述方法进行。

165. 服抗癫痫药期间得了其他病怎么办

当癫痫患者患了其他疾病（如常见的上感、腹泻等）时，不少家属担心同时服用抗癫痫药对其他药物有影响，而临时将抗癫痫药停几天，等其他病治好了再服抗癫痫药，这种情况是十分危险的。前面已经讲过，突然停服抗癫痫药有可能导致严重的癫痫持续状态。当癫痫患者服用抗癫痫药治疗中患了其他疾病时，不但不能减少或暂停抗癫痫药，而且因发热、腹泻等加速药物的排泄，可使原来有效的血药浓度暂时降低。因此，在上述情况下还需暂时稍增加一些抗癫痫药剂量。另外，在服用其他药物时，要注意这些药物对抗癫痫药的吸收、代谢、排泄有无影响，及时测定抗癫痫药的血药浓度，酌情临时增加或稍减抗癫痫药剂量（影响抗癫痫药血药浓度的药物详见下问）。

在抗癫痫药与治疗其他疾病药物同时服用时，要注意抗癫痫药对这些药物的吸收、代谢、血浆蛋白结合及排泄的影响。

（1）抗癫痫药如苯巴比妥可抑制灰黄霉素及双氢基香豆素肠道吸收，从而降低这两种药的疗效。

（2）苯妥英钠、丙戊酸类药有很强的与血浆蛋白结合能力。当这些药物同其他与血浆蛋白结合的药物合用时，可把这些药物从血浆蛋白结合部位置换出来，提高后者血中游离药物浓度，有时会出现中毒症状。

(3)多数抗癫痫药如苯巴比妥、苯妥英钠、扑痫酮、卡马西平等都是强有力的肝微粒体酶诱导剂。当这些药物与某些抗生素（如强力霉素）合用时,可加速后者的代谢而影响疗效。上述抗癫痫药也诱导抗凝剂的代谢,两者合用时,需加大后者的剂量。其他可被抗癫痫药诱导代谢的药物还有糖皮质激素、性激素、维生素 D、地西泮、保泰松、洋地黄等。

(4)抗癫痫药还可减少呋塞米（速尿）自肠道的吸收和降低肾脏对呋塞米的敏感性。

166. 哪些药物会影响抗癫痫药的疗效

不少药物可通过影响抗癫痫药的吸收、代谢、血浆蛋白结合、排泄等机制而影响抗癫痫药的血药浓度,从而导致抗癫痫药的疗效下降或中毒。

(1)影响抗癫痫药的吸收:含钙、镁、铝的药物可降低肠道对苯妥英钠的吸收,从而降低苯妥英钠的疗效。

(2)抑制抗癫痫药的代谢:某种药物与抗癫痫药利用相同代谢途径时可抑制后者的代谢,如磺胺、氟烷、利他灵等。另外,抑制苯妥英钠代谢的药还有异烟肼、氯霉素、氯丙嗪、普萘洛尔等。

(3)干扰抗癫痫药与血浆蛋白的结合:大部分抗癫痫药在血浆内处于与血浆蛋白结合状态,另一种药物如果也容易与血浆蛋白结合,就可在结合部位发生竞争,从而把抗癫痫药从血浆蛋白结合的部位置换出来,如磺胺噻唑、口服抗凝药、口服降糖药、三环类抗抑郁剂等与苯妥英钠或丙戊酸钠等合用时,可提高后两者的血浆游离药浓度,也会出现中毒症状。

(4)诱导抗癫痫药的代谢:有些药物可诱导肝脏微粒体酶增生从而加速抗癫痫药的代谢,降低抗癫痫药的血药浓度。除抗癫痫药物互相诱导代谢外,地西泮、酒精都可明显降低苯妥英钠的血药浓度。

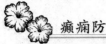

（5）影响抗癫痫药的排泄：能改变尿的酸碱性的药物可影响抗癫痫药的排泄，如苯巴比妥为弱酸性，口服碳酸氢钠等制酸剂可使小便呈偏碱性，这时可加速苯巴比妥的排出，而降低苯巴比妥的血药浓度。醋氮酰胺也有类似作用。用稀盐酸等酸性药物或服蛋氨酸、扁桃酸治疗尿路感染时则可使尿偏酸性，因而抑制苯巴比妥的排泄，使血中苯巴比妥浓度增加，有时会出现中毒。

167. 癫痫治疗期间应经常进行哪些检查

癫痫患者确定诊断并开始治疗后，还应经常进行必要的检查，以期进一步明确病因，及时发现不良反应，以便及时处理。具体包括以下几个方面：

（1）询问患者服药后发作控制情况，有无头痛、头昏、嗜睡、无力、恶心、呕吐、腹痛、腹泻、脱发、皮肤瘙痒、皮疹等。

（2）检查患者一般状况，包括精神状态、智力情况，皮肤有无红肿、丘疹，毛发有无增生或脱落，齿龈有无增生，肝脏有无压痛及肿大等。

（3）对于一些病因暂时尚不明确的患者，治疗期间还应经常进行一般神经系统检查，如病理反射等，以期进一步找到脑部病变的线索。必要时复查脑电图、腰穿查脑脊液、脑血管造影、CT、磁共振成像及有关的化验检查如囊虫补体试验等。通过这些检查进一步明确病因。

（4）在治疗的开始阶段、中间及减药的开始和减药过程中，要经常复查脑电图，观察脑中癫痫放电控制情况，以便指导药物剂量调整及减药速度。

（5）经常复查血象，包括白细胞计数、分类，血小板计数及出凝血时间等。此项检查在治疗的初期（2～3个月内）应2～4周复查1次，以便及时发现一些异常改变，以后可间隔1～3个月复查1次。

（6）定期复查肝功能。

(7)定期检查血钙,有条件的地方还要复查血中叶酸含量,T3(三碘甲状腺原氨酸)、T4(甲状腺素)及其他内分泌激素含量,以便发现一些药物引起的内分泌及代谢的异常。

(8)进行免疫学检查,包括免疫球蛋白 A、M、G 等指数检查,以便发现免疫功能障碍。

(9)定期查血药浓度,以指导用药。

168. 癫痫可否中西医结合治疗

多数癫痫患者用一种西药可以完全控制不发,进而治愈。少数癫痫患者单独服用中药也可控制不发。上述两种情况单独服用西药或中药能控制发作,又无明显不良反应,就不必同时服用中西药。

有少数癫痫患者单独或合并用西药抗癫痫药都不能完全控制发作,而在加服中药抗癫痫药以后发作控制较为理想,通过加服中药前后一段时间对比确实证明比单服西药疗效好,这样可以长期中西药合用。

另外,有少数癫痫患者服用一种西药抗癫痫药可以控制发作,但有明显的不良反应,而换用其他西药抗癫痫药时,发作不能控制。这种情况可以在服用有效西药同时加服中药以消除西药的不良反应。

总之,中西医结合治疗癫痫在提高疗效和减少药物不良反应方面大有潜力。

169. 常用抗癫痫药每天分几次服好

哪些抗癫痫药需要将每天量分几次服用,这主要取决于该药的半衰期长短,即服药间隔时间应小于该药的半衰期。一些半衰期长的药物,如苯妥英钠、苯巴比妥等,根据其药物半衰期,1日1次服用即可。1日1次服用较大剂量苯妥英钠,因该药碱性较强,对胃有刺激作用,苯巴比妥1次服用较大剂量可出现嗜睡、头昏

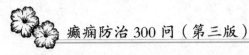

等镇静作用,因此这些药物1日量最好分2次(早、晚)服用。

另有一些抗癫痫药半衰期较短,如丙戊酸钠、丙戊酸镁、卡马西平、扑痫酮等,每日最好分3次服用,以便保持血中药物浓度较为稳定。还有值得一提的是,一般患者每日3次服药习惯在三餐后服,一般晚饭后7时服药至次日早饭后8时服药,2次间隔时间过长,容易出现晨起血药浓度过低,而出现晨起发作。因此,在服用半衰期短的药物时,患者每天晚上服药最好在10点以后,而次日晨起服药最好在7点以前,这样可保证血中抗癫痫药浓度不致有大的波动。

170. 为什么抗癫痫药要自小剂量开始服用

我们所说的抗癫痫药自小剂量开始服用,一般有两个含义,一是计划给药量也称目标剂量,二是开始服用量。一般抗癫痫药都有一个有效剂量范围,如卡马西平每日每千克体重用10～30毫克,某癫痫患儿体重30千克,我们计划开始阶段每日服药300毫克。服此剂量观察一段时间,如有效,就可长期服此剂量;若无效,且血药浓度偏低,则可在上述剂量范围逐渐增量。这就是计划给药自小量开始。因不同个体对抗癫痫药的耐受性差异较大,如小剂量有效,则可不必用大剂量。

上述的计划给药量开始服用时也不能服那么多。有些抗癫痫药如氯硝西泮、卡马西平等,开始服用有效治疗范围最低量也会出现明显的不良反应,如头晕、眼花、嗜睡、走路不稳等。为避免出现这些不良反应,使机体逐渐有个适应过程,开始服用这些药物时只能服其计划治疗量的1/3,如上述病例服卡马西平计划给药每日300毫克,开始每日100毫克,分3次服,用1周左右时间,经过2～3次加量,逐步增加到每日300毫克。其他抗癫痫药如苯妥英钠、丙戊酸镁、丙戊酸钠、苯巴比妥等,可先服计划给药量的一半,2～3日后无明显不良反应再加到治疗量。而托吡酯、拉莫三嗪的加量速度则更慢,一般1～2个月才能加到目标剂量。

171. 怎样才能判断一种癫痫治疗的方法有效

癫痫是一种难治性疾病,于是各种治疗癫痫的方剂、药物、方法应运而生。有条件的利用电视、网络、报纸、杂志、广播做广告,无条件的则在大街、小巷、厕所墙上张贴传单,弄得癫痫患者眼花缭乱,无所适从。本书不对某种药物或疗法妄加评论,但是我们可以告诉广大癫痫患者及其亲属判断某种疗法是否有效的办法。

1979年一次全国癫痫学术座谈会上,与会者一致认为,要判断某一种治疗癫痫的药物或方法是否有效,至少要观察30例患者,患者每月至少发作2次以上,观察时间至少3个月,然后以治疗前后发作次数的变化判断疗效。至少要有50%的患者发作次数减少50%以上,才能算有效。在判断疗效时必须排除已有肯定疗效的西药抗癫痫药的作用,如有的"医生"在给患者服用中药的同时服用西药抗癫痫药,或将自制"中药"中混入西药抗癫痫药,有的割治、埋线同时也服用西药抗癫痫药,这都不能说明他们的药物或疗法有效。

172. 抗癫痫药物治疗怎样才能选择个体化

对于一个具体的患者,根据其癫痫类型和循证医学证据,可能有一种或两种以上的药物可供选择。在这种情况下,患者的年龄、性别、体重、伴发疾病、目前正在服用的药物、是否特异体质、既往治疗情况、药物本身不良反应、患者经济情况等,将有助于临床医生作出正确的选择。例如,对于正在口服避孕药的育龄期妇女,应尽量避免应用卡马西平、苯妥英钠、苯巴比妥,因为这些药物可降低口服避孕剂的血药浓度,导致避孕失败;对于有心脏传导阻滞的患者,应避免应用卡马西平;对于偏头痛与癫痫共患的患者,应选择丙戊酸,这样可以同时兼治两种疾病,起到"一石二鸟"的作用,从而减少不必要的多药治疗(即分别选择治疗偏头痛的药物和抗癫痫药物),以避免药物间的相互作用;对于有药物过敏史的患者,应慎用易引起过敏反应的抗癫痫药物等。

此外,在为患者选择药物时,也应考虑患者的经济承受能力,这将直接影响患者的依从性及治疗效果。临床医生在药物的选择中,应将癫痫治疗的共性与个性有机结合,在共性基础上实现个体化治疗。

173. 抗癫痫药物治疗怎样才能剂量、剂型个体化

不同患者对剂量需求存在很大差异,这是由于个体在药效学和药动学方面存在差异所致。例如,同是部分性癫痫患者,有的只需卡马西平400毫克/日,发作即获满意控制,而有的患者则需1 800毫克/日才能无发作。因此,要成功治疗癫痫,满足个体对剂量的需求与恰当地选择药物,具有同等重要的意义。

通常情况下,药物治疗应从小剂量开始,逐渐增加至能满意控制发作的维持剂量,剂量递增能体现个体对剂量需求的差异,也能减少对中枢神经系统、胃肠道的损害及过敏等不良事件的发生率。但是,对于癫痫频繁发作的患者,则需立即给予充足剂量的抗癫痫药物,尽快控制发作,以减少频繁发作带来的不良影响,在发作控制后,再给予适当的维持剂量。此外,药物剂型的调整也要注意是否适合特殊群体。不适于口服片剂的人群,散剂、口服液更为合适。

174. 部分性发作怎样治疗

大脑皮质癫痫灶的异常放电,可以局限于该灶局部,也可沿正常解剖途径或异常途径做或同侧或双侧,或近距离或远距离的扩散,临床症状常因放电的部位、范围及扩散形式的不同而呈不

同表现,若这种扩散是按照解剖顺序在皮质的运动区或感觉区内缓慢延伸,就产生杰克森发作;若不按顺序或不规则地向周围或较远部位的皮质扩散,就出现多种多样的临床表现,如简单部分发作——复杂部分发作、多灶性发作——复杂部分发作——全身性发作、简单部分性发作——复杂部分发作——全身性发作。

各种类型的部分性发作或由部分性发作继发的全面性发作首选卡马西平、奥卡西平;次选苯妥英钠、丙戊酸盐、苯巴比妥、扑痫酮。也可考虑抗癫痫新药托吡酯、加巴喷丁、拉莫三嗪、左乙拉西坦、氨己烯酸等。部分性发作经多种抗癫痫药正规治疗无效,经临床评估,定位明确者手术切除病灶效果较好。

175. 全面强直阵挛发作怎样治疗

癫痫全面强直阵挛发作和其他各型癫痫一样,首先是药物治疗。开始发作不频繁(如数月发作1次),又无脑部器质性病变者,可试用中药治疗。中药无效或者效果差时应尽快使用西药抗癫痫剂治疗。可以用于全面强直阵挛发作的药物很多,首选丙戊酸盐,其他如苯妥英钠、苯巴比妥、扑痫酮、卡马西平等药物及全部新型抗癫痫药物均有较好的效果。

苯妥英钠因治疗量与中毒量接近,出现中毒症状不易发现;另外,齿龈增生、毛发增生和影响智能等不良反应较常见,故儿童全面强直阵挛发作一般不选苯妥英钠。苯巴比妥因镇静作用较常见,影响注意力和记忆力,儿童服药后容易出现兴奋、多动、攻击行为,所以,儿童尤其是学龄期儿童大发作最好不选用。扑痫酮有与苯巴比妥类似的不良反应,一般儿童全面强直阵挛发作也不选用。

开始治疗均选一种药物,小剂量开始,逐渐增至治疗量。在药物血浓度已达到或超过治疗量,临床出现明显毒性作用,发作仍不能控制时,要逐渐换成另一种药物。

对各种药物均达治疗血浓度而发作仍不能控制的难治性癫

痫,可考虑外科手术治疗。发作停止 3～4 年后可逐渐减药,减药中如再有发作,应立即恢复原药物剂量。

176. 肌阵挛癫痫怎样治疗

肌阵挛癫痫征是一个遗传性、年龄相关性癫痫病综合,占癫痫病总数的 5％～11％,通常首次发作在学龄期和学龄前期。突出的临床表现形式是清醒时的肌阵挛,主要是近端肌群,尤其是前臂和三角肌群,常出现在觉醒期;常伴有全身强直-阵挛性发作和典型的失神发作。常因缺少睡眠、饮酒、闪光刺激后发病或在月经期,昼夜周期失调或调整药物时。神经系统检查是正常的、神经影像检查正常。典型的脑电表现形式是棘波或多棘波伴慢波,频率为 3～5Hz,多集中在额中央区,有时频率可能低至 2Hz 或高于 7Hz。表现为局灶性异常的比例是 15％～40％。尽管肌阵挛性癫痫有如此明显的临床表现形式和脑电证据,但是仍然有 25％～90％的错误诊断为其他癫痫类型,如果缺少对它的认识,经常把肌阵挛发作误认为是单纯部分性发作,尤其是肌阵挛局限在一组肌群时。丙戊酸类(丙戊酸镁、丙戊酸钠)被推荐为治疗肌阵挛癫痫的首选药物,它可使 60％的患者发作减少 75％以上。氯硝西泮和硝西泮也常用于治疗肌阵挛癫痫,效果较好。新一代抗癫痫药托吡酯、拉莫三嗪、左乙拉西坦用于治疗肌阵挛癫痫均有较好的疗效,且不良反应少。

因 5-羟色胺在脑内是一种抑制性神经递质,对肌阵挛发作的抑制作用较强。口服 5-羟色胺的前体 5-羟色氨酸配合脑外多巴胺脱羧酶抑制剂卡比多巴,对一部分肌阵挛癫痫有较好的效果。

177. 失神发作怎样治疗

失神是一种非惊厥性的癫痫发作,临床表现为突然的意识障碍,正在进行的自主性活动及语言停止,双眼茫然凝视,表情呆滞,一般不跌倒。发作持续数秒至数十秒后突然恢复,继续发作前正在进行的动作。无发作后意识障碍。患者往往意识不到曾经历过发作,或仅感觉脑子中曾有一阵"空白"。发作均出现在觉醒状态。未经治疗的典型失神多数发作频繁,一日可达数次至数十次甚至上百次。有些短暂的发作仅有一过性的轻微认知损伤,需非常仔细观察或使用特殊的心理学测试方法才能被发现。EEG监测发现全导3Hz棘慢波发放持续3秒钟以上即可引起失神发作。失神发作可自发出现或为某些因素诱发,同一患者的诱发因素往往比较恒定。可能的诱发因素包括情绪因素、注意力涣散、缺乏智力活动、觉醒水平降低、困倦、从睡眠中觉醒的过程、低血糖或其他代谢异常等。当患儿智力活动增强、觉醒水平提高、保持注意时一般不出现发作。过度换气对诱发失神发作非常敏感有效,如患儿能完成足够深度的过度换气,一般均能诱发出典型的脑电和临床发作。未经治疗的发作如不能被过度换气诱发,则应对典型失神发作的诊断提出质疑。治疗首选丙戊酸盐;次选乙琥胺;对单药治疗效果不理想的失神发作,可联合应用丙戊酸盐和乙琥胺。上述两药无效时,可考虑选用氯硝西泮。新型抗癫痫药物拉莫三嗪对失神发作有较好疗效。

178. 大田原综合征怎样治疗

大田原综合征(Ohtahara syndrome)是一种早期婴儿型癫痫性脑病,伴爆发-抑制波型脑电图改变,是年龄依赖性癫痫性脑病的一种,其主要特点为3个月以内特别是新生儿期发病,患儿多有非对称性先天性脑结构异常。频繁的成串或单次强直痉挛发作,多数在清醒和睡眠中均可见到。治疗困难,发作难以控制,据国外文献报导,约1/3的患儿在两岁内死亡,存活到学龄期的患儿多伴有严重的精神、运动发育障碍,预后极差。治疗上常试用维生素 B_6、丙戊酸钠、苯二氮䓬类、促肾上腺皮质激素(ACTH)、类固醇(包括脂类固醇)等,但疗效不佳。促甲状腺激素或其类似物及生酮饮食对某些病例有部分疗效。据报道,丙种球蛋白有相

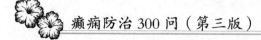

当的疗效,最近有人认为氨己烯酸有希望成为首选药物。

179. 婴儿痉挛症怎样治疗

婴儿痉挛症多数是因脑部器质性病变或遗传代谢性疾病所引起,常用的抗癫痫药如苯妥英钠、卡马西平、苯巴比妥、扑痫酮等对此型癫痫几乎无效。治疗上一方面控制发作,更重要的是去除病因。

在病因治疗方面,如有颅内占位病变如血肿、脓肿、硬膜下积液等,经手术解除占位以后,有些不服用抗癫痫药也不再发作。反之,仅服抗癫痫药,不解除占位,症状也不能控制。有些遗传代谢性疾病通过补充大量的维生素 B_1、维生素 B_6、维生素 B_{12} 即可控制发作,而不需要服用抗癫痫药。

对于有些不能解除的病因或病因不明的婴儿痉挛症,以控制发作为主。及早治疗,发作得到及时控制,预后较好。反之,预后极差。

（1）激素治疗:促肾上腺皮质激素、泼尼松、地塞米松控制痉挛发作和脑电图改善均有明显效果。完全控制发作可达 60%～70%,减轻发作者约 20%,40% 的患者脑电图异常波消失,部分有改善。治疗开始要早,剂量要足,疗程要足够长,还要维持用药。

激素治疗的具体方法可采用:①促肾上腺皮质激素每日 25～40 单位肌内注射,2 周后改用地塞米松每日每千克体重 0.3 毫克,或泼尼松每日每千克体重用 2 毫克,服用 4 周后,若痉挛停止,脑电图恢复正常,则可按每周地塞米松 0.5 毫克或泼尼松 2.5 毫克减量,直至开始量的 1/2,再维持 3 个月,然后再用间歇法或更小剂量维持数月。糖皮质激素减量时,可加硝西泮(2.5 毫克,每日 3 次)治疗数月。一种糖皮质激素大剂量治疗无效时,可改用其他制剂。②促肾上腺皮质激素每日 25～50 单位肌注,4～6周为 1 个疗程。若痉挛已完全控制,脑电图也恢复正常,无复发征象,则无需维持治疗。若痉挛控制,脑电图仍不正常,可继续应用泼尼松,至脑电图恢复正常为止。大剂量糖皮质激素治疗期间应注意预防和及时控制感染、补钙、补钾。

(2)丙戊酸类:以丙戊酸镁和丙戊酸钠常用。此类药物治疗婴儿痉挛显效快,不良反应小,但剂量偏大。我们治疗1例1岁半婴儿痉挛使用丙戊酸镁,每日600毫克仍不能完全控制发作,加量至每日800毫克,发作完全控制,也未见明显不良反应。

(3)苯二氮䓬类:硝西泮和氯硝西泮对婴儿痉挛都有较好的效果,但不良反应较多,常见的有口腔及呼吸道分泌物多,肌张力低下等。

(4)新型抗癫痫药:托吡酯、拉莫三嗪、左乙拉西坦均用于婴儿痉挛症的治疗,不良反应少。

(5)其他:近年有人主张氨己烯酸应作为伴发于结节性硬化症的婴儿痉挛症治疗的首选药物。

不论是丙戊酸类或苯二氮䓬类药物治疗婴儿痉挛症都应坚持长疗程,疗程过短容易复发。

症状性婴儿痉挛症多数预后不良,主要表现为智力运动发育落后,惊厥难以控制或转变为其他类型发作。痉挛性发作持续3～30个月,一般1岁后减少,3岁后痉挛发作趋于消失。约半数患儿转变为其他类型发作,多为全身性发作,包括不典型失神、强直性发作、强直-阵挛性发作、失张力发作等,也可有部分性发作。23%～60%的婴儿痉挛症发展为Lennox-Gastaut综合征。80%～90%的患儿遗留精神运动发育落后。

180. Lennox-Gastaut 综合征怎样治疗

Lennox-Gastaut综合征(LGS)是一种特殊的癫痫综合征,约占小儿癫痫的5%～10%。男多于女。

LGS有三个临床特点:频繁的、形式多样的癫痫发作;脑电图有1.5～2.5Hz慢棘慢复合波;智力发育落后,病程常为进行性。

起病年龄以3～5岁最多见,但在1～14岁均可发病。特发性或隐源性 LGS 在起病之初病儿发育正常；症状性 LGS 在起病前已有发育迟缓和神经证候。

主张联合应用两种以上的药物。丙戊酸、氯硝西泮、氯巴占、扑米酮、乙琥胺、苯巴比妥等均曾被选用过。其中丙戊酸常作为首选。苯二氮䓬类药物、苯巴比妥及其他有镇静作用的药物有可能使发作加重，且易有耐药现象。新抗癫痫药物，如拉莫三嗪、非氨酯、氨己烯酸、托吡酯、唑尼沙胺等可作为首选药物，都有一定疗效，但很难使发作得到完全控制。拉莫三嗪单独应用时，最佳剂量为 3～6 毫克/（千克·日），从 1/4 量开始，逐渐加至满意效果；如作为辅药与丙戊酸合用，则开始剂量更小，为 0.1～0.2 毫克/（千克·日），因丙戊酸是肝药酶抑制剂，可抑制拉莫三嗪的代谢，使其半衰期延长，大量易出现中毒。非氨酯虽然在成人出现过严重毒性反应，但在严密监测下，亦可用于 LGS（Wheless 等，1997）。托吡酯的用量个体差异很大，为 1～20 毫克/（千克·日）。氨己烯酸 50～100 毫克/（千克·日），疗效待定。当出现癫痫持续状态时，可静脉注射大剂量苯二氮䓬类药物或苯妥英钠。

ACTH 和类固醇激素用于抗癫痫药物治疗无效时，治疗方法与婴儿痉挛症相似，对于早期病儿、特发性病例、智力障碍较轻者，效果较好。大量免疫球蛋白也有一定效果。对于 5 岁以下原因不明的 LGS 患儿，可试口服维生素 B_6 100 毫克，每日 3 次，观察 2 周，以除外维生素 B_6 依赖症。生酮饮食对于难治性癫痫有一定效果，用于 LGS 可使 1/3～1/2 的病儿发作减少，精神状态好转。一般在开始生酮饮食治疗一个月内即可判断有无疗效。方法为将食物中脂肪比例加大，使之占总摄入热量的 75%～80%，蛋白和碳水化物共占总热量的 20%～25%，使机体处于酮症状态。儿科医生应与营养专家共同制定方案，以保证生长发育所需营养。以往用动物脂肪，再后来用中链甘油三酯以改进味道和疗效，但价格昂贵，Woody 等（1988）用玉米油作为脂肪来源，效果很好，每克可供热量 9.1 千卡。外科手术很少应用，发作频繁屡有外伤者,可作全部或部分胼胝体切开术。

此外,应注意避免诱发因素,不用镇静药,环境中有适当良性刺激,进行心理治疗,组织多学科协作。

181. 婴儿严重肌阵挛癫痫怎样治疗

婴儿严重肌阵挛性癫痫又称 Dravet 综合征,是一种临床少见的难治性癫痫综合征。总体发病率为 $1/20\,000 \sim 1/40\,000$,男:女约为 $2:1$,约占小儿各型肌阵挛性癫痫的 29.5%,占 3 岁以内婴幼儿癫痫的 7%。Dravet 综合征可导致严重的癫痫性脑病。具有发病年龄早、发作形式复杂、发作频率高、智能损害严重、药物治疗有效率低、预后差、死亡率高等特点,也是难治性癫痫的代表。

Dravet 综合征属于难治性癫痫,对所有抗癫痫药物均不敏感。单一作用于钠离子通道药物如拉莫三嗪、卡马西平,可使患儿发作加重,而有多重作用机制或作用于钠离子通道以外的药物可有一定疗效。给予生酮饮食能减少患儿的发作频率和发作持续时间。溴化钾可有效减少惊厥发作(总有效率 77%),可作为癫痫持续状态者首选药物。而氯硝西泮、卡马西平则几乎无效。静脉注射免疫球蛋白有效,皮质类固醇可使临床症状短期改善。最新研究发现,二氧苯庚醇可有效减少患儿惊厥发作的频率。二氧苯庚醇添加丙戊酸钠和氯巴占在 SMEI 患儿中能够长期维持疗效。左乙拉西坦($2\,000$ 毫克/日)对 Dravet 综合征患儿亦有较好的疗效,且易被患儿所接受。患儿较易出现惊厥持续状态,约有 72% 患儿可发生惊厥持续状态,因此及时有效控制惊厥状态,在临床工作中就显得格外重要。静脉注射苯巴比妥为控制癫痫状态的最佳方法,可选择依次静滴安定、咪达唑仑、苯巴比妥的治疗方案。

本病预后较差。随年龄增加癫痫发作和肌阵挛频率倾向于减少,高热、感染的诱发效应持续存在,在青少年期仍可发生热性惊厥持续状态。患儿几乎 100％都有认知损伤,50％出现严重智力低下,但一般至 4 岁后就不再继续进展。有 14％～20％的患儿死亡,其主要原因为癫痫持续状态,因此有效预防和控制癫痫持续状态是防止患儿死亡的首要工作。

182. 儿童中央颞区良性癫痫怎样治疗

儿童期中央区良性癫痫一般脑部无器质性损害,对药物治疗反应较好,一般首选卡马西平或奥卡西平,卡马西平每日每千克体重用 10～30 毫克,分 3 次口服。因多在睡眠中发作,有人建议在睡前服 1 次,但这种方法忽视了药物动力学因素,睡前服药,至少要经 4～8 小时血中药物才达高峰浓度,这样对于刚入睡时的发作就起不到预防作用。另外,有些患儿不但晚上睡眠发作,午睡时也会发作,睡前 1 次服药就更不合适了。如果想减少服药次数,可将全天量分别于睡前 4 小时和准备入睡时各服 1 次。

另外,丙戊酸镁、丙戊酸钠、苯妥英钠也有与卡马西平相似的效果,可酌情选用。由于本型癫痫药物治疗效果较好,一般青春期后均可缓解,所以不需外科治疗。

183. 月经性癫痫怎样治疗

月经性癫痫所用药物与强直-阵挛发作相似,丙戊酸类、巴比妥类、苯妥英钠、卡马西平均可选用。因本型癫痫在发作时相上有其特点,故在药物的使用方法上与其他各型癫痫不同。

对于仅在月经期发作,而其他时间 1 次也不发作的患者,可在每次月经来潮之前数日开始服用抗癫痫药,月经过后渐停药,平时可不服用。

平时也有发作,而月经期发作明显增多,难以控制的病例,经常服用常规量抗癫痫药,月经期可将抗癫痫药量增加 1/4～1/3,月经过后再恢复常规量。或经常服用常规量的抗癫痫药,每次月经来潮时加服醋氮酰胺 250 毫克,每日 3 次,月经过后停服。

184. 癫痫持续状态怎样处理

癫痫持续状态是一种危重情况,如不能及时控制,轻则造成不可逆性脑损害,重则危及患者生命,因而应紧急处理。

(1)在癫痫持续状态抢救中首先要选用强有力的、足够剂量的抗惊厥药物,及时控制发作。在用药时要特别注意给药途径,不论选择哪一种药物,必须选择能最快达到血中高峰浓度的给药途径,以便尽快中止发作。一般药物口服、肌内注射吸收都很慢,此种紧急情况下是不适用的,因而最好静脉给药。

(2)有些癫痫持续状态药物控制不好是因为脑中有活动性病变,如炎症、出血、脓肿、血肿、中毒等。所以要想很好地控制癫痫发作,必须认真检查病因,针对病因采取相应处理措施。

(3)注意维持生命功能,预防和处理并发症。长时间频繁的发作可引起脑水肿,如不及时处理,有时可造成脑疝,危及患者生命,因而对发作时间较长的大发作持续状态,应常规应用脱水剂,直到发作控制。反复的发作,呼吸道分泌物较多,有时会造成窒息,因而要及时清除呼吸道分泌物,必要时气管切开吸痰。因为患者意识不清,呼吸道分泌物不易排出,容易造成肺部感染,所以要及时、足量应用抗生素以控制感染。由于抽搐、感染、不能摄入营养物质加之脱水剂应用,容易造成血容量不足或水电解质紊乱和酸碱平衡失调,要及时发现、及时纠正。

(4)发作停止后,应及时给予足量的抗癫痫剂维持治疗,避免复发。

185. 癫痫持续状态时药物怎样应用

可用于治疗癫痫持续状态的药物很多,现将常用的有效药物用量及用法做一介绍:

(1)地西泮:用量成人首次 10～20 毫克,儿童每千克体重用 0.25～0.5 毫克静脉注射。无效时 10～20 分钟后可重复注射 1

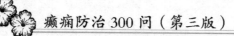

次。因本药对呼吸中枢有抑制作用，故注药速度要慢，成人每分钟 1～2 毫克，儿童每分钟不超过 1 毫克，新生儿每分钟 0.1～0.2 毫克。注射时严密观察呼吸、心率、血压，已用过巴比妥类或水合氯醛者尤应注意。1 次注药发作控制后，要注意维持用药，可用地西泮 50～100 毫克加 5％葡萄糖液 500 毫升静脉滴注 12～24 小时，待患者清醒后口服长效抗癫痫剂。也可给肌内注射苯巴比妥钠 100 毫克，6 小时 1 次，至清醒后改口服维持。

（2）苯妥英钠：苯妥英钠静脉注射治疗癫痫持续状态，疗效与地西泮相似，由于其作用时间长，近期内很少复发，有人建议癫痫持续状态时应首选苯妥英钠。苯妥英钠 1 次静脉注射后 15～30 分钟发挥最大疗效，一般注射数分钟后即可见发作停止。首次注射用量宜大，每千克体重用 14～20 毫克，注射用水稀释后以每分钟 50 毫克的速度缓慢静脉注射，儿童每分钟不超过 25 毫克。由于本药对心脏有抑制作用，注射时应严密观察心率和血压，有冠心病、心动过缓及传导阻滞者禁用。苯妥英钠 1 次静脉注射后可维持作用 6～8 小时。为使血中药浓度比较稳定，可于静脉注射后用苯妥英钠 500～1 000 毫克加入生理盐水 500 毫升静脉滴注维持 24 小时，待患者意识清醒后改口服维持。

（3）氯硝西泮：本药是较好的治疗癫痫持续状态的新药，1 次用量 1～4 毫克，缓慢静脉注射，多数病例可在用药后数分钟停止发作。单次注射后有 60％的患者可维持作用 24 小时以上，1～2 次注射后 83.3％的患者发作被控制，以治疗大发作和局限性发作持续状态最佳。注药时也要严密观察呼吸、心脏情况。

（4）阿米妥钠及硫喷妥钠：为快速作用的巴比妥类药物，很早用于治疗癫痫持续状态，因对呼吸中枢抑制较明显，现临床已很少使用。但因其疗效肯定，维持时间长，在其他药物无效时仍可选用。成人 250～500 毫克，用 10～20 毫升注射用水稀释，以每分钟 50 毫克的速度缓慢静脉注射，直至发作停止。未注完药物可肌内注射，以维持较长时间。注射时严密观察呼吸情况，发现呼吸变浅变慢立即停药。

(5)水合氯醛:本药作用较慢,使用比较安全,在其他药物无效时可以使用。成人1次10％水合氯醛20～30毫升灌肠或鼻饲,儿童每日每千克体重用50毫克,必要时可重复给药。

(6)利多卡因:利多卡因用于治疗癫痫持续状态效果好、见效快,无镇静作用,首次每千克体重用2～3毫克,以每分钟25～50毫克的速度静脉注射,发作停止后立即以每千克体重每小时5～10毫克静脉点滴维持。清醒后口服抗癫痫药维持。

186. 老年人癫痫持续状态治疗时应注意些什么

老年人发生癫痫持续状态在处理时应注意以下三个方面:

(1)老年人发生癫痫持续状态,尤其是以往无癫痫发作史者,多由器质性病变引起,其中常见的病因有脑血管意外、慢性脑内血肿、颅内多发转移癌、肺性脑病、慢性或急性酒精中毒等。在处理时要特别注意病因检查,及时针对病因采取相应措施。

(2)老年人常有呼吸系统、泌尿系统、循环系统慢性疾病,有时有潜在的功能不全。在癫痫持续状态这种应激情况下,可诱发心功能、肾功能或肺功能不全,因此,在抢救癫痫持续状态时,要特别注意上述脏器功能情况。

(3)老年人全身脏器功能减退,抗癫痫药的代谢、排泄率均较青壮年低,用药剂量要偏小,给药速度要慢,以免发生药物急性中毒。

187. 癫痫频繁发作时怎样处理

癫痫频繁发作一般指1日内多次的大发作、局限性发作或精神运动性发作。发作间歇期意识清楚。此种情况虽不像癫痫持续状态那样严重威胁患者生命,但同样可造成严重的脑损伤,如不及时控制发作,也可发展成持续状态。

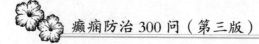

癫痫频发时,可首次给予苯巴比妥钠每千克体重 5～10 毫克肌内注射,注射后 20～60 分钟发挥作用,发作停止后每间隔 6～8 小时肌内注射苯巴比妥钠每千克体重 2～5 毫克,维持 1～2 天无发作,改为口服常规量苯巴比妥维持治疗。

由于苯巴比妥钠肌内注射吸收慢,不规则,临床显效慢,如欲尽快控制发作,也可采用癫痫持续状态时的给药剂量和方法,发作控制后口服常规量抗癫痫药维持治疗。

对于每日几次的发作,也可采用大剂量口服抗癫痫药,方法是,首日口服常规量的 4 倍,次日服常规量的 2 倍,第三日开始服常规量。这样服用,多数患者可在 1～2 日内控制发作。

对于发作控制不好的频繁发作要及时检查病因,以便针对病因处理。

188. 怎样治疗难治性癫痫

难治性癫痫的防治是当前及今后相当一段时间癫痫工作者的一项重要任务。现在一般认为,难治性癫痫的治疗应从以下几个方面着手:

(1)常用抗癫痫药治疗:目前,多数学者主张应遵循以下原则:①按发作类型首先选用一种抗癫痫药,逐渐增加剂量至发作控制或达到出现药物的不良反应。此时,药物的血浆浓度往往高于一般治疗范围。有人用苯妥英钠或卡马西平治疗 28 例难治性癫痫,结果 18 例血药浓度超过有效范围后,发作减少了 2/3 以上,且出现了轻微的药物不良反应。②一种药物无效时换用第二种,再无效换第三种,剂量均需足够。③上述方法仍无效,可考虑联合用药。联合用药时要注意药物间的相互作用。一般联合用药时剂量均偏大,要注意监测血药浓度。有人报告,用丙戊酸钠与苯巴比妥、苯妥英钠、卡马西平或扑痫酮合用治疗 52 例有脑损伤的难治性癫痫,结果 61% 的患者发作减少,尤其是大发作、肌阵挛发作、失神发作疗效更显著。发作减少了 50%～100%。

（2）其他药物辅助治疗：对于那些抗癫痫药疗效不满意的难治性癫痫患者，可试用一些非抗癫痫药物辅助治疗的办法。如金刚烷胺是治疗帕金森病的药物，有人用该药与抗癫痫药合用治疗难治性肌阵挛及失神发作，获得较好效果。维生素 E 是一种自由基清除剂，可促进脑组织氧化作用和稳定细胞膜。有人将此药与抗癫痫药合用治疗各型难治性癫痫，发作明显减少。也有人推荐用钙离子拮抗剂（如硝苯吡啶）、甲状腺素配合抗癫痫药治疗难治性癫痫。另外，有人报告用大剂量丙种球蛋白辅助治疗伴有脑损伤的癫痫患儿效果较好。

（3）外科手术治疗：参看相关章节。

189. 为什么有些患者开始服用一种药物有效，过一段时间就没有效了

临床上常常遇到一些癫痫患者开始服用一种抗癫痫药物效果很好，但服用一段时间后效果就下降，甚至无效。这种现象俗称"耐药性"，而药理学上称之谓"抗癫痫药物的耐受性"。广义上讲，抗癫痫药物的耐受性系指应用所选定的抗癫痫药物过程中，由于代谢、功能和体质因素的影响，使药物能发挥作用的部分减少，机体反应降低，从而导致临床疗效或不良反应的减弱和消失。临床常见的影响疗效的耐受性产生的机制，可分为代谢性耐受和功能性耐受。

代谢性耐受系指反复应用某种抗癫痫药物后，这种药物的代谢会逐渐加快，能发挥作用的部分越来越少，从而使疗效减弱。其基本特点为：①在同样剂量下，血药浓度比最初用药时低。②药物的生物半衰期比以前缩短。③癫痫发作频率增加。④增加药物剂量后可重新获效。在常用的抗癫痫药物中，以卡马西平发生代谢性耐受较多。王学峰报告对 180 例服用卡马西平的癫痫患者 3 年的随访中，发现有 4% 的患者出现代谢性耐受，我们也有类似的经验。苯妥英钠和苯巴比妥也偶有发生代谢性耐受。

功能性耐受是指长期治疗过程中,虽血药浓度在有效水平,药物半衰期及生物利用度也无改变,但机体对这种药物的反应逐渐降低,疗效下降。功能性耐受的主要特点为:①和治疗之初的有效期相比较,血药浓度及药物生物半衰期没有明显变化,而癫痫发作频率增加。②增加剂量后,随血药浓度的升高,又可能短暂地获得控制。③反跳是功能性耐受的特征之一,突然停药会使癫痫发作超过用药前。在常用的抗癫痫药物中,以苯二氮䓬类(地西泮类)药物功能性耐受的发生率最高,在长期用药中,氯硝西泮(氯硝安定)、奥沙西泮(氧异安定)均有半数患者会产生功能性耐受。苯巴比妥、扑痫酮也常发生功能性耐受。

值得注意的是,部分患者开始使用某种药物有效,随着时间推移,疗效降低。出现这种现象并非药物耐受性所致,而是因癫痫灶的扩大和发展,使药物不能对抗,癫痫发作加频。

190. 如何识别和处理抗癫痫药的耐受性

抗癫痫药的耐受性是导致临床治疗失败的一个重要原因,及时识别这种耐受性十分重要。20世纪70年代初,血药浓度监测和脑电图,尤其是脑功率谱技术(脑电地形图)逐步发展和完善,为研究抗癫痫药的耐受性提供了一种有用的工具。目前认为,识别抗癫痫药的耐受性的方法有:

(1)在严密血药浓度监测下观察癫痫发作频率的改变,血药水平与治疗初期相比下降,药物半衰期缩短,发作次数增加,则可能为代谢性耐受。血药浓度、药物半衰期无改变,发作次数增加,则可能为功能性耐受。

(2)逐步增加药物剂量,以了解耐受性的大小和种类。代谢性耐受和功能性耐受,在增加剂量后,随血药浓度升高,可以暂时改善癫痫的控制;而先天性耐受(指患者对所用药物一开始就显示低敏性),则对药物剂量的增加和血药浓度的提高没有反应。

（3）脑电图监测，某些抗癫痫药可使脑电图背景活动发生变化，其变化的程度与药物的作用有关，观察这种背景脑电活动的变化，可了解机体对药物的耐受性。采用电子计算机作脑电功率谱的定量分析，能更明显地识别药物耐受性产生前后脑电图背景电活动的改变。

当出现药物耐受性时，可根据耐受性的种类采取以下措施：

（1）增加剂量 目前克服耐受性的主要方法就是增加所用药物剂量。如苯巴比妥在开始治疗后的 9～10 日疗效降低，适当增加剂量可确保疗效的稳定。

（2）换药 发作阈值降低和机体对药物的功能性耐受在增加剂量时均可减少发作频率。前者增加剂量能确保疗效，后者则仅有短暂效应，因而必要时应换药。在遇有增加剂量并不能提高疗效的先天性耐受时，唯一的办法是换药。

191. 测定抗癫痫药的血药浓度有什么意义

血浆药物浓度测定在癫痫治疗中占有重要地位，是近年癫痫治疗方面的一项重大进展。药物浓度测定可以了解药物剂量与血药浓度的关系、血药浓度与疗效的关系、血药浓度与药物毒性反应的关系以及药物的相互作用等方面的问题，使癫痫的治疗比过去更科学、更有效，减少了不良反应，减少了不必要的联合用药，使更多的患者通过一种药物治疗即获得良好的效果。

不同的个体对药物吸收、代谢、排泄有很大的差异，有些可能和遗传因素有关，这在儿童尤其明显。按同样的千克体重剂量服药，有的患者不能控制发作，而另一些患者则可出现毒性反应，因而现代癫痫治疗主张服药剂量要个体化；要真正做到服药剂量个体化，没有血药浓度测定是办不到的。

同一个体在不同的功能状态时，如患有肝、肾、胃肠道疾患或低蛋白血症时，对药物的吸收、代谢、排泄，以及药物的血浆蛋白结合会有很大变化。原来服用安全有效剂量的药物,遇到上述情况时,可能会出现药效降低或有毒性反应。只有了解血药浓度才能对这种情况采取补救措施。

有些药物(如苯妥英钠)呈可饱和代谢,药物剂量与血浆浓度不成直线关系,这是因为,当血中苯妥英钠达一定浓度时,肝脏药物代谢酶即"饱和",血药浓度再增加,酶的代谢能力不提高,因而,此时口服剂量稍增加,血药浓度会明显升高,甚至由低浓度变为中毒浓度,所以,服用此类药物时应在血药浓度指导下增加剂量才比较安全。

有时抗癫痫药的血药浓度过高也会使癫痫发作加频,这时,如果不了解血药浓度,只是一味地增加药量,会使病情进一步恶化。只有测定血药浓度才能发现问题。

192. 什么情况下需测定抗癫痫药的血药浓度

虽然测定血药浓度对临床治疗有很重要的意义,但由于技术和经济负担等原因,不是每一个患者都能做到的。下述情况需测血药浓度:

(1)用一般剂量或超过一般剂量仍不能控制发作时,测定血药浓度可以了解患者是否规律服药,代谢率是否加快,有无耐药现象。

(2)在临床上不易区分毒性反应和剂量不足时,特别是使用有效量和中毒量接近的药物(如苯妥英钠)时,测定血药浓度可及时调整药量。

(3)开始疗效尚可,治疗中突然无原因发作加频。

(4)出现特殊的神经精神症状或不自主运动,怀疑是药物中毒时。

(5)加服其他药物,有可能影响抗癫痫药的代谢时。

(6)合用多种抗癫痫药,需了解药物相互作用时。

(7)伴发其他疾病(如肝、肾、胃肠道疾病及低蛋白血症)时。

(8)癫痫持续状态已用过一些药物,发作仍不能控制,再次用药前需了解血中药物浓度,以决定再次给药剂量和速度。

(9)科研对比疗效,了解疗效、毒性与血药浓度关系时。

193. 常用测定抗癫痫药血药浓度的方法有哪些

选择抗癫痫药的血药浓度测定方法时应考虑以下条件:

(1)敏感性和精确度 有效血药浓度的测定必须精确到10%以内,即标准差不应超过浓度的5%(标准差小于0.5微克/毫升)。

(2)选择性 所用方法必须有高度选择性,以排除血液中其他化合物或药物及其代谢产物的干扰。

常用方法有紫外分光光度计法、薄层层析法、气相层析法、高效液相层析法、放射免疫分析法、酶标免疫分析法等。其中以高效液相层析法应用较多,准确性高,同时可测多种抗癫痫药。但此设备多为进口,价格较贵,基层不易普及。紫外分光光度计法虽精确度稍差,1次只能测定1种药物,但设备简单,基层容易开展。放射免疫分析法和酶标免疫分析法准确、迅速,但受药盒限制。

194. 不抽血可以测血中抗癫痫药的浓度吗

近年的研究发现,血清中游离的抗癫痫药可以由腮腺分泌到唾液中,而唾液中药物浓度与血清药浓度有恒定的比值,故临床上可以不必抽血而仅用吸管抽取不到1毫升的唾液就可知道该药血中的浓度。

目前已知苯妥英钠血液浓度=10×唾液浓度,苯巴比妥血液浓度=3.4×唾液浓度。据此比例,可根据测得的唾液药浓度推

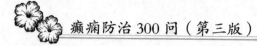

算血药浓度。

另外,有人报告泪液中药浓度也相当于血中游离抗癫痫药浓度,但收集泪液比较麻烦,不如收集唾液方便。

195. 常用抗癫痫药有效血药浓度是多少

常用抗癫痫药的有效血药浓度及中毒浓度见表6。

表6　常用抗癫痫药的有效血药浓度及中毒浓度　（毫克/升）

药　名	有效浓度	平均范围	中毒浓度
苯巴比妥	25	10～30	＞40
苯妥英钠	12	10～20	＞20
扑痫酮	8	5～12	＞15
卡马西平	6	4～12	＞12
乙琥胺	45	35～80	＞80
丙戊酸	60	40～90	＞100

以上范围是从多数患者测得的较规律的数值,过低的浓度达不到疗效,过高的浓度出现毒性反应,但血药浓度测定并不能代替临床观察和对病情的全面分析。有些患者在较低的浓度下即可控制发作,则不必加药。有些难治的病例,为了控制发作,在无明显中毒反应的情况下可加大剂量,有时血药浓度可稍高于有效范围。

196. 怎样看待治疗效果与血药浓度之间的关系

应密切结合临床疗效和不良反应调整剂量。①血药浓度在有效范围内:临床有效继续维持原治疗方案;临床无效可以适当增加剂量。②药浓度低于有效范围:临床无效应当适当增加剂量;临床有效可以先维持原剂量,注意病情变化。③药浓度高于有效范围:应该详查有无毒副反应及肝肾功能,若无毒副反应、临床有效,剂量不变;出现毒副反应,减量观察病情。

197. 抗癫痫药物有哪些不良反应

抗癫痫药物的不良反应发生机制比较复杂,涉及多个系统,部分可停药而痊愈,有些可造成不可逆的损害。用药前问清患者及家族患病史和药物变态反应史;用药剂量正规化、合理化;用药期间定期密切观察患者用药后情况,监测患者各项生理指标,条件具备时应定期对患者进行血药浓度监测;由于该类药物之间或与其他治疗药物之间相互作用较多,应尽量减少合并用药;出现不良反应,应采取相应措施给予治疗。常见不良反应有:

(1)皮肤损害:皮疹为抗癫痫药物引起的常见的不良反应,苯妥英钠、苯巴比妥、卡马西平、拉莫三嗪等均可引起皮疹,多数为良性皮疹,少数为严重皮肤损害。卡马西平、苯巴比妥、苯妥英钠、拉莫三嗪等可致 Stevenes-Johnson 综合征,严重者可引起死亡。

(2)血液系统损害:血液系统不良反应在抗癫痫药物中常有报道,如再生障碍性贫血、血小板减少、全血细胞减少、白细胞减少等。

(3)中枢神经系统不良反应:中枢神经系统常见的不良反应为头晕、头痛、头昏、乏力、疲劳、注意力不集中等,但症状不明显,对正常生活、学习无明显影响,多为一过性,随着服药时间的延长或减量后症状缓解。

(4)心血管系统的不良反应:卡马西平、苯妥英钠、拉莫三嗪、苯巴比妥等引起的心血管系统的不良反应的表现有心律失常,如窦性心动过缓、窦性停搏、频发室性早搏、阿斯综合征等。

(5)消化系统的不良反应:抗癫痫药物引起消化系统的不良反应为严重肝功能异常、慢性胰腺炎、胃出血等。

(6)内分泌系统的不良反应:主要表现为男性乳房发育、阳痿,女性闭经、溢乳等。其机制可能与下列因素有关:诱导肝微粒体酶加速激素的代谢;下丘脑和(或)垂体前叶功能受干扰;抗癫痫药物对内分泌腺的直接影响。

(7) 淋巴系统的不良反应:主要的不良反应为淋巴结肿大、假性淋巴瘤综合征、淋巴瘤等。

(8) 全身性损害:主要表现为多系统损害、发热、死亡等。

(9) 其他:抗癫痫药物还可引起癫痫恶化、胎儿死亡、低钠血症、胎儿畸形等不良反应。

198. 抗癫痫药物常见的不良反应有哪些

(1)剂量相关的不良反应:是指药物剂量过大、加药过快或服药的初期产生的不良反应,如头痛头晕、行走不稳、厌食、恶心、呕吐、疲劳、嗜睡、注意力涣散、多动、记忆力下降、情绪改变等,一般程度不重,经过调整药物剂量很快就能好转或消失。

(2)特异体质的不良反应:是指个体对药物中的某种成分过分敏感引起的不良反应,如皮疹、周围神经病、肝损害、白细胞或血小板减少、肝毒性(尤其对 2 岁以下的儿童)等,这种反应来势凶猛,不可预见,危害较重,多发生在服药的初期,发生率较低。

(3)长期慢性不良反应:①抗癫痫药物对人的记忆、运动速度等均有影响,血药浓度越高,影响越明显。许多专家通过临床试验也表明苯妥英钠影响患者的操作技能、视空间能力和注意力,对运动和反应速度也有影响。有些治疗药物可影响患者的瞬时记忆和集中注意力,对语言速度也有影响。有些药物一般认为对智能无明显影响,但有人认为可能对精细运动有一定的影响。②抗癫痫药物对身体的危害首先是中枢神经系统,其表现是眩晕、头痛、精神紧张、精神失常、精神萎靡、精神错乱、忧郁、易冲动、木僵、共济失调、眼球颤动、言语障碍、复视、嗜睡、影响思维、工作及儿童智力发育受限、儿童可出现兴奋和焦虑。这些症状对于患者的正常生活有着严重的不良影响。另外,对于患者的上消化道系统,抗癫痫药物也有一些影响,如恶心、呕吐、厌食、上腹部疼痛、胃炎、食欲不振等。对于血液和淋巴系统的影响,一般表现为再生障碍性贫血、巨幼红细胞型贫血、淋巴结肿大、血糖升高、白细胞减少、低血压等。抗癫痫药物的不良反应,严重者可引起肝、肾功能减退,造血功能障碍。因此肝、肾不全者应慎用或禁用。③人体长期摄入药物,而引起的全身器官的损伤,如痤疮、齿龈增生、面部粗糙、多毛、骨质疏松、小脑及脑干萎缩(长期大量使用)、性欲缺乏、体重改变、脱发、月经失调或闭经等。

(4)致畸作用:就是指抗癫痫药物导致的后代发育不正常,现在的新型抗癫痫药物已使这种危险性明显减少。

199. 抗癫痫药之间怎样互相影响

抗癫痫药之间的相互影响十分复杂,目前已经明确它们之间通过以下途径互相影响:

(1)药物之间代谢的诱导:多种抗癫痫药如苯妥英钠、苯巴比妥、扑痫酮、卡马西平等都是肝脏微粒体酶的强诱导剂。当长期使用这些药物时,可使肝脏微粒体酶增加,这几种抗癫痫药合用时互相加速对方的代谢,彼此的血药浓度降低,疗效下降。当这些药物与其他抗癫痫药合用时,也加速后者的代谢,使疗效降低。另外,地西泮和氯硝西泮也可降低苯妥英钠的血药浓度,使其半衰期缩短,疗效降低。

(2)药物之间代谢的抑制:当两种药物利用共同的代谢途径时,可能互相竞争酶系统的活性部位,或形成较稳定的中间产物以抑制酶的活性。抗癫痫药的代谢多在肝微粒体羟化酶系统的作用下进行,有些药物可以抑制羟化酶的活性,使抗癫痫药羟基化的速度减慢,半衰期延长,血浆浓度升高,增加中毒的可能性。磺胺噻嗪是一种磺胺类辅助抗癫痫药,对肝酶有很强的抑制作用,可抑制苯妥英钠、苯巴比妥、扑痫酮的代谢。丙戊酸类药也是

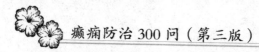

肝脏药物代谢酶的抑制剂,当丙戊酸类药与苯巴比妥合用时可使后者的血浆浓度升高 35%～200%,临床出现中毒症状。

（3）血浆蛋白结合的竞争:多种抗癫痫药进入人体后都与血浆蛋白结合,其中以苯妥英钠和丙戊酸与血浆蛋白结合率最高。当两药合用时,由于丙戊酸与血浆蛋白结合能力较强,可将苯妥英钠从血浆蛋白结合部位置换出来,因而增加苯妥英钠游离药物的浓度,使其治疗作用增强,代谢加速。

因为抗癫痫药之间存在着上述复杂的相互作用,所以,联合应用多种抗癫痫药时,临床效果并不等于各药作用的相加,而相反有时却互相降低疗效,或出现中毒反应。

200. 如何看待抗癫痫药的不良反应

有些人(包括一些巫医、庸医)对抗癫痫药缺乏基本的了解,却在那里大肆渲染、夸大抗癫痫西药的不良反应,造成一些癫痫患者及家属对抗癫痫药的误解。有些人别有用心地宣传"抗癫痫药都有严重的不良反应","抗癫痫药对脑子有刺激",患者吃后会"变傻"。有些患者或家属因惧怕这些所谓"不良反应",宁可轻信一些庸医、巫医的骗术,到处去寻找"祖传秘方"、"单方",找人"包治",白白损失钱财,遭受疾病折磨,而不服用有效的抗癫痫药。

目前,普遍存在的问题是如何正确看待抗癫痫药的抗癫痫作用和它们的不良反应。临床上常用的抗癫痫药如苯妥英钠、苯巴比妥、扑痫酮、丙戊酸镁、癫健安(片剂、栓剂)、卡马西平、硝西泮、氯硝西泮等都是经过长期、大量的临床试验包括单盲、双盲或三盲的对照试验,大量的药理和毒理试验,证明确实是疗效好、不良反应小的药物。每种药的有效率都在 80% 左右。试问,现在有哪一种"祖传秘方"和"割治"、"埋线"疗法经过了如此科学的研究,如此大量的临床试验,有如此好的疗效? 可以设想,如果没有这些有效抗癫痫药的先后问世,目前世界上几千万癫痫患者每天不知要承受多么严重的癫痫发作之苦!

正如世界上没有一个完美无缺的人一样，每一种抗癫痫药除了有很好的抗癫痫作用之外，都可能存在这样或那样的不良反应。这些不良反应与它的疗效相比，可以用中国的一句老话形容，叫"一个指头与九个指头之比"。这些不良反应不是每一个服用的患者都会出现，而仅有少数或极少数患者才会出现。绝大多数患者服药后都是十分安全的，并不出现这些不良反应。少数患者即使出现了一些不良反应，只要患者和家属积极配合医生治疗，及早发现，及时处理，一般都能及时消除，不会造成严重后果，不影响治疗。极个别患者由于特异体质，对某种药物会发生某种变态反应，但及时发现，及时换服其他抗癫痫药也不会造成严重后果。

总之，抗癫痫药的临床疗效是很好的，绝大多数患者服用是安全的，极少数患者服药后可能会出现一些不良反应，但只要患者及家属与医生密切配合，认真处理，一般不影响治疗，不会发生严重后果。那种认为"抗癫痫药都有很大不良反应"，"对脑子有刺激"，患者长期服用"会变傻"的说法是毫无根据的。

201. 长期服用抗癫痫药会不会损害大脑

随着抗癫痫药的广泛应用，抗癫痫药对高级神经功能的毒性如对患者认知功能、情绪、行为、记忆、语言、运动和注意力方面的影响，越来越为人们所注意，尤其是对学龄患儿的智力发展、知识获取等更为重视。

国外有人用苯妥英钠在正常志愿者身上的试验结果表明，苯妥英钠对人的记忆、运动速度等均有影响，血药浓度越高，影响越明显。1985 年，美国儿科学会药物委员会认为，苯妥英钠影响患者的操作技能、视空间能力和注意力，对运动和反应速度也有影响。

苯巴比妥可影响患者的瞬时记忆和集中注意力，对语言速度也有影响。卡马西平一般认为对智能无明显影响，但有人认为可能对精细运动有一定的影响。丙戊酸钠对智能的影响也较小，可能对患者阅读有一定的影响。

值得注意的是，抗癫痫药对智能的影响，多是可逆的，且与血药浓度的高低有关。临床上真正做到合理使用抗癫痫药，不会严重影响患者的智能。而有些患者及家长因担心长期服用抗癫痫药会使人变傻而不去接受正规治疗，盲目听信有"无毒、无副作用"的治疗，结果导致癫痫长期反复发作，患者智能反而严重受损。

202. 服药期间发生了药物不良反应怎么办

一般说来，长期服用抗癫痫药是安全的，不良反应多是轻微的、可逆的。但因抗癫痫用药时间长，有时剂量较大，不同患者（尤其是年龄较小的儿童）对药物的耐受能力有很大差异，有时患者还有其他疾病等多种影响，少数患者在服药期间可能会出现一些不良反应。因此，在用药过程中，一方面要注意观察癫痫的控制情况，另一方面也要观察服药后的不良反应。一旦出现了不良反应，应及时就医，是继续服药，还是减量、停药或换药，可按不同情况分别处理。

对轻度的不良反应，目前多主张继续用药，同时对不良反应采取相应的处理方法。如有呕吐、恶心、厌食及胃部不适等消化道症状时，可采用药物与饭一块吃，或饭后吃药，即可好转，必要时给予对症治疗。多数抗癫痫药在开始服用时有镇静作用，继续服用时可消失，不需处理，可采用单药小量开始，逐渐加量的方法。少数患者在长期服用后发生巨幼红细胞性贫血，可加服叶酸治疗。有的患者出现低血钙、骨骼脱钙，儿童表现有佝偻病或搐搦，可用维生素D治疗。苯妥英钠可使齿龈增生，长期服用时要保持口腔卫生，经常按压齿龈等。孕妇服用苯妥英钠或苯巴比妥时，可发生新生儿出血及凝血因子缺乏，可用维生素K治疗。

在服药后,患者出现了中度不良反应,如共济失调、眼球震颤、眩晕、复视等,多是由于抗癫痫药的血药浓度过高引起的,只需适当减量,就可好转,继续服药。婴幼儿服用氯硝西泮时,可使唾液及气管内分泌物增多,必要时应减量。

极少数患者可发生严重的不良反应,如对抗癫痫药过敏,出现皮疹、黄疸、发热、粒细胞缺乏、淋巴结肿大、再生障碍性贫血、剥脱性皮炎等。一经发现这些反应,应立即改用其他药物。丙戊酸钠、卡马西平偶可引起肝脏损害,如有发生,应及时停药及换其他药物。

对于难控制的所谓"难治性癫痫"患者,一定不要为控制发作而盲目增加药物剂量或加用多种抗癫痫药。用药的目的在于改善患者的生活质量,在不能完全控制的情况下,发作明显减少时,即为较满意的效果了。

抗癫痫药可能对患者有多种影响,因此,在服用药物前及每次复诊时,除进行一般的体检、神经及智能检查外,还要做血常规、尿常规、凝血功能、肝功能、肾功能、血钙等检查。及早发现不良反应,及时处理。

值得注意的是,要定期对血药浓度进行监测。根据发作情况及药物的不良反应,随时进行血药浓度检查。必要时,调整药物剂量。

总之,在药物出现不良反应后,应根据患者的具体情况,权衡利弊,实事求是地对药物进行必要的调整。

203. 苯妥英钠中毒有什么临床表现,如何处理

苯妥英钠口服过量致急性中毒[血药浓度为 20～40 毫克/升 (20～40 微克/毫升)]或长期服用导致慢性中毒的患者,主要表现为小脑及前庭系统症状,可见有眼球震颤、共济失调、眩晕、复视、恶心、呕吐、心率缓慢或心律失常等。血药浓度大于 40 毫克/升

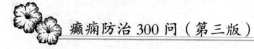

(40微克/毫升)可致精神错乱,50毫克/升(50微克/毫升)以上出现严重昏睡以至昏迷、心律失常并可引起患者猝死。

如为口服药物急性中毒,6小时内要积极洗胃,减少吸收。用1/5 000的高锰酸钾液体洗胃后,再用硫酸镁导泻,心脏心率的改变应进行心电监护,大量静脉输液可增加药物的排出,有条件的可行血液透析。

对于一般轻中度中毒的患者,可暂时停服苯妥英钠,同时大量输液以加速药物的排泄。一般需停药1～3天,待血中苯妥英钠浓度下降至治疗范围10～20毫克/升(10～20微克/毫升)或中毒症状消失后再继续服用治疗剂量的苯妥英钠,以免癫痫复发。

204. 苯巴比妥中毒有什么临床表现,如何处理

巴比妥类药物是一类安全有效、廉价易得的药物。一般情况下,很少引起中毒,但由于多种原因,造成1次大剂量吞服的,也偶尔见到中毒。其主要的表现是,中枢神经系统受到高度的抑制,轻时患者反应迟钝、感觉迟缓、言语缓慢不清晰、智力明显下降等;严重时引起昏迷,并可危及生命。查体发现呼吸受抑制,变浅变慢,血压下降,体温降低(35℃以下),瞳孔缩小如针尖样,角膜反射、咽反射及膝反射均消失,对痛觉刺激无反应,脑电图及心电图异常等。死亡的主要原因是呼吸衰竭。

中毒的处理是维持呼吸及循环功能,这是抢救成功的关键。及时吸氧,昏迷者行气管插管人工呼吸器呼吸,静脉给中枢兴奋剂如美解眠,或静脉快速输液,维持有效血容量及电解质平衡,加速药物的排泄。静脉输入碳酸氢钠碱化尿液,和利尿剂合用,可增加药物排泄速度。洗胃也是重要的抢救措施,在服药6小时以内洗胃效果更好,用1∶5 000高锰酸钾溶液或等渗生理盐水洗胃,尽量洗净。在洗胃后可胃管注入硫酸镁或活性炭等。注意钾离子的补充。有条件的地方洗胃后可行血液透析。另外,要注意

吸入性肺炎、肾衰竭等。有呼吸抑制时,可给呼吸兴奋剂。

部分患者在恢复期可出现停药综合征,表现兴奋、失眠、惊厥及精神失常等,应给予对症处理。

对于长期服用较大剂量苯巴比妥导致的慢性中毒,未引起意识障碍及生命体征变化者,一般仅需暂停服药1～3天,待血药浓度降至治疗范围或中毒症状消失,即可继续服药。

205. 抗癫痫药物引起胎儿畸形的危险性有多大

第一次抗癫痫药引起胎儿畸形的报道距现在已经40余年了,近年来有更多这方面的研究和报道。目前已经公认女性癫痫患者怀孕期间服用抗癫痫药可使胎儿先天性畸形的发生率增加。但对这种危险性应有客观的认识,孕期服用抗癫痫药物有生出畸形胎儿的可能性,但必须清醒的认识到,不是所有孕期服用抗癫痫药的患者所生出的胎儿都会发生畸形,而仅仅是10%以下的才发生畸形,而正常女性生出的胎儿畸形率也在2%左右。因此,女性癫痫患者服药期间最好不要怀孕生子,如果确实有需要,也不要过分担心,因为即使怀孕期间服用抗癫痫药,其生出胎儿畸形的危险性也在10%以下。

近年来,大量研究发现服用抗癫痫药的女性患者其胎儿畸形的发生率在5%左右(正常女性为2%左右),是正常人的2～3倍。不同的抗癫痫药、不同的剂量、同时服用药物的数量不同,胎儿畸形的发生率明显不同。在传统抗癫痫药物中以丙戊酸钠的致畸形率较高(6%～10%),其次为苯巴比妥(6%左右),苯妥英钠(3%～7%),而卡马西平相对较低(2%～5%)。新一代抗癫痫药拉莫三嗪、奥卡西平、左乙拉西坦的致畸形率较低(2%～4%)。但由于目前研究资料中新型抗癫痫药的致畸率差异较大,且样本量还不够,还不能够肯定新型抗癫痫药就一定是安全的。进一步的研究发现同一种抗癫痫药物,因其使用剂量不同,胎儿畸形的发生率亦有差异。当每天服用拉莫三嗪的剂量小于300毫克、卡马西平的剂量小于400毫克时,致畸的风险度最低,分别为2.0%和3.4%;每天服用小于700毫克的丙戊酸钠时,其致畸风险度为5.6%,服用700~1500毫克的丙戊酸钠致畸风险度为10.4%,服用大于1500毫克的丙戊酸钠致畸风险度为24.2%;每天服用小于150毫克的苯巴比妥,致畸风险度为4.2%,每天服用大于150毫克苯巴比妥的致畸风险度为13.7%。另外,大量研究资料显示,孕妇同时服用抗癫痫药物的数量也与胎儿畸形发生率有关,其中,单一服药的患者产生畸胎比例为5.1%左右,而同时服用两种或以上抗癫痫药物的孕妇,其胎儿畸形发生率高达8.0%。

在目前所有胎儿畸形的报道中,除了丙戊酸钠和卡马西平致胎儿神经管缺陷最常见外,还有低耳位、精神运动迟滞、腹股沟疝、鼻孔外翻、小头、指端发育不良、头面畸形、鼻梁扁平、脊柱裂、唇外凸等报道,但最常见的是唇裂、腭裂及心血管畸形三种。还有报道患癫痫母亲的婴儿智力障碍发生率较高,在子宫内暴露于苯妥英钠的儿童7岁时全面智商低于对照组。

关于抗癫痫药引起胎儿畸形的发生机制目前尚不是很清楚。已知所有的抗癫痫药几乎都能通过胎盘进入胎儿体内,胎儿暴露于较高浓度的抗癫痫药,再加上他们早期药物清除能力尚未健全,药物在胎儿体内不断蓄积,可能导致胎儿发育异常。药物可能通过干扰叶酸代谢、神经抑制、中间产物的毒性反应损伤和神经凋亡等机制造成胎儿畸形。胎儿解剖学方面的异常和神经认知的损伤机制可能不同,因为胎儿解剖学异常的风险度与怀孕前3个月暴露于抗癫痫药有关,而胎儿神经认知及行为学异常的风险度与妊娠晚期暴露于抗癫痫药物有关。

206. 药物引起胎儿畸形是怎样分级的

美国国家食品药品监督管理总局(FDA)将药物引起胎儿畸形的危险性分为五级(表7)。

表7　药物引起胎儿畸形的危险性分级

分级	描　　述
A	经孕妇对照试验,无证据显示该药对胎儿有危害
B	动物生殖对照试验尚无证据显示对胎儿有害,或不良反应,但无孕妇对照试验证据
C	动物生殖对照试验已证明对胎儿有不良反应(畸形或胚胎致死),但未进行孕妇对照试验。该药在可能的利益大于潜在的危险时可使用
D	人体对照试验证实该药对胎儿有不良反应,在可接受危害风险下,对孕妇有益时使用
X	动物和人体试验均证实会导致胎儿异常,对孕妇危害远大于任何益处。对已受孕或可能受孕妇女均禁忌使用

207. 抗癫痫药引起胎儿畸形危险性怎样分级

美国国家食品药品监督管理局将常用抗癫痫药物的致畸性进行了分级。目前常用的抗癫痫药物没有属于 A 级、B 级的,也没有属于 X 级的。其中属于 C 级的有加巴喷丁、非氨酯、拉莫三嗪、左乙拉西坦、奥卡西平、普瑞巴林、塞加宾、氨己烯酸、唑尼沙胺。属于 D 级的有苯巴比妥、苯妥英钠、卡马西平、丙戊酸盐、托吡酯、氯硝西泮。

由上述分级可以看出,目前临床上常用的抗癫痫药物对孕妇来说没有一种是绝对安全的(A 级、B 级),也没有是肯定有害的(X 级),都是相对有一定的致畸风险,临床应用时应权衡利弊,决定取舍。

208. 如何让女性癫痫患者生出一个正常、健全的宝宝

由于抗癫痫药有一定的致畸性,多数情况下我们建议女性癫痫患者在服药期间最好不要怀孕生子,待癫痫完全得到控制,减药停药后再生子。但由于种种原因,相当一部分女性癫痫患者不能坚持到完全停药。前面已经讲到,虽然抗癫痫有一定的致畸风险,但并不是所有的抗癫痫药都有致畸性,也不是所有服用抗癫痫药的孕妇都会生出畸形的胎儿。因此,服药期间怀孕生子的孕妇要在专科医生的指导下,采取以下积极的措施,在不停服抗癫痫药的情况下照样可以和正常女性一样生出一个健康的宝宝。

(1)积极有效的控制癫痫发作:有些女性癫痫患者在癫痫没有完全得到控制时欲怀孕生子,担心正在服用的抗癫痫药引起胎儿畸形,不经医生同意,擅自停用抗癫痫药,这是十分危险的。癫痫患者怀孕期间发作控制不佳对胎儿和母亲都有很大的危害。首先,癫痫发作,尤其是全身强直-阵挛发作导致胎儿畸形的发生率远远超过抗癫痫药;其次,增加围生期胎儿并发症;第三,癫痫发作增加妊娠并发症的发生,如阴道出血、流产、早产、难产及妊娠高血压综合征等。

妊娠期间有15%～30%的癫痫患者发作增加。另外,妊娠期间生理情况的变化可能对抗癫痫药的代谢产生影响,抗癫痫药血药浓度下降,导致原本控制很好的癫痫患者再次发作。因此,整个妊娠期间,在癫痫专科医生指导下选用安全有效的抗癫痫药,有效地控制癫痫发作是保证母婴安全的首要措施。

(2)调整抗癫痫药,将致畸风险降至最低水平:如前一节所述,同时服用大剂量、多种抗癫痫药可大大增高胎儿畸形发生率。因此,在准备妊娠前,患者应在有经验专科医生指导下将多种抗癫痫药逐渐调整为单一药物治疗;药物剂量在血药浓度检测指导下调至最低有效量,这样可以降低胎儿畸形发生率。另外,如原

服用的为丙戊酸钠、苯巴比妥、苯妥英钠等致畸率较高抗癫痫药，逐渐地调整为新一代、致畸率低的药物也可降低胎儿畸形的风险。

（3）适当补充叶酸：癫痫妇女怀孕期间补充叶酸可以降低畸胎发生率，建议于计划怀孕前 3 个月开始每日服用叶酸 0.4 毫克，怀孕后再继续服用上述剂量叶酸 3 个月。

（4）定期监测胎儿生长发育状况：定期监测癫痫女性所怀胎儿的生长发育状况是十分重要的。神经科医师、初级保健医生及产科医师应在妊娠全程中给予咨询指导。在妊娠 12 周行超声检查，妊娠 16 周检测妊娠血清甲胎蛋白含量。妊娠 16～18 周应行超声检查以了解胎儿有无骨骼、心脏、颜面部畸形以及神经管缺陷。妊娠 22 周可行高分辨率超声检查以全面评估胎儿颜面部及心脏有无缺陷。如发现有问题，怀疑代谢或染色体异常，应进行羊水穿刺或其他特殊检查以进一步确认。尽管上述各种检查的准确率比较高，但我们必须告诉父母，没有任何一项检查对胎儿畸形的检出率可达 100％。

（5）加强围生期保健：大部分癫痫产妇都能正常分娩，但是恐惧、压力、情绪紧张、睡眠不足、过度换气等因素可能会增加分娩期癫痫发作的危险。建议产妇在有癫痫诊疗经验和设备的产科中心分娩，分娩过程尽量避免上述诱发因素，分娩中及分娩后均应按时按量服用抗癫痫药。患者若在妊娠后期出现频繁的全身强直-阵挛发作或持续较长时间的部分性发作，应该考虑通过剖宫产提前终止妊娠。如果在分娩过程中癫痫发作，应该尽快采取措施终止发作，可选用地西泮等静脉注射，必要时按癫痫持续状态处理，同时采取措施尽快结束分娩，并做好新生儿的抢救准备。

（6）预防新生儿出血：服用抗癫痫药的女性所生婴儿，都应在出生后肌内注射维生素 K 1 毫克；如果有其他出血的危险因素，孕妇应在妊娠最后一个月每天口服维生素 K 10 毫克。

209. 抗癫痫药常见的神经系统不良反应有哪些

抗癫痫药常见的神经系统不良反应有：

（1）患者自觉头晕、眼花、视物不清、走路不稳。检查可发现小脑性共济失调，如眼球震颤、复视、构音困难、指鼻不准、站立不稳、手震颤等。苯妥英钠最易引起小脑损害症状，其他药物过量时也可出现。长期服用苯妥英钠可有小脑萎缩。上述症状及时发现，及时减药或停药，多可恢复正常；若处理不及时，可造成不可逆性损害。

（2）长期服用抗癫痫药治疗的患者，除有上述小脑症状外，还可有行为异常、情绪改变、脑电图出现慢波增多、高幅δ波等。有的患者还出现不自主运动、舞蹈样动作、口面部肌肉运动障碍等。

（3）嗜睡几乎是各种抗癫痫药都可出现的不良反应，多在开始治疗时出现，可影响患者的学习和工作能力，影响精神和智能。有的表现易激惹、兴奋、活动过多、攻击行为、焦虑、失眠等。此类症状以服用巴比妥类及地西泮类药物者多见。

（4）有的患者服药后，可有末梢神经病，一般临床不明显，主要是膝、跟腱反射消失，神经传导速度减慢。有的患者有类似于重症肌无力的表现，肌电图检查肌肉有明显的易疲劳性。

总之，抗癫痫药对神经系统的各方面均可能有影响，但这些不良反应大多数是可逆的，停药或换药后可自行消失。叶酸及其他营养物质的缺乏，对上述症状的发生有一定作用。

210. 抗癫痫药会引起血液异常吗

虽然抗癫痫药对绝大多数患者来说是安全的，但也确有少数患者服用抗癫痫药期间发生这样或那样的血液改变，值得临床医生注意。

（1）约有1%的患者发生巨幼红细胞性贫血或巨红细胞症。

这些情况的出现,一般认为与叶酸缺乏有关,补充叶酸后症状可改善,服维生素 B_{12} 也有效。这些患者除贫血外,有时伴有神经精神障碍。有人报道叶酸治疗后影响抗癫痫药的疗效,使癫痫发作加重,因而临床用药时需密切观察癫痫发作情况。

(2)有 1%~5% 的癫痫患者服药期间,尤其是服药早期发生中性粒细胞减少。一般白细胞总数在 $(2.5 \sim 4) \times 10^9 /$升,不需特殊处理,中性粒细胞绝对计数在 $(1 \sim 1.5) \times 10^9 /$升,长期服药并不出现其他问题。据研究认为这是由于药物的长期蓄积作用,无须特殊处理,不影响治疗。有近 1% 的患者服药早期出现白细胞进行性下降,白细胞总数下降至 $2 \times 10^9 /$升以下,中性粒细胞绝对计数在 $1 \times 10^9 /$升以下,据认为这是个体的特异敏感性所致,与服药时间及剂量无关。上述白细胞的改变多见于服用卡马西平的患者,其他药物偶尔也可见到。粒细胞减少可给升白细胞药物。

(3)约有 1% 癫痫患者服药期间发生血小板减少及凝血机制障碍。临床可见鼻出血、血肿、静脉穿刺流血不止、牙龈和肛门出血。检查可发现血小板数目及功能改变、出血时间延长、凝血因子改变、纤维蛋白原减少、凝血酶原时间改变。上述改变多见于服用丙戊酸钠的患者。血液病患者患癫痫时最好不服丙戊酸钠。服丙戊酸钠的患者,手术时应当小心,术前应检查凝血机制和血小板功能。

211. 抗癫痫药对骨骼有什么影响

抗癫痫药对于骨骼的影响是比较常见的。近年来,国内外学者对此都比较重视,进行了许多研究。抗癫痫药对生长发育期的儿童影响更大,可引起低血钙、低血磷、小儿佝偻病、骨质脱钙,有的发生手足搐搦等。轻症的患者临床上可无明显症状,而仅有生化检查方面的异常。在抗癫痫药中,以苯妥英钠及苯巴比妥对骨骼的影响最大。

抗癫痫药引起骨骼变化的原因,主要是由于抗癫痫药诱导了

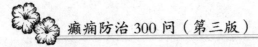
肝脏微粒体中的羟化酶,使维生素 D 的生成减少,代谢加快,导致维生素 D 缺乏所致。维生素 D 是钙和磷吸收、分布及代谢的调控因子,对骨骼的正常生化组成有重要的作用。

既然抗癫痫药对骨骼的影响是低钙引起的,那么口服钙糖片等治疗可以吗? 不行! 如果只给患者口服钙剂,不给予维生素 D 的话,肠道内的钙就不能被吸收,体内钙的异常分布也不能得到纠正。因此,补钙的同时一定要补充维生素 D,才能有效治疗抗癫痫药引起的骨骼改变。

服用抗癫痫药的患者,尤其是生长发育较快的儿童,要定期复查血钙、血磷及血碱性磷酸酶,也可酌情间断补充小量维生素 D。

212. 抗癫痫药对皮肤、结缔组织有什么影响

抗癫痫药多是由工业合成的有机化合物,因此,对有的患者,它可能是一个半抗原,在体内发生变态反应(Ⅰ型变态反应)。轻度的表现为皮疹、药物疹、荨麻疹等,多在服药 1～2 周后出现。皮疹以面部较多,发痒、发红、压之退色。有的可有结膜充血及鼻塞等。严重的变态反应,可以出现低热、白细胞减少,甚至出现剥脱性皮炎。

轻度的皮疹,不一定要换药,加服一些抗组胺类的药如扑尔敏、苯海拉明等,即可消失。但严重的皮疹,则要考虑换药治疗,并可使用肾上腺糖皮质激素、钙剂等治疗。

抗癫痫药对结缔组织的影响也较明显。早在 20 世纪 30 年代,人们就认识到苯妥英钠可引起齿龈增生、伤口愈合快等。经过半个多世纪的不断再认识,指出苯妥英钠所致的齿龈增生,是可逆的,停药及换药后可恢复正常。儿童是生长发育活跃阶段,易引起胶原结缔组织的增生,故儿童使用苯妥英钠时,更应注意口腔卫生。

此外,抗癫痫药还可引起皮肤粗糙、颜色加深等。痤疮、面部黄褐色斑样色素沉着,也可见到。有人报告抗癫痫药可引起系统性红斑狼疮。苯妥英钠长期服用易出现毛发增多,汗毛变黑、变粗。因而,女患者在服用其他抗癫痫药有效时最好不要服用苯妥英钠。丙戊酸钠可引起脱发或毛发卷曲。

213. 抗癫痫药常见的消化系统不良反应有哪些

(1)在各种抗癫痫药中,以丙戊酸类最常出现胃肠道反应。常见症状有:恶心、呕吐、腹痛、腹泻、食欲减退等,少数病例可见食欲增加。这些症状多发生在服药早期,儿童较成人多见,一般不严重。饭后服药或将药与饭一起服用可减轻上述胃肠道反应。经对症处理后,多数病例不影响治疗。

(2)苯巴比妥和苯妥英钠均有引起中毒性肝炎的报道。近年来,人们对丙戊酸钠的肝脏毒性作用特别注意,丙戊酸钠引起的急性中毒性肝炎已有 10 多例患者死亡。关于抗癫痫药引起肝脏损害的机制,多数认为是一种特异质反应。为避免严重的肝脏毒性反应,在服用抗癫痫药(尤其丙戊酸钠)期间要加强临床监护。在开始服药后 6 个月内患者出现呕吐、恶心、食欲下降、全身不适、无力、昏睡,疑有肝脏受损时,应及时检查,必要时立即停药。

(3)迄今已有数例丙戊酸钠引起急性坏死性胰腺炎的报告,临床亦应予以注意。

214. 抗癫痫药会引起内分泌异常吗

抗癫痫药对内分泌有一定的影响。对内分泌系统产生影响的原因,并不是药物直接作用于内分泌器官,而是由于药物诱导的激素代谢加快引起的,如苯妥英钠等,都是较强的酶诱导剂,可以提高肝脏酶的活性,加快对药物或激素的代谢。

在肾上腺皮质激素代谢增快时,肾上腺可代偿性的分泌增

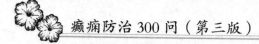

加。一般情况下，不表现任何症状，只有在肾上腺皮质功能低下时，抗癫痫药才引起阿狄森综合征的一些表现。

患者的性腺激素代谢加速时，可引起性激素，如睾酮、雌激素、孕激素、催乳素、黄体生成素等水平下降，对性欲及性功能产生轻微的暂时性影响。

抗癫痫药对甲状腺激素也有影响。有报道苯妥英钠可使血中的三碘甲状腺原氨酸（T_3）、甲状腺素（T_4）水平下降，但通常没有甲状腺功能低下的表现。

抗癫痫药对胰岛素也有影响，可抑制胰岛的分泌，升高血糖，使血脂的代谢紊乱，血中胆固醇及甘油三酯升高等。

此外，抗癫痫药还有抑制抗利尿激素释放的作用。总之，抗癫痫药通过对肝脏酶系统活性的诱导作用，对内分泌系统有广泛的影响，但由于内分泌系统的自我调节作用，一般很少出现内分泌紊乱的表现，只有在机体有潜在内分泌疾病时，才出现相应的症状。

少数患者长期服用丙戊酸钠或卡马西平，可引起食欲增加，体重增加。其机制尚不明。

215. 抗癫痫药对免疫系统有什么影响

抗癫痫药对免疫系统可有如下影响：

（1）免疫球蛋白降低：对照研究发现，长期服用抗癫痫药可以引起免疫球蛋白 A、G 降低。但其发生率较低，临床并未发现这些患者有免疫功能缺陷所致疾病。

（2）假性淋巴瘤：少数服用苯妥英钠的病例，在最初几个月内可出现淋巴结肿大，伴有发热、斑疹、肝大、关节痛、嗜酸粒细胞增多等症状。上述症状停药后可很快消失，以此可与恶性淋巴瘤鉴别。服用扑痫酮、三甲双酮也偶有发生者。

（3）自身免疫性疾病：曾有报道多种抗癫痫药引起系统性红斑狼疮。也有人报道在癫痫患者发现抗核抗体。其意义有待进一步研究。

216. 抗癫痫药引起白细胞或血小板减少怎么办

如前所述,少数癫痫患者在服用抗癫痫药的不同时期可发生不同程度的白细胞或血小板减少。

当癫痫患者服用抗癫痫药期间发现白细胞或血小板减少时,不应惊慌失措。首先,需证实是否真正减少,临床上我们常常发现因化验员操作或技术缘故,偶尔发现患者白细胞或血小板明显减少,反复化验后又正常。这种情况就不需要特殊处理。其次,有些患者服用抗癫痫药期间偶尔因病毒感染或其他原因出现暂时性白细胞减少,经反复复查后又恢复正常。这种情况也不影响抗癫痫药的服用。

在服用抗癫痫药的最初几周内发现白细胞低于 4×10^9/升、高于 3×10^9/升时,一般不要急于停药或换药。这时,一方面可加服一些升白细胞的药物如利血生、鲨肝醇、维生素 B_4、肌苷、肝精补血素等,一方面严密观察血象的变化。如经上述处理白细胞回升至 4×10^9/升以上或不再继续下降,可在严密观察血象的同时继续原治疗方案不变。如经上述处理,白细胞继续下降至 2.5×10^9/升以下时,则需换服其他抗癫痫药,必要时做骨穿检查,根据骨髓象的改变酌情治疗。

长期服用抗癫痫药的患者发现白细胞在($2.5 \sim 4 \times 10^9$/升、患者无其他不适时,可在服用抗癫痫药同时加服前述升白细胞药物,一般不必换药或停药。

服用抗癫痫药早期(3~4 周内)发现血小板减少至($60 \sim 100$) $\times 10^9$/升,可一方面严密观察血小板变化,同时加服升血小板药物。如血小板不再继续下降,可不必停药或换药;如继续下降至 60×10^9/升以下或有凝血机制障碍时,则需改服其他抗癫痫药。

长期服用抗癫痫药期间发现血小板在($60 \sim 100$) $\times 10^9$/升且

无凝血机制障碍时,可适当配服一些升血小板的药物,而不必停药或换药。

217. 抗癫痫药物对肝功能有哪些影响

抗癫痫药物致肝损害是癫痫治疗中较严重的毒副反应,抗癫痫药物致肝损害存在一些高危人群。

(1)有肝病史和乙肝标志物阳性者:据文献报道可能是肝脏有疾患者肝血流灌注障碍,肝血流量减少;肝病者血浆白蛋白含量下降,使其结合部位性质发生改变,降低了药物与血浆蛋白的结合,这些均导致药物清除变慢,游离药物浓度增加,从而增加毒性。

(2)嗜酒者:乙醇是细胞色素 P450 的诱导剂,可加强药物的肝脏毒性。

(3)老年患者:肝脏功能减退,对药物代谢和清除变慢,增加了肝脏毒性。

(4)营养不良者:血浆白蛋白含量下降,降低了药物与血浆蛋白的结合,药物清除变慢,游离药物浓度增加,从而增加毒性。因此我们在对有高危因素的患者抗癫痫治疗时,尽量选用对肝脏影响小的药物,密切注意加强肝功能监测,一般最初 2 个月每 2 周一次,以后可每月一次。若出现肝损害,应根据肝损害程度和临床表现决定是否停药,以免病情反复,导致难治性癫痫。并同时给予护肝治疗,常用阿拓莫兰、益肝灵等。帮助患者安全度过肝脏对抗癫痫药物的敏感期,避免不必要的停药。

218. 抗癫痫药物引起过敏反应综合征怎么办

药物过敏反应综合征(DHSS)是一种有发热并累及一个以上器官的全身性疾病,临床上通常表现某一器官(例如肝、肾或皮肤)受累明显。DHSS 通常表现为发热、皮疹与内脏器官受累三联征,抗癫痫药物引起的 DHSS 被称为抗癫痫药 DHSS。抗癫痫药 DHSS 是一种由抗癫痫药所致的与药物剂量无关的副反应综合征,多见于服用芳香族抗癫痫药(如苯巴比妥、苯妥英钠及卡马西平)的患者,且各种芳香族抗癫痫药物之间存在交叉反应。发病早期临床表现变化较大,易延误诊断。此症一旦出现严重肝损害或中毒性表皮松解症,死亡率可高达 5%~50%。诊断标准为有明确的服用抗癫痫药史;有发热、皮疹、内脏损害三联征;停用致敏药物后病情逐渐恢复,除外其他疾病。所有病例确诊后,立即停用致敏药物。应用皮质激素治疗,可依据病情选用甲泼尼龙、地塞米松、泼尼松治疗,一般可获得满意的疗效。酌情选用抗生素防止继发感染。癫痫患者一旦出现 DHSS,在选择新的抗癫痫药时应高度警惕芳香族抗癫痫药的交叉过敏,即对其中一种药产生过敏时,不能换用其他同族抗癫痫药。发生抗癫痫药 DHSS 的癫痫患儿,应立即停用致敏药物,急性期可用苯二氮䓬类抗癫痫药。

以后长期用药可选用下列药物:丙戊酸钠为一种支链脂肪酸,其化学结构及代谢产物均与芳香族抗癫痫药不同,已成功应用于此症患者。但由于潜在的肝脏毒性,在急性期伴有肝损害时,应避免使用。新一代抗癫痫药中,加巴喷丁、托吡酯(妥泰)等过敏反应低,可选用。

219. 女性多囊卵巢与服用丙戊酸盐有什么关系

丙戊酸盐是一些女性癫痫综合征的常用药物,它与口服避孕药无相互作用,不像苯巴比妥、苯妥英钠、卡马西平等那样因影响雌激素与孕激素而导致避孕失败,德巴金与避孕药同时服用时不需要特别处理。老年妇女使用长效酶诱导性抗癫痫药可致骨矿物质密度下降,促使发生骨质疏松,而癫痫发作会增加跌倒及其他伤害的危险,故了解抗癫痫药在骨健康方面的作用非常重要。丙戊酸盐不是肝酶诱导剂,故不必有此类顾忌。

近年来的研究显示,没有确切证据表明抗癫痫药会导致卵巢形态的特异性改变,丙戊酸盐和多囊卵巢之间有无关联尚无定论。一项前瞻性研究表明,使用卡马西平或丙戊酸钠单药治疗的癫痫女性,多囊卵巢综合征(PCOS)发病率与不使用 AED 药物治疗者相近,在所有患者组大概为 10%。PCOS 似乎是发病多因性疾病,包括遗传倾向和环境因素,此外体重增加也起一定作用,故应检测患者的体重,并事先告知患者,进行适当的教育和提供营养建议。

220. 抗癫痫药物对体重有什么影响,如何处理

最近几年来有更多的医生注意到抗癫痫药引起癫痫患者体重的增加或减少,这种药源性体重改变是抗癫痫药的常见慢性不良反应,与患者年龄、性别、遗传因素、药物剂量及同时存在的其他病况有关,由于出现缓慢,易被忽视。

(1)抗癫痫药引起的体重增加:丙戊酸可引起癫痫患者体重增加,大龄儿童和成人更明显。丙戊酸所致体重增加最多可达30～49 千克,平均增加 6.9～21 千克。体重增加是进行性的,长期连续使用,体重增加并不减缓。也有报道随剂量改变或减少而体重反而增加者。卡马西平、加巴喷丁、氨己烯酸也可引起癫痫患者体重增加,多出现在治疗初期。体重增加影响患者的身心健康和自信心,并可能导致患者拒绝用药而引起治疗失败,尤其是青少年。潜在的医学危害包括肥胖、高血压、非胰岛素依赖性糖尿病、脂肪代谢障碍、心血管疾病、关节退行性疾病、胃肠道和呼吸功能不全等,需要适当处理。控制饮食、适量运动、心理治疗可能对控制患者的体重增加有一定帮助。

(2)抗癫痫药引起的体重减轻:与体重减轻有关的抗癫痫药主要是非氨酯和托吡酯。非氨酯可引起大多数儿童出现一过性体重减轻,成人比儿童更明显,一般情况下体重减轻的量较少,且短暂,但严重时也可导致停药。有 10%～20%的患者口服托吡酯

后体重减轻,通常波动范围在 1～6 千克,见于用药初期,高峰期为 15～18 个月,女性和治疗开始时体重高的患者体重减轻最多。非氨酯和托吡酯引起的体重减轻可能与阻断谷氨酸作用、对潜在GABA 介导反应的多位点作用和阻断谷氨酸递质的传递有关。

221. 抗癫痫药物对男性性功能和生育有没有影响

男性癫痫患者口服抗癫痫药物对生育并没有影响!因为所有治疗癫痫的药物,它们的吸收分解都是进过肝、肾或者消化道排出体外的,根本就不会经过男性的生殖系统,所以对男性的生育并没有影响。

抗癫痫药物对男性的影响,在治疗过程中见到最多的就是影响性欲,因为治疗癫痫的药物都有镇静作用,可以引起神经反应延迟,或者性快感缺失。另有少数长期服用具有肝酶诱导作用的抗癫痫药如苯妥英钠、卡马西平的男性患者可出现性功能障碍,如阳痿等。这可能是因为这些药物导致的肝酶活性增加引起性激素代谢加快、性激素水平下降所致。此时可更换一些没有肝酶诱导作用的新一代抗癫痫药。

222. 托吡酯会引起发热吗,该怎样处理

近年临床研究发现,长期服用托吡酯的癫痫患者(尤其是儿童)夏天常常出现低热(体温一般在 37℃～38℃),同时发现少汗或无汗,而当天气凉爽时或到有空调的房间,体温即迅速恢复正常。此种情况系托吡酯所致的泌汗障碍所致。出现此种情况一般无须特殊处理,让患者避开高温环境即可。停药以后患者的泌汗功能即可恢复正常。

八、其他治疗

223. 手术治疗癫痫的适应证是什么

（1）哪些情况需要手术治疗：①难治性癫痫。凡确诊为癫痫后,经系统药物治疗,并在血药浓度监测下治疗 2 年仍不能控制,每月发作在 4 次以上,病程在 3 年以上者,可考虑行手术治疗。手术对象为充分抗癫痫治疗仍不能控制的发作。所谓充分抗癫痫治疗,必须是在专科医生指导下,系统、正规、足量、足够的时间、单独或联合应用各种抗癫痫药物,且经血药浓度监测,每种药物均达有效血药浓度而发作仍不能控制者。有些医生一听说患者服过几种抗癫痫药,经过几年治疗,未了解详细治疗过程,就轻易判断为内科治疗无效,而采取外科治疗方法,这样做有点过于草率。我们门诊曾治疗 100 余例"各种抗癫痫药都吃过没有效果"的患者,在血药浓度监测下,经过系统、正规治疗,其中有半数患者可完全控制不发,真正药物治疗无效者不足 20%。②发作的程度和频率影响患者正常生活。每月 1～2 次的大发作可能影响患者的工作和学习,而每月几次的小发作或轻微的精神运动性发作对患者的生活则无大影响。③发作病史至少 3～4 年,且无缓解迹象。外伤性癫痫病史在 3～4 年病灶稳定后不缓解才考虑手术。④对儿童生长发育的影响。在新生儿和幼儿,长期的癫痫发作较易对正常的脑发育产生负性作用。由于新生儿和幼儿处于脑可塑的关键阶段,癫痫病灶外的正常脑组织的发育依赖感觉传导通路和邻近的脑皮质的生理信号的刺激,而来源于癫痫病灶的异常放电则形成异常的电化学环境造成皮质在突触/细胞膜水平的永久性异常发育。因此,对于新生儿和幼儿强调早期阻断这一恶性循环显得更为重要。另一方面,在新生儿和幼儿时期的脑组织存在着极强的代偿能力,虽然癫痫灶对脑组织的形成产生破坏性作用,但大脑功能受影响的部分往往在大脑其他部位通过重塑而得以代偿,因此大大的降低了术后神经功能障碍的发生率,也因此减轻了手术对大脑功能的影响。对这一知识的了解可帮助我们减轻对手术可能会造成神经功能障碍的担心,采用一些较为积极的手术方案。因此,对于7岁前的难治性癫痫病例在权衡癫痫对正常脑功能负性作用和手术所可能造成的神经功能障碍的基础上,选择应稍向手术倾斜。

(2) 哪些情况不适合手术:①慢性精神病和智商低于70被认为是手术的禁忌证。②精神发育迟滞提示弥漫性脑损害或多个癫痫灶,手术效果不佳。③由于在切除癫痫灶之后可使原有被抑制的脑功能得以恢复,因此低智商对新生儿和婴幼儿并不是手术禁忌证。④主要累及语言、运动或感觉区的癫痫灶以往被认为不适合手术,但对于新生儿、婴幼儿以及术前已存在偏瘫、失语的病例仍可考虑手术治疗。

224. 手术治疗癫痫的效果如何

经过国内外癫痫工作者几十年的努力,目前大部分癫痫患者可用药物控制发作,但仍有近20%的癫痫患者虽经积极、正规的药物治疗,发作仍不能得到很好的控制。这些病例有些需要外科手术治疗。

外科手术治疗癫痫开始于1928年,由加拿大神经外科专家彭菲尔德首创。经过几十年的努力,目前已有各种手术治疗癫痫的方法。不同的病因、不同类型的癫痫,不同的手术方式,治疗结果也不同。一组2 282例颞叶手术治疗的癫痫患者,手术后有40%完全不发,20%左右发作减少75%以上,25%左右发作减少50%以上,15%左右无效。中央区瘢痕和萎缩性病变引起的癫痫手术后25%不再发,35%～40%明显好转,额、颞、枕区病灶手术

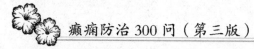

效果更好些,约 33% 不再发作,30% 显著好转。半球切除者 90% 以上发作完全消失,红核前区破坏术获显著效果者 33%,良好者 24%,效果差者或无效者 43%,联合纤维切断术可使 40% 左右的患者发作容易控制。

不少患者手术切除癫痫病灶以后,神经精神功能有很大的改善。颞叶切除术后患者如果发作得到控制,则常主动要求工作。半球切除后,术前攻击行为和强迫性症状消失而变得较为合群,因而学龄儿童可以重新入学。上述的一组 2 282 例颞叶手术患者,术前精神完全正常者 6.2%,术后正常者 23.5%,有进步者 40.9%。不少精神运动发作患者有性欲减退,颞叶切除后多可恢复。女性则变得较为温顺。立体定向手术的患者术后随着发作的控制或减少,都有不同程度的精神行为、社会适应能力、工作能力和智能的改善。

总之,各种手术治疗癫痫可使那些内科长期药物治疗发作不能控制的患者又有 1/3 左右完全控制不再服药,1/3 的患者发作明显减少。因此,手术治疗癫痫不失为一种有效的治疗方法。目前,国内不少三甲医院均已开展癫痫的手术治疗。

225. 手术治疗癫痫的安全性如何

根据目前收集到的手术治疗癫痫的大量资料统计,绝大部分患者(99% 以上)手术是安全的,手术死亡率均在 1% 以下。一组 2 282 例颞叶切除手术死亡率为 7.9‰,死亡原因主要为肺部并发症(肺栓塞、肺水肿等)。少数额叶切除术的患者术后可有主动性和活动减少,因而难以恢复正常工作和完全适应家庭生活。10% 颞叶切除的患者可有近记忆力减退,5% 左右患者术后可出现暂时性或持久性偏瘫。双侧红核前区破坏术患者有 11% 术后发生运动不能、言语和吞咽障碍。胼胝体分离术患者术后可出现"裂脑综合征",如近记忆力减退、阅读困难、下肢运动障碍等。这些症状以后可逐渐消失。

226. 癫痫手术前需要作哪些检查

癫痫外科手术成功的关键在于对癫痫灶的准确定位,术前除常规检查外,最关键的检查是癫痫灶的术前定位检查,包括脑电图、影像学和 PET、SPECT 等。

(1)脑电图(EEG):EEG 当前仍是诊断癫痫的首选和最重要的方法。EEG 不仅对癫痫手术适应证的选择有价值,而且能对癫痫放电的原发灶进行定位。尤其对于没有明显结构改变的癫痫患者,随着长程、视频脑电图在临床癫痫灶定位中的应用,使原先某些诊断不明确的患者,通过长时间监测明确了诊断。目前对脑电图的分析方法得到很大程度的改进,包括偶极子分析法,非线性分析方法等,均对定位有积极意义。必要时甚至可行术前电极埋藏后监测。

(2)影像学检查:CT、MRI 的应用对癫痫的诊断提供了很大的帮助,已使得不少因微小的肿瘤或海绵状血管瘤等病灶引起的继发性癫痫病例得到了救治。而 MRI 对先天性脑发育异常(脑皮质结构不良,脑灰质异位、海马硬化),或因后天原因造成的脑结构改变引起的癫痫加以诊断。MRS 分析可对一些影像学上难发现的异常分辨开来。

(3)功能性影像学检查:①单光子发射断层扫描成像(SPECT)。SPECT 用于对癫痫病灶的定位诊断,是通过测定癫痫灶区域在癫痫发作时或发作间期局部脑血流的改变来判断。在癫痫发作间期局部血流量较少,可看到局部血流灌注减少;而在癫痫发作时由于局部血流量的增加可表现为局部血流灌注增加。②正电子发射断层扫描(PET)。PET 是近年来出现的一种诊断技术,在癫痫的诊断中,则可用于测量脑糖代谢率,氧代谢和氧摄取。癫痫患者在癫痫发作时和发作后短时间内 FDG-PET 检查可发现癫痫灶葡萄糖摄取增加,呈高代谢改变。发作间期脑功能低下,癫痫灶呈低代谢改变。在癫痫外科中,由于 PET 检查无创伤性,对癫痫灶定位有较好的敏感性,与 EEG 定位符合率也较高,从而使大量患者免除作深部电极和皮质电极 EEG 检查。

227. 癫痫外科手术治疗方法有哪几类

癫痫外科手术主要有三类:一类为切除癫痫源病灶或癫痫源区,如大脑皮质、脑叶及大脑半球切除术等;第二类为阻断癫痫放电的扩散径路,提高癫痫阈值,破坏癫痫的兴奋机构,如大脑联合(胼胝体)切开术、立体定向脑深部结构损毁术(杏仁核、Forel-H 区)等;第三类为刺激癫痫的抑制结构,如慢性小脑刺激术。

228. 什么是脑皮质切除术

(1) 癫痫的脑皮质局部病灶切除术:脑皮质局部病灶切除术基本原理是癫痫灶,包括引起患者发作的癫痫发放源(致痫灶)彻底切除。如果癫痫灶既能准确定位,又能彻底切除,癫痫发作一般就能停止。因此,用脑皮质切除术切除致痫灶是合理、有效的方法,是目前治疗局限型癫痫最基本的方法之一。脑皮质切除,若切除颞叶以外脑(如额叶、顶叶、枕叶)皮质,由于致痫灶定位困难,疗效会差一些,并发症也就比颞叶切除术多一些。

(2) 癫痫的脑皮质局部病灶切除术适合手术者:①局限型癫痫。病灶和致痫灶都位于大脑皮质可以切除范围内。②临床表现、脑电图、影像学检查三者完全一致,有明显局限型癫痫灶。③致痫灶不在脑重要功能区,病灶皮质切除后,不会引起重要神经功能缺失。④除了婴儿脑性偏瘫者外,一般年龄在 5 岁以上儿童,开始手术治疗。

(3) 癫痫的脑皮质局部病灶切除术不适合手术者 ①致痫灶在重要功能区,术后会产生严重神经功能缺失者。②局限型癫痫病灶的客观证据不足,或致痫灶难以定位者。③慢性精神不正常者。④病灶比较广泛或在双侧时。⑤智商≤70 者。⑥患者全身情况不好,或者重要器官不能承受开颅术者。

(4)癫痫的脑皮质局部病灶切除术不良后果。不良后果少见,造成残疾的比例(致残率)为6%;病死率近于零。偶有感染,应及时行 CT 复查,排除术后颅内血肿。

(5)癫痫的脑皮质局部病灶切除术效果。脑皮质局灶切除术有效率为80%。其中,发作完全消失为45%,显著改善为35%。效果与是否做到完全、彻底切除致痫灶有关。能把致痫灶皮质完全切除,并把其(原发)病灶也一块完全切除者效果好。致痫灶范围不在功能区者效果更好。

229. 什么是选择性杏仁核、海马切除术

(1)手术依据:选择性杏仁海马(脑组织名称)切除术的依据是:大部分颞叶癫痫患者发作,或者起源于杏仁海马,或者与杏仁海马密切相关,而与颞叶新皮质无关。切除杏仁海马结构,是控制癫痫发作的关键。而在切除杏仁海马的同时,保留了没有致痫灶的颞叶新皮质,就可以防止或减轻术后神经心理后遗症。它是治疗单侧颞叶内侧癫痫的主要术式。

(2)适合手术者:①有单侧颞叶内侧结构(杏仁核海马和海马旁回)起源癫痫发作,有典型先兆或症状。②对侧海马功能完整。③癫痫发作起源于手术难以接近部位,且痫样放电迅速扩散到同侧颞叶内侧结构。④颞叶内侧有结构形态学改变,有典型内侧基底边缘叶癫痫发作,卵圆孔电极记录到了痫样放电。具备前两项或后两项者都可手术。⑤双侧颞叶内侧痫样放电,也不是百分之百不能做此种手术。如果发作在一侧半球特别严重,发作次数多的难治性癫痫,还是可以选择性切除发作倾向严重一侧杏仁海马。当然,选择此种手术应该十分慎重,因为这类患者脑电图已经显示出了对侧海马可能已有损害了。

(3)患者配合:选择性杏仁海马切除术前,患者需要做脑电图、神经心理学、头颅 CT 和核磁共振成像、PET 检查等。必要时,还须做颈动脉内异戊巴比妥钠试验,评价大脑优势半球功能、

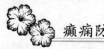

对侧颞叶代偿能力。

（4）注意：最重要是脑电图检查，特别是立体定向深部脑电图，对于确定颞叶边缘结构致痫灶具有决定性作用。从蝶骨电极、鼻咽电极、卵圆孔电极获得脑电图，也能得到致痫灶定位重要信息。

（5）不良后果：由于颞叶内侧位置深，理论上讲可能损伤邻近重要神经、血管，产生严重并发症。但到目前为止，还只是发生过轻微损害，产生过轻微表现，如轻度偏瘫、短时间不能说话（失语）、短时间展神经麻痹、脑脊液漏、硬脑膜外血肿等。

230. 什么是前颞叶切除术

（1）前颞叶切除术适应证：①单侧颞叶癫痫，表现为复杂部分性癫痫（精神运动性发作）和（或）继发性全身性大发作，抗癫痫药没有效果，病程2年以上者。②经过脑电图多次检查（含特殊电极，如蝶骨、鼻咽电极等），以及长程脑电和视频脑电监测，能够确认致痫灶在一侧颞叶者。③经过脑CT、磁共振成像、PET-CT等检查，发现病灶，并且与临床表现和脑电图结果一致者。④有典型颞叶内侧癫痫综合征者，最适宜行此术。

（2）进行前颞叶切除术的风险分析：①前颞叶切除术死亡率小于0.5％。②永久性偏瘫可能性为2.4％，暂时性偏瘫4.2％，同向偏盲8.3％。③可能出现无菌性脑膜炎、硬膜下血肿、记忆力减退和精神症状。

（3）疗效：前颞叶切除术可获得明显改善（发作消失或次数减少在90％以上）。其效果主要与癫痫灶精确定位有关，也与致痫区局限度有关。双侧颞叶同步癫痫放电，因原发病灶定位容易失误，是影响手术效果重要因素。

231. 什么是额叶或顶枕叶切除术（颞叶外切除术）

当额叶或顶枕叶结构异常与癫痫放电有关时，可考虑施行此种手术。整体而言,颞叶外切除术成功率约 60％,而就额叶切除术而言,因额叶区域大,病灶定位困难且癫痫放电很快蔓延至对侧,故术后不再发作的成功率为 30％～35％。

232. 什么是大脑半球切除术

此种手术极少施行,多用于儿童难治性癫痫,且病灶来自功能很差的半球,如半球巨脑症、大脑皮质再生不良、Rasmussen 综合征、Sturge-Weber 综合征等,这些发作频繁的癫痫常会危害生命。因此若癫痫放电仅局限于结构异常的半球,而对侧半球功能正常情况下,大脑半球切除术可终止癫痫发作,术后 60％～80％的患者可正常生活。

233. 什么是多处软脑膜下横纤维切断术

手术主要是在不破坏软脑膜情况下,将脑回予以间隔 5～10mm 作多处横切,可以破坏病灶与周围神经元的水平联系,以孤立癫痫病灶,减少发作次数。因为是切断软脑膜下的组织结构;但不影响神经细胞传导信息的功能,因此,不会引起偏瘫、单瘫等,该手术适应于:难治性癫痫大发作,脑电图示双侧大脑半球重度广泛异常,或 CT 检查示大脑半球广泛萎缩,有多个致痫区域。致痫灶位于脑的重要功能区,不能行皮质癫痫灶切除术时,如位于中央前回、中央后回、Broca 区、Wernicke 区、角回和缘上回等处的致痫灶。伴有婴幼儿癫痫发作的脑性偏瘫。

国内谭启富报道 50 例此种手术,结果:术后停用抗癫痫药物,癫痫发作完全消失 28 例;术后仍服维持量抗癫痫药,早期有过 1～2 次发作,随访期发作已消失者 9 例;癫痫发作减少 50％以上者 7 例;癫痫发作减少不到 50％者 4 例;癫痫发作同术前 2 例,总有效率为 88％,无手术死亡及严重并发症。

234. 什么是胼胝体切开术

尽管目前癫痫治疗已取得较大进展,但仍有 20%～30% 的患者对抗癫痫药物治疗反应差、癫痫发作难以控制,即所谓的难治性癫痫,胼胝体切开术能降低癫痫发作的频率及严重程度,可作为难治性癫痫的一种外科治疗手段。

(1)胼胝体切开术的理论基础:胼胝体切开术是通过切断大脑连合,将癫痫放电限制在一侧大脑半球,阻断两侧细胞同步化放电,使之成为非同步化,从而阻止癫痫全身性发作。同时,由于放电的神经元总数减少,可提高全身性和部分性癫痫发作阈值。故而,只需较小剂量的抗癫痫药即可控制癫痫发作,使难治性癫痫变为可治性。

(2)胼胝体切开术的适应证:①难治性癫痫诊断明确,临床发作以失张力、强直和(或)强直-阵挛发作为主者。②多灶性或广泛性癫痫,原发致痫灶位置不明确,位于一侧或两侧大脑半球,采用其他手术方法不能缓解癫痫发作者。③致痫灶呈弥漫性的广泛分布,脑电图上呈继发性的全面改变,包括 Rasmussen 综合征、Lennox-Gastaut 综合征、Sturge-Weber 综合征等。④不必考虑年龄、智能障碍和脑电图表现等因素。

(3)胼胝体切开术的手术方法:根据胼胝体切开的范围,目前有四种基本术式:全胼胝体切开术、胼胝体前部切开术、胼胝体后部切开术和选择性胼胝体切开术。手术切除的范围与术后效果有一定的关系,目前多主张采用胼胝体前部切开术,无效者再行二期手术切开胼胝体后部。胼胝体切开的方法有:开颅手术、使用立体定向 γ 刀(靶点定位于胼胝体嘴部、膝部、前 1/3 体部)以及内镜下行胼胝体切开术等。

(4)胼胝体切开术的远期效果:胼胝体切开术治疗难治性癫痫已经过 60 多年的临床验证。其对跌倒发作能起到最佳的改善作用,此外,对强直-阵挛性发作及额叶复杂部分性发作也有改善作用。在癫痫发作减少的同时,患者的行为及生存质量也能得到改善。

目前多数观点认为,对不适宜于致痫病灶局部切除的难治性全身性癫痫发作患者,胼胝体切开术可作为一种有效的外科治疗手段。

235. 什么是脑皮质电凝热灼术

神经科学技术的发展使致痫灶定位的精确性得到了提高,癫痫外科治疗的效果明显提高,并发症明显减少。脑皮质电凝热灼术为近十几年来新兴的手术治疗方法。

(1)脑皮质电凝热灼术治疗癫痫的机制:这是一种热损伤手术技术,目的是毁损癫痫灶,减轻与癫痫皮质相关的癫痫发作,其机制与多处软脑膜下横纤维切断术治疗机制基本相同。

(2)脑皮质电凝热灼术的器械及操作技术:脑皮质电凝热灼术使用的器械为临床常用的双极电凝器,电凝器的参数和电凝镊的镊尖大小需要精确设计。

(3)脑皮质电凝热灼术的实验性研究:在 Vaz 等探讨 MST(多处软脑膜下横纤维切断术)的机制基础上,进行了一系列的动物实验,其病理观察证实低剂量的脑皮质电凝热灼可以选择性地使脑皮质Ⅰ～Ⅲ层的水平纤维受损,阻断癫痫放电的同步化传播路径。

(4)脑皮质电凝热灼术的临床研究:当前国内多家医院已开始使用脑皮质电凝热灼术,他们认为皮质电凝热灼术与其他术式联合应用是治疗癫痫的有效措施。

(5)脑皮质电凝热灼术与 MST 的比较:MST 经过几十年的临床应用,疗效肯定,已成为比较成熟的治疗癫痫的一种手术方式,但 MST 也存在其不足之处,操作时,在软脑膜下进行,切割后局部脑组织出血,会与软脑膜等周围组织发生粘连,手术时形成的裂隙以后由神经胶质细胞填充,又会形成新的神经胶质瘢痕,有潜在的致痫可能。

（6）展望：虽然脑皮质电凝热灼术已有十几年的基础与临床研究，取得了令人满意的结果，但随着现代科技的发展，其理论基础会不断完善，临床应用会日趋成熟。总之，脑皮质电凝热灼术易于掌握和操作，容易在临床推广，有很大的发展潜力。

236. 什么是立体定向放射治疗

立体定向放射治疗癫痫的机制是毁损了致痫灶和阻断了癫痫的传播通路，即：致痫灶处神经元对放射线比较敏感，照射后引起神经元的变性、坏死，从而引起致痫神经元的兴奋性下降；致痫灶处神经元传导的阻滞；放射线影响神经元或神经胶质细胞膜离子通道的功能。

目前使用立体定向放射神经外科治疗癫痫分为两大类：照射颅内的可见病灶引起的癫痫，例如动静脉畸形、肿瘤等；照射颅内的核（团）或传导路径，类似于立体定向毁损手术中的杏仁核、海马、穹窿、扣带回、丘脑等结构。

为了提高立体定向放射治疗的疗效，术前应该行脑电图、PET、MRI、MEG 等检查以明确致痫灶的位置。如果不能肯定致痫灶，或为多源性致痫灶可选择上述核（团）作为放射外科毁损灶。

应用指征：难治性癫痫，无法用传统手术治疗者；致痫灶位于重要功能区；癫痫呈进展性，并且引起精神和智力障碍；颅内有小的可见病灶（一般直径小于 3cm），位置深在，难以直接手术切除，并且脑电图检查提示癫痫波起源于此病灶处；患者不能耐受开颅手术，只能行创伤小的立体定向放射治疗者。

对于放射剂量的选择有两种意见，一种主张使用偏低的剂量 10～20Gy 即可以形成有效的毁损灶；另一种主张使用较高的剂量 75～100Gy。高剂量形成的较大的毁损灶，可能会影响周围的结构，造成神经功能损害。目前国内大多采用偏低的剂量照射。

但是,对一些核团毁损时,边缘剂量可以控制在 20～50Gy。

立体定向放射治疗癫痫具有创伤小,精确度高的优点,国内外在这方面积累了不少经验。随着医疗技术的提高,许多医院正在装备 CT、MRI、SPECT、PET、视频脑电图、动态脑电图等,各种类型的颅内电极亦已应用于临床,不少的医院还配备了 X 刀、γ刀,并与 CT、MRI 结合,进行立体定向放射治疗癫痫。立体定向放射治疗癫痫,被证明是有效的,很有前景的。

立体定向放射治疗癫痫,对于靶点的定位缺少手术中的电生理验证,尤其是无法行靶点处的脑电图描记。所以,对于有效靶点的确定有一定误差。但是,它可以通过 PET、fMRI、MEG 等的图像融合进行部分纠正。在国外也有个别作者在照射前行立体定向穿刺,使用深部电极对靶点进行电生理验证。

237. 伽马刀怎样治疗癫痫

伽马刀(γ 刀)是在立体定向手术基础上发展起来的一种新型技术。γ 刀设备是由 γ 射线源、滑动床和准直器三大部件组成,辅设立体定向仪、电子计算机等。准直器为一不锈钢半球体,上设有 201 个直径分别为 4、8、14 及 18 毫米的小孔。其作用原理是由准直器球体把 γ 射线从 201 个小孔射出并聚集在靶点上,这个靶点位于球形准直器中心。从各个孔道通过的 γ 射线不会给血管、神经及脑组织造成任何损伤,但聚集到一个小范围或小病灶时就可使局部脑组织或肿瘤细胞毁损而达到治疗目的。在早期开始应用它脑功能性疾病的核团破坏,现在已使毁损范围由几毫米扩大至 40 毫米范围,用来治疗脑血管畸形、脑肿瘤、癫痫等。

因为 γ 射线是由精确的立体定向仪导向并经计算机计算剂量,可在较短时间、有限范围内辐射 γ 射线到相当大剂量,杀死或抑制肿瘤细胞增长,使其皱缩、退变或坏死,所以又称非开颅手术。经生物学研究证明,γ 射线主要是破坏毛细血管与肿瘤或脑组织间的液体交换,使毛细血管内皮细胞的缝隙结合小孔受破坏。

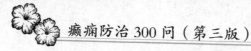

人们在用 γ 刀治疗脑动静脉畸形和低度恶性肿瘤时,发现伴随的癫痫发作消失。有报道 59 例伴有癫痫发作的动静脉畸形患者,经 γ 刀治疗后 11 例癫痫症状完全缓解而不需用抗癫痫药,41例在持续用药下也完全缓解,有趣的是 3 例治疗后动静脉畸形依然存在的患者,癫痫发作完全消失。另有实验研究证明,猫钴源性癫痫应用放疗后癫痫发作完全消失。近年来国内外一些有 γ 刀设备的医院已开始使用 γ 刀治疗难治性癫痫。

γ 刀治疗癫痫具有无创伤性和高度准确性的优点,结合无创伤性的精确的定位技术,将可以获得消除癫痫活动的最小的脑部毁损灶,并可避免手术切除癫痫灶后可能产生的后遗症。

目前,很多作者把癫痫神经元传入阻滞作为 γ 刀治疗癫痫的基本原理,其依据是发现大量的神经元树突缺失。由于目前 γ 刀治疗癫痫处于起步阶段,一些经 γ 刀治疗后的患者早期癫痫发作有加重趋势,加之治疗费用昂贵,故在选择此项治疗时宜慎重。

238. 慢性小脑刺激能治疗癫痫吗

慢性小脑刺激治疗癫痫是近年来癫痫外科治疗方面的一个新的尝试,并且已初步取得一些可喜的成果。其方法是将特制的电极安放在小脑半球特定部位,电极通过皮下与埋置在锁骨上窝的接收器相连,接收器经皮与患者衣袋内的刺激器相连(图 26)。患者可自行控制刺激器发放一

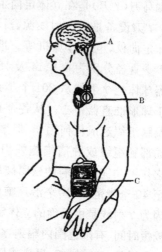

图 26　小脑电极示意图
A. 小脑电极;B. 接收器;C. 刺激器

定频率和强度的脉冲,通过接收器传到小脑皮质。

这种治疗的原理是根据在正常生理情况下小脑直接或通过脑干网状结构不断发放冲动至大脑皮质,对大脑皮质起抑制作用。慢性小脑刺激是通过人为地给小脑以刺激,以增强其发向大脑的抑制性冲动,从而抑制癫痫发作。

自1973年开始这种手术以来,全世界已治疗数百例难治性癫痫,多数患者获不同程度的临床进步。此种刺激不会造成脑部损伤,因其所用电流仅为可造成脑组织损害的电流量的 $3\% \sim 5\%$。为期5年连续使用慢性小脑刺激的病例未见临床有不良反应。

239. 迷走神经刺激术如何治疗癫痫

近20年来,由于材料科学、生物刺激术及电生理研究的进展,人们利用放置神经控制辅助系统进行间歇性迷走神经刺激,为抗癫痫药治疗无效、又不能准确定位行手术治疗的癫痫患者开辟了一个新的治疗途径。

迷走神经刺激可以明显地影响中枢神经系统的功能,适当的参数刺激可阻止药物引起的脑电图异常放电。有人用此法治疗4例难治性癫痫患者,2例发作完全停止,1例发作减少 40%,仅1例无效。另一组5例难治性复杂部分性发作患者通过长时期间歇性迷走神经刺激治疗,发作频率减少,发作时间缩短,发作程度减轻。

迷走神经刺激术主要适用于:用正规抗癫痫药物治疗仍不能控制发作的难治性癫痫,尤其是复杂部分性发作,发作每月不小于6次,患者年龄在 $18 \sim 60$ 岁;没有哮喘、心肺疾患、胃炎、胃及十二指肠溃疡、胰岛素依赖型糖尿病、精神疾病、反复发作的抑郁症或其他进行性系统性疾病病史者。

对于难治性癫痫,即便接受手术治疗失败的患者,也可考虑此治疗。治疗方式是将患者全身麻醉或局部麻醉,将刺激电极埋

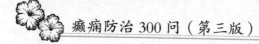

入颈部迷走神经周围，另一端与埋入锁骨下区的脉冲发生器相连。让埋在锁骨下区的脉冲发生器定时定量的放电，通过适当的电流、频率等参数，间歇刺激迷走神经。经由迷走神经到脑干再到海马回的回馈路径来抑制癫痫病灶放电，减轻发作程度。

该治疗方法比较安全，对心脏、胃肠道无严重不良反应，可见的不良反应有：声嘶、呃逆、咽部麻刺感和颈部刺激感，但都很短暂，仅出现在刺激时。

240. 经颅磁刺激如何治疗癫痫

经颅磁刺激（TMS）是一项无创无痛、有效刺激大脑皮质的新方法，由 Barker 于 1985 年首先提出并应用于人体。将磁刺激器的线圈置于人体头部上方，当线圈内有快速电流通过时，可产生一个时程极短的强大脉冲磁场，该磁场可以无衰减地通过头皮和颅骨，在大脑皮质诱发出感应电流，该电流能够对神经系统活动产生兴奋或抑制效应。

不同频率的经颅磁刺激技术，对大脑皮质兴奋性的影响可能不同，高频经颅磁刺激技术，可易化局部神经元活动，使大脑皮质兴奋性增加；低频经颅磁刺激技术，则抑制局部神经元活动，使皮层兴奋性下降。癫痫患者使用的是低频磁刺激。此外，经颅磁刺激技术还影响脑内神经递质的合成及传递，影响和调控包括5-羟色胺（5-HT）、N-甲基-D-天冬氨酸（NMDA）等多种递质受体相关基因的表达。国外临床研究显示，经颅磁刺激技术可改善难治性癫痫患者的发作状况，且安全性高。近年，我国学者亦开始根据不同刺激靶点的选择，探索适宜刺激参数，应用低频经颅磁刺激技术，治疗无手术指征、不愿接受手术或手术失败的难治性癫痫患者，并已取得初步进展。

总之，经颅磁刺激术已经成为控制难治性癫痫的有效方法，为难治性癫痫患者带来新希望。

241. 什么是神经调控

神经调控是神经介入技术在神经科学领域的高端应用,是利用植入性或非植入性技术,采用电刺激或药物手段改变中枢神经、外周神经或自主神经系统活性从而来改善患者的症状,提高生命质量的生物医学工程技术。现代神经调控技术的应用开始于20世纪70年代,早期主要采用脑深部电刺激(DBS)治疗慢性难治性疼痛,在科研及临床工作者的努力钻研下,相继出现了脊髓电刺激(SCS)、周围神经刺激(PNS和VNS)以及脑皮质刺激(CS)等治疗技术。随着脊髓电刺激的应用,神经调控的概念才逐渐建立起来。电刺激治疗涉及各种类型的疼痛、癫痫、帕金森病、精神性疾病、心绞痛、预激综合征及周围神经血管病变所致疾病。神经调控技术发展迅速,涉及生物医学和生物技术等多学科领域,它不但为患者提供了治疗的新选择和可能性,同时也促进了多学科领域众专家的合作研究。神经调控技术在我国开展始于1998年深部脑刺激(DBS)治疗帕金森病,而后逐渐用于疼痛、癫痫、强迫症的脑深部核团电刺激治疗。神经调控技术的实用性强且前景广阔,目前,世界有超过20个国家和地区开展了该技术,在亚洲,中国、日本、韩国、印度等国家在神经调控领域已经取得不小的成就。随着研究的深入以及技术的进步,神经调控技术正在不断的完善和创新,神经调控事业也在稳步地向前迈进。

242. 生酮饮食治疗癫痫效果如何

生酮饮食疗法治疗癫痫,这种数学上计算出的、医生指导下的饮食是一种高脂肪、低碳水化合物和蛋白质的饮食,对碳水化合物和液体入量进行严格限制。它可以帮助控制发作并可能使许多患者达到既没有抽搐、又不需要使用药物的状态。

(1)脑的能量代谢和酮体代谢:在进食过程中,葡萄糖通过促进葡萄糖转运载体进入脑部。在禁食过程中,脂肪酸为肌肉和其他组织提供能量,但它不能进入脑部。由脂肪酸产生的酮体和肝脏中的生酮氨基酸通过转运载体进入大脑为其提供另一种能量。"酮体"包含了 3 种成分:乙酰乙酸,β-羟丁酸,丙酮。新生儿、幼童较成人更易产生和利用脑部酮体 3～4 倍。

(2)生酮饮食的机制:生酮饮食是一个高脂、低碳水化合物和适当蛋白质的饮食,它模拟了人体饥饿的状态。脂肪代谢产生的酮体作为另一种身体能量的供给源可以产生抗惊厥作用。

癫痫病生酮饮食治疗有两个基本的适应证:①那些通过常规的抗癫痫药物治疗、不能控制发作的儿童,可以选择生酮饮食治疗。虽然癫痫病生酮饮食治疗,能有效治疗多种形式的癫痫发作,但由于它很难实施和坚持,长期的效果也缺乏很好的研究,因此仍然不能作为癫痫的一线治疗手段。②某些先天代谢缺陷的儿童,如葡萄糖转运体综合征和丙酮酸脱氢酶缺乏,也是癫痫病生酮饮食治疗的适应证。尽管生酮饮食疗法对癫痫可能有益,但小儿神经内科医生在推荐生酮饮食治疗前,对每个儿童需要进行仔细的评估。

生酮饮食治疗可能对肌阵挛发作、失张力发作或猝倒发作以及不典型失神发作有效。对儿童癫痫,包括 Lennox-Gastaut 综合征在内的多种形式发作的综合征也有一定疗效。大约 1/3 的癫痫患儿,在 6～12 个月的治疗后发作减少大于 90%,而 5% 可以完全控制发作,另外 1/3 治疗后发作减少 50%～90%,而剩下的 1/3 患儿没有明显改善。另外在部分癫痫患儿中,虽然癫痫发作没有改善,但生酮饮食治疗可以减少抗癫痫药物的数量,改善患儿的认知功能及行为能力。

243. 中医治疗癫痫的效果如何

数千年来,我们的祖先使用中药和针灸治疗癫痫积累了丰富的经验。中医药治疗癫痫的一个最大优点是不良反应小。但是,中医过去许多治疗癫痫的成方、单方、验方的疗效一般都是临床观察,很少有科学设计、严密对照的大组病例研究。另外,中药抗癫痫作用似乎较弱,有时需加大剂量。近年来,采用现代科学方法,对祖国医学中治疗癫痫的成方、单方、验方进行了系统的基础药理、电生理、临床的研究,针对其中不足之处进行了改进。因此,采用中西医结合治疗,可补充西医、西药治疗癫痫的许多不足之处,取得较好疗效。

244. 中医对癫痫是怎样治疗的

中医治疗癫痫具有丰富的临床经验,不同学者从不同方面认识和治疗癫痫,现将主要治疗原则介绍如下:

(1)定痫熄风:中医认为,癫痫发病主要是"风"、"痰"为患,风之动摇而抽搐,痰迷心窍而神昏,因此,定痫熄风成为治疗癫痫常法。

(2)豁痰开窍:痰迷心窍而神昏倒地,故豁痰开窍也是治疗癫痫的常法。

(3)清心泻火:风和痰固然是癫痫的主要原因,但癫痫发作常与火热炽盛有关。《医学正传》说:"痫病之痰,因火动所作。"《医学入门》说:"火盛神不守舍。"火热可灼液为痰,风火相搏则扰乱神明,造成癫痫发作。此治则适合于除癫痫发作外伴有性情急躁易怒、口渴喜冷饮、便秘、舌红、脉弦紧者。

(4)活血化瘀:古代文献运用活血化淤法治疗癫痫例子不少。现代医学认为,一部分癫痫是由于脑外伤瘢痕形成或炎症粘连刺激所致,也可由于各种原因导致脑缺氧引起。活血化瘀药物可改善脑血液循环,促进瘢痕消失,进而清除癫痫病灶。

(5)育阴潜阳:癫痫为肝风所致,肝为刚脏,最忌刚药,因而主张"因势利导","以柔制刚"。这对于一些难治性癫痫合并有精神障碍者确有一定疗效。

(6)扶正固本:在癫痫治疗中分清标本、虚实很重要,历代医家主张发作期先治标,祛除风、痰、火等实邪,发作间歇期则以治

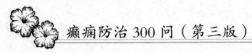
本为主，着重扶正。近年来文献报道，从健脾益肾、补气养血等方面入手治疗癫痫，有一定效果。

根据中医理论，治疗癫痫固然要对发作期和间歇期采用不同疗法，但临床观察到，一种有效的方法突然更动或停用，可导致癫痫大发作。因此，我们主张有效的方药必须坚持服用1年以上，如同时出现某些虚象时，可在主药不变的基础上配以扶正方药，标本同治。

245. 常用的抗癫痫中药及方剂有哪些

有抗痫作用的中药和方剂很多，根据不同的作用机制，可分以下几个方面：

（1）定痫熄风药

①天麻。天麻具有定痫熄风的功能。《本草纲目》记载：天麻"主诸风湿痹，四肢拘挛，小儿风痫惊气"。现代实验研究也证明天麻浸膏能制止豚鼠实验性癫痫发作，并且有抗戊四氮所致惊厥的作用。以天麻为主药的方剂有抑痫丸（天麻、全蝎、丹参、当归、硼砂）。

②天南星。实验证明能降低士的宁、戊四氮和咖啡因所致的惊厥。以天南星为主药的方剂有镇痫丸（天南星、生半夏、生乌头、白附子、海蛤粉）、痫宁（天南星、水牛角、胡椒、冰片）。

③羚羊角。动物实验有中枢抑制和抗咖啡因引起的惊厥作用。羚羊角粉制成糖衣片，日服4～9克治疗癫痫。

④僵蚕。实验证明有抗士的宁引起的惊厥作用。可配紫苏子、牛蒡子、朱砂治疗癫痫。

⑤全蝎和蜈蚣。动物实验对戊四氮、番木鳖碱（士的宁）引起的惊厥有对抗作用。二药等量制成蜜丸口服或制成五虫丸（全蝎、蜈蚣、乌蛇、僵蚕、土鳖虫）治疗癫痫。

（2）豁痰开窍药

①白矾。单味研细末，每日服3次，每次3～5克。以白矾为

主的成方有:秘方痫定(白矾、葛根、郁金、木香、香附、丹参、南星、白胡椒、朱砂)及加味白金丸(白矾、郁金、菖蒲、远志、半夏、胆星、灯心草)。

②石菖蒲。本药有豁痰开窍、芳香去浊功能,动物实验证明,对中枢神经系统有镇静和抗惊作用,与戊巴比妥有协同作用,能对抗戊四氮引起的惊厥。可单味煎水服,也可配方成定痫丸(天麻、橘红、半夏、茯神、丹参、菖蒲、天竺黄、僵蚕、远志、南星、黄连、生姜)。

③礞石。以本药为主的成方有癫痫丸(青礞石、清半夏、南星、沉香、神曲、朱砂、白丑、黑丑)。

④磁石与朱砂。磁朱丸(磁石、朱砂、神曲)连服 3 个月,加味磁朱丸(磁石、朱砂、生赭石、南星、半夏、全蝎、蜈蚣、白芍、神曲、甘草)。

⑤牵牛子。黑白丑制成二丑片可治疗各型癫痫。另外,可将煅礞石 18 克,法半夏 27 克,天南星 21 克,海浮石 18 克,沉香 12 克,神曲 120 克,生熟黑白丑各 45 克,共研为末,加小麦面粉 1 公斤,烙饼,1～3 岁烙 40 个,4～7 岁 30 个,8～15 岁 25 个,17 岁以上烙 20 个,每日晨空腹服药饼 1 个,连服 20～40 日为 1 个疗程,可重复 2～3 个疗程。如痫症控制 1～3 个月后,可服白矾大枣汤(白矾 1.5～3 克,大枣 10 枚)1～3 个月巩固疗效。若久病体弱,还可加服归脾丸、河车丸、大补元煎等成方。

(3)清心泻火药

①牛黄。牛黄和人工牛黄对磷酸可卡因和咖啡因引起的小白鼠惊厥均有对抗作用,也能加强苯巴比妥对小白鼠的镇静作用。成方有牛珠七厘散(牛黄、珍珠、朱砂、琥珀、全蝎等)。

②硼砂。单服 0.3～0.5 克,每日 3 次,也可以硼砂为主酌加枣仁、知母、茯苓、金钩藤等。

(4)活血化瘀药:有人用独味丹参每日 30 克煎服治疗外伤性癫痫有效,以活血化瘀作基本方(黄芪、丹参、鸡血藤、川芎、当归、

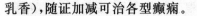

乳香），随证加减可治各型癫痫。

（5）育阴潜阳药：柴胡龙骨牡蛎汤合甘麦大枣汤对癫痫合并精神障碍者有效。以柴胡龙骨牡蛎汤加减（柴胡、生龙骨、生牡蛎、半夏、茯苓、芍药、炙甘草、黄芩、大黄、生姜、丹参、大枣）为通用方，久病者宜缓治其本（升麻、贝母、田螺盖、鲫鱼），频发者用风引汤加减（生龙骨、生牡蛎、生石膏、赤石脂、紫石英、滑石、寒水石、地黄、干姜、桂枝、甘草、大黄、全蝎），待发作减轻后，再用通方。

（6）扶正固本药：常用香砂六君子汤、人参养营丸、河车大造丸及脐血粉制剂。

246. 目前国内治疗癫痫的中成药有哪些

目前国内市场使用的抗癫痫中成药提取物有如下数种：

（1）僵蛹片（商品名痫瘫宁）：系由蚕蛹制成，临床有效率可达77%。

（2）香荚兰素片：系中药天麻的抗癫痫有效成分，用于治疗各型癫痫，对小发作疗效较好。

（3）桂芍片：根据中药成方柴胡、桂枝加芍药汤精制而成，动物实验及临床验证有较好的抗癫痫作用。

（4）抗痫灵片：系中药白胡椒有效成分的衍生物。药理实验表明，对电惊厥有明显的对抗作用。作用机制与苯妥英钠相似。临床验证该药对各型癫痫有效。

（5）青阳参片：由野生植物青阳参提取。动物实验抗惊厥作用不如苯巴比妥，但持续时间长。临床治疗一些原服西药长期无效的病例，加服本药后发作明显减少或消失。

（6）细辛脑胶囊：中药细辛的有效成分，临床及药理证明抗癫痫作用明显。

（7）伊来西胺片：是我国独创全新抗癫痫药，其有效成分为胡椒碱，比其他已知的各种类型抗癫痫西药的不良反应少，患者耐受性好。

247. 针灸治疗癫痫的效果如何

运用针刺治疗癫痫具有悠久的历史,早在《灵枢》癫狂病篇中已有记载,历代又有发挥,近年来也时有报道,有取太溪、照海、天井、神门、百会等穴,用强刺激手法治疗癫痫者。也有主张3组穴位轮流治疗收到一定效果者。这3组穴位是:①四神聪、肾俞、申脉、内关。②百会、大椎、照海、间使。③风池、陶道、腰奇、神门。

有人认为使用传统针刺治疗癫痫疗效不够理想,改用头针刺激胸腔区、运动区、晕听区、制痫区、舞蹈震颤抑制区,治疗癫痫疗效较好。

最近日本有人采用一种新电针疗法,先对患者做脑电图检查,查出哪个部位有异常波,然后用针麻仪的电针放在出现异常波的头皮部位,通上电流,使病理异常波消失。该作者推论,如以比头皮电极所描记的电活动较大的电刺激作用于脑或神经细胞,则受刺激部位自发性放电就会发生改变,不仅在电刺激的当时,即在去针后其刺激仍有效,有利于脑电活动恢复正常。

像中药治疗癫痫一样,针灸治疗癫痫过去多为临床观察病例,且例数较少,缺乏系统、认真的对照研究。因此,针灸治疗癫痫有待进一步研究提高。

对于希望接受针灸治疗的患者,我们的建议是,初发不太严重、发作不频繁的患者,在系统服用西药之前可以试验治疗一段时间,无效时再系统接受西药治疗。较为频繁的发作在接受短时间针灸治疗无效时,应及时服用有效的西药抗癫痫药,以免发作加重脑损伤。已经服用西药,效果不好的患者,可以在西药不变的情况下,配合针灸治疗。如果加上针灸治疗观察一段时间发作明显减少或不发,也可试着逐渐撤掉西药。

248."单方"能否治癫痫

长期以来,我国民间流传大量治疗癫痫的"单方"、"验方"。我国有不少癫痫工作者也曾对这些"单方"、"验方"做过研究,发现其中有些可能有点道理,但大多数"单方"、"验方"则是不可轻信的。如喝新生女婴的尿和吃大便治疗癫痫等,只能反映愚昧和无知。总之,目前还没有大量资料可以证实一种"单方"、"验方"能有效地治疗癫痫。患了癫痫还是前面说的应尽快到医院检查治疗,切不可轻信"单方"、"验方"而贻误治疗。即使长期药物治疗无效者也不可轻信"单方"而放弃正规的药物治疗。

对那些坚持要相信"单方"的癫痫患者和家属我们也要奉劝几句。在患病初期,癫痫发作较轻、次数较稀少,对于某些可能有点道理的"单方"在确保对身体无害的情况下,在认真检查病因的同时,可以一试。有些癫痫发作长期服西药得不到很好控制的患者,要想试用"单方"时,切不可停服西药,以免癫痫发作加重而出现癫痫持续状态。

不少人之所以相信"单方"可以治癫痫,就是听某某人说该方确实治好了多少患者。我们认为,这种传说有些是以讹传讹,也有些可能是事实。一两个癫痫患者使用某种"单方"后癫痫不再发作,绝不能说明该方有效。因不少癫痫患者偶有一两次发作,不经治疗,以后也可长期不再发作,这叫自然缓解。据调查,初发癫痫患者自然缓解率可达 30% 左右。如果是这些自然缓解的患者使用了某种"单方"不再发作,不正是"巧合"吗?

249. 割治、埋线、埋药治癫痫效果如何

20 世纪 60 年代后期至 70 年代初,由于缺乏有效的抗癫痫药控制癫痫发作,"割治"、"埋线"、"埋药"治疗癫痫曾风靡一时。后来,随着科学知识的普及,人们渐渐地对它们也就不感兴趣了。近年来,不少个体开业者,为了显示他们治癫痫的"法"多,把这些

"疗法"重新捡起来。他们在进行"割治"、"埋线"、"埋药"的同时又盲目给患者服用多种抗痫西药。

据了解,这些个体行医者缺乏有关癫痫的基本知识,缺乏基本的无菌观念及医生应具备的起码的人道主义。他们不分发作类型,手术后又盲目让患者同时服用多种、大量抗癫痫药,使不少患者服药后发生严重的不良反应。"埋线"、"埋药"、"割治"的真实疗效,尚需要基础、临床研究去证实,广州中医药大学一附院靳瑞、庄礼行教授在这方面开展了一些实验和研究。总之,某些没有癫痫和医疗知识的人采用"埋线"、"埋药"、"割治"起不到治疗效果,甚至造成严重后果。

250. 什么是生物反馈治疗

生物反馈指的是利用仪器反映我们通常觉察不到的心理生理活动的过程。人体的生理活动信息,例如肌电、皮肤电、脑电等,大多是自主控制,而且一般比较微弱,人主观上是觉察不到的。生物反馈仪器能加工处理这些信息,并以听觉或视觉形式将它们显示出来。人们借助反馈信息了解自身的生理变化,并依据这些变化,逐渐学会对其加以控制和矫正,这就是生物反馈治疗。

众所周知,癫痫发作时脑电图有改变,多表现为同步性高振幅、短时程、低频率的脑波。因此,脑电生物反馈治疗被国外一些学者作为治疗癫痫发作的重要非药物治疗手段之一。一般用于药物控制效果差患者以减少发作。不同发作类型均可应用脑电生物反馈治疗。

在用何种频率作为反馈训练的脑波节律,不少研究者对此进行了探讨。Sternman 及其同事最早在安静的猫脑近中央沟的区域引出了 12～14Hz 节律的脑波,并将此波命名为感觉运动节律(SMR)。不论什么时候,只要猫处于肌肉放松状态,在猫的感觉运动区都能引出这种节律的波,而运动时就消失。以后其他研究者发现人也可引出 SMR,正常人坐位安静时,可引导出 SMR,在运动时消失。因此,他们认为 SMR 可能是一种能对抗癫痫发作的脑电节律,并应用此节律对癫痫患者进行反馈训练,在一些患者中得到了减少发作频率的结果。以后一些研究者发现并非必须引用 SMR 节律,其他脑波也同样有效。报道所用的反馈信息较多的是用 9~14Hz 脑波。有一报道用 6~9Hz、12~15Hz 和 18~23Hz 三种频率的脑波训练患者,发现用 12~15Hz 或 18~23Hz 做反馈训练的患者,发作减少最明显。有些研究则是当有癫痫波出现时收到反馈。有的是当出现所训练的波时给予阳性反馈,是以绿灯为信号;当出现该抑制的波时则红灯亮以这种方式进行训练。一般需要较长的时间进行训练,从几周到几个月。每周训练 3~6 次,每次训练 30min 以上。统观所有的用脑电生物反馈治疗癫痫的,其发作的减少主要是由于脑电图的正常化。在大部分的情况下,这可以解释为,通过训练使在发作间期与癫痫活动有关的慢波活动减少,从而使发作减少。因此,最终训练的结果应达到患者可以根据需要来调整自己的脑电图模式。如果通过训练患者可以进入某种特定状态,这种状态使患者可以得到期望的脑电图模式,那么就有可能通过训练减少或消除导致癫痫发作的病理波。这就是生物反馈治疗癫痫发作的基本原理。

251. 癫痫患者的心理治疗必要吗

对癫痫患者的心理、行为改变的治疗,其主要途径是通过药物治疗来控制发作,但是必要的心理治疗也是不可或缺的。心理治疗不但可以改善癫痫患者的心理、行为,提高患者的生活质量,而且对减少和控制发作也有一定的辅助作用。心理治疗包括以下几种方法:①支持性心理治疗;②松弛治疗;③认知治疗;④行为治疗;⑤催眠治疗;⑥家庭治疗;⑦集体心理治疗。患者家属和非专科医生应掌握心理治疗的一般原则,对癫痫患者进行一般心理疏导,而真正系统的、正规的心理治疗则应由熟知心理治疗方法的专科医生进行。

252. 心理治疗对癫痫有何作用

心理治疗又称精神治疗，是指运用心理学的原理和方法及技巧来改善患者的症状，达到治疗的目的。一般采取对患者精神上的安慰、支持、劝解、保证、疏导和环境调整等，并对他们进行启发、诱导、教育，帮助他们认识癫痫的本质，了解发病的原因及其症状，提高他们的认识水平，增加对疾病治愈的信心，促使疾病的恢复。现代心理学治疗的方法很多，常用的有认知方法、个别心理治疗及集体心理治疗、暗示治疗、催眠治疗、行为治疗及生物反馈治疗等。癫痫患者往往对其频繁的癫痫发作产生恐惧、焦虑、紧张的心理，从而可促使癫痫发作，有时也可出现假性发作（癔症发作）。另一方面，癫痫患者常有自卑心理，尤其是久治不愈者，对治疗常失去信心。另外，癫痫患者还可伴发多种精神障碍。为此，在癫痫的治疗上，除抗癫痫药物、精神药物及外科治疗外，对患者的心理治疗也十分重要。

许多癫痫患者也知道精神因素对促发癫痫可起一定作用。因此，在设计治疗计划时，努力寻找治疗这种精神因素的方法十分重要。现已证实，对某些癫痫患者的假性发作采用心理治疗可收到明显疗效，对真性癫痫发作也可减少发作频率。常用的心理治疗方法，在确定发作先兆或伴发的情绪改变之后，可采用各种方法控制它们。

九、预防、护理及家庭和社会问题

253. 癫痫可以预防吗

近年来,各国从事癫痫临床工作的医生和研究人员经过共同努力,在预防癫痫的发生方面已初步取得了一些可喜的成果。

一些遗传性疾病引起的癫痫,可以通过现代遗传学的知识和方法,采取措施,避免这类患儿出生。现代医学的发展,已可以对某些遗传性疾病进行产前诊断,发现患某些遗传性疾病伴发癫痫的胎儿可以人工流产。

癫痫患者在选择婚配对象时,应避免与有癫痫家族史者结婚。癫痫患者的对象在结婚前最好做脑电图检查,如脑电图有癫痫波者应避免结婚。另外,双方都有癫痫家族史的人也应避免结婚。

癫痫患者的后代及同胞应经常做脑电图检查,如发现有癫痫样放电,应尽量避免导致其父母或同胞癫痫发作的诱因,在其接近父、母或哥、姐年龄时尤应特别注意。

为了预防出生时脑损伤引起的癫痫,近年来不少医生主张扩大剖宫产的适应证。对于高龄初产妇,如预计生产过程不顺利,应及早剖宫取胎,这样可以避免因缺氧、窒息、产伤引起的癫痫。可以预料,以后随着剖宫产出生的儿童增加,因出生时脑损伤引起的癫痫会大大减少。

对于各种颅内感染引起的癫痫,主要是积极地预防这些感染的发生。一旦发生了颅内感染性疾病,应早期诊断,正确治疗,减轻脑组织损伤程度。一些脑膜炎(如化脓性脑膜炎、结核性脑膜炎等)早期治疗时,除针对性地选用抗菌药物外,还应适量使用一些糖皮质激素类药物(如泼尼松、地塞米松等),这样可以预防脑膜粘连,降低日后癫痫的发生率。在颅内感染的急性期,不少患者常有癫痫发作,这时应及时、足量地使用抗癫痫药物,以减轻脑组织因癫痫发作造成的损害,也可减少日后发生癫痫的机会。

预防脑外伤引起的癫痫,重点是预防脑外伤的发生。大多数工伤、交通事故引起的脑外伤都是可以避免的,全社会都增强了施工、交通等方面的安全意识,因脑外伤引起的癫痫也会大大减少。

高热惊厥患儿以后有15%左右转变成癫痫。如对有复发可能的高热惊厥患儿及早地采取预防措施,可大大减少高热惊厥造成的脑损伤,也就减少了癫痫的发生率。

近年来神经科专家特别强调了脑血管病的预防,且取得了不少成功的经验。可以预计,随着脑血管病发生率的降低,因脑血管病引起的癫痫发作也会大大减少。

对于长期饮酒者,为防止酒精中毒和醉酒后脑外伤引起的癫痫发作,最有效的办法是劝这些人戒酒。对于那些劝阻无效者,必要时可采取强制性戒酒措施。

综上所述,只要采取积极的预防性措施,大部分癫痫是可以预防的。

254. 怎样预防高热惊厥转变成癫痫

过去多数基层医院的内、儿科医生对于高热惊厥造成的大脑损害,尤其是对于高热惊厥转变成癫痫的危险性认识不足。多数医生遇到小儿高热惊厥时多是临时使用些镇静药,很少采取长期预防措施,致使不少高热惊厥患儿反复发作,以致后来转变成癫痫或智能发育不全。

近年来大量临床资料表明,及时给予适当的抗癫痫药可有效地预防高热惊厥的复发。远期随访的结果表明,及早地采取预防高热惊厥复发措施,可大大地减少高热惊厥患儿转变成癫痫的比率。

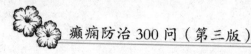

目前,已经证明多种抗癫痫药如苯巴比妥、丙戊酸镁、丙戊酸钠、癫健安、托吡酯以及地西泮类药物均有很好的预防高热惊厥复发的作用。临床使用这些药物时,根据惊厥与发热的时相关系不同,可分别采用临时用药或长期用药。

一些发热开始后几个小时或几天才出现惊厥的患儿,可不必长期服用上述预防性药物,而仅在每次发热时临时用药,热退后即停药。这种方法有肯定的预防效果,也容易为家长所接受。具体方法:①苯巴比妥:于发现发热时立即给予每千克体重6～8毫克肌内注射,尔后每日每千克体重3～5毫克,分2～3次口服,至热退后停服。②地西泮灌肠剂:首次每千克体重用0.25～0.5毫克。以后可口服地西泮片,每日每千克体重用0.2～0.4毫克,分3次服,至热退止。上述2种药物使用的原则是药物剂量首次要大,给药时间要早,给药途径要保证药物尽快吸收入血,以期血中尽快出现抗癫痫药的有效浓度。以后维持给药,以保证整个发热过程中血中有稳定的抗癫痫药浓度。

不少高热惊厥患儿的惊厥发作常常发生在体温上升过程中。家长在发现孩子惊厥之前不知道孩子发热,发现惊厥发作时测体温才知道孩子发热。也就是说,这些儿童一开始发热就出现抽搐。对于这些儿童采取前述的临时用药预防惊厥发作显然是不实际的,而只有采取长期服用抗癫痫药预防复发。药物可选丙戊酸类或巴比妥类,服药剂量同癫痫治疗剂量。服药时间,自开始有第二次发作服起,至6周岁以后逐渐停药。这种长期服药方案不少家长不乐意接受,他们担心长期服药会有什么不良反应,比如会影响孩子的智力。我们认为,这些药物虽然可能会有这样那样的不良反应,但比起它们对患儿大脑的保护作用来说,这些不良反应是微不足道的。因此,我们奉劝这些家长,如果孩子已出现2次或2次以上的高热惊厥,采取临时性用药无效时,为了使自己孩子的大脑免受高热惊厥之损害,为了预防自己的孩子将来患癫痫病,还是应积极配合医生,采取长期性预防措施。

如果各级医生对每一个有复发倾向的高热惊厥患儿都提出了有效的、切实可行的预防复发措施，又能得到每一位家长的配合，我们相信，不久的将来，我国因高热惊厥转变成癫痫的患者将会大大减少。

255. 从遗传学角度如何预防癫痫

　　根据癫痫的遗传规律，原发性癫痫患者，其子女发生癫痫的比例比普通人群高 4～10 倍，如患者及配偶均患癫痫，或其子女已有一个发生癫痫，则再生子女发生癫痫的可能性增至 20%。世界上有些国家从优生学观点制定法律，明确禁止原发性癫痫患者生育，以预防因遗传所致癫痫。我国对此尚无明确法律条文。但从优生优育、提高我国人口素质、减少癫痫发生的角度考虑，一些学者提出以下建议，可供患者及计划生育部门参考。

　　(1)禁止近亲婚配，特别禁止双方均是原发性癫痫的近亲患者婚配和生育。

　　(2)双方均患原发性癫痫的非血缘关系的患者，特别是一方或双方有癫痫家族史者应禁止结婚，如已结婚者应禁止生育。

　　(3)癫痫患者的父母一方或双方均有癫痫，患者本人又已生过癫痫患儿时，应禁止生第二胎。目前，我国不少地区还明文规定第一个孩子患有癫痫者，准许生第二胎，这是十分错误的。

　　(4)患全身大发作型癫痫，又有广泛的棘-慢波或多灶性棘波脑电图，且近亲中也有类似脑电图异常的患者，可与正常人结婚，但应禁止生育。

　　(5)癫痫患者择偶时应做脑电图检查，如对方脑电图也有癫痫样放电时，两者不宜结婚，如已婚应禁止生育。

　　(6)女性癫痫患者又有明确家族史者，如已结婚，应禁止生育。

　　(7)无明确癫痫家族史和家系脑电图无异常的癫痫患者，癫痫治愈一年后可以生育。

256. 怎样预防癫痫患者的精神障碍和智能障碍

目前,社会上不少癫痫患者由于发作时间长,没得到及时、正规的治疗,以及其他一些原因,造成了严重的精神障碍和智能障碍,因而,癫痫患者及其亲属最担心的一个问题就是怎样才能防止自己或自己的亲属不发生精神和智能障碍。为了预防癫痫患者发生精神和智能障碍,我们认为应从以下几个方面着手:

(1)有一部分癫痫患者的精神和智能障碍是由引起癫痫发作的原发病引起的。如有些遗传代谢性疾病、颅内感染、颅内占位性病变、脑变性疾病、脑血管疾病,不但可以引起癫痫发作,而且还可引起精神、行为和智能的障碍。因此,为了预防癫痫患者发生精神和智能障碍,在控制癫痫发作的同时,尤其要注意及早消除病因。

(2)大量资料表明,癫痫发作次数越多、病程越长,患者的精神和智能的损害也越严重。因此,及早地有效地控制癫痫发作是预防癫痫患者发生精神和智能障碍的关键措施。

(3)盲目地多种药物大剂量联合应用是某些癫痫患者发生精神和智能障碍的一个重要原因。虽然现代癫痫治疗强调单一用药,但是,目前国内不少个体行医者为了迎合患者急于控制发作的心理,几乎对所有癫痫患者一开始就同时大剂量服用3种、4种抗癫痫药,严重地影响了患者的精神和智能活动,少数患者甚至因药物急性中毒而出现意识障碍。因此,广大癫痫患者一定要注意不要上那些根本不懂癫痫治疗知识的骗子的当。那些目前正在服用多种抗癫痫药的患者,可在血药浓度监测下逐步过渡到用一种药物治疗。

(4)癫痫患者在上学、就业、婚姻、社交等方面受到的歧视和在社会、家庭生活中受到的不公正待遇,可引起癫痫患者精神抑郁、焦虑、自卑甚至绝望、自杀。因此,认真纠正社会及家庭成员对癫痫的偏见,改善癫痫患者在家庭和社会生活中的地位,使癫痫患者能与正常人一样地工作、生活和学习,可大大地改善癫痫患者的精神状态。

另外,癫痫患者也应正确对待社会上某些人的偏见,做到自强、自尊、自爱,树立战胜疾病的信心,力争能与正常人一样地学习、工作和生活。

257. 一个人得了癫痫应该怎么办

有些人发现自己的亲人患了癫痫,常犯"病急乱投医"的毛病,听说哪里能治癫痫,就想去试一试,甚至错误地求神拜佛。也有一些人看到自己亲属发癫痫时有点害怕;一旦发作过后他和好人一样,觉得不一定有什么大事,因而也就不督促患者就医。另外,也有不少癫痫患者因到处求医,屡治屡犯,对治疗失去了信心,只有听之任之。上述几种对待癫痫的态度显然都是不正确的。

应该认识到,即使是偶尔的 1 次癫痫发作也往往预示着脑中可能存在着某种严重的疾病,反复的癫痫发作可造成大脑严重的不可逆的损伤。在某些特殊情况下,偶尔 1 次癫痫发作可造成患者严重残疾甚至死亡。因而,只要有 1 次癫痫发作就应该及时就医。有条件者最好到三甲医院癫痫专科或神经精神科就诊,进行必要的检查(如脑电图、CT 和各种化验等),由医生决定是暂时不服药观察,还是进行系统、正规治疗。治疗期间一定按医嘱定时、定量服药,按医生要求定期复诊。应将服药过程中发作情况的变化、不良反应及时、如实地向医生反映,由医生做相应的处理。何时加药、减药、停药都应由医生决定,患者切不可擅作主张。

258. 癫痫患者家庭应常备哪些药物

癫痫患者的家庭一般应备足经常服用的抗癫痫药。除此之外,应备一些临时可以很快发挥作用、又使用方便的抗癫痫药,以备突然发作或发作较频时之用。目前生产的使用方便、又能快速发挥抗痫作用的药要数地西泮灌肠剂。另外,苯巴比妥钠针剂肌内注射也比较方便,药物吸收也较快。以上药物,每一个癫痫患者家庭都应适当备有一些,以便应急之用。

259. 癫痫患者治疗期间家属应注意些什么

癫痫患者在接受治疗期间,家属应做好以下几方面的工作:

(1)帮助患者合理地安排好生活、学习、工作,加强心理护理。

(2)督促患者按时、按量服药。

(3)督促患者按时找专科医生复诊。

(4)为患者建立治疗卡片,随时记录患者服药情况、治疗效果、有无不良反应发生及其详细情况。每次复诊时向医生提供上述资料,供医生参考。

260. 影响癫痫发作的因素有哪些

癫痫患者日常生活中有以下因素可能诱发癫痫发作:

(1)过重的体力劳动、过度紧张的脑力劳动、剧烈的体育运动可诱发癫痫病的发作。

(2)精神紧张、悲伤、忧愁、过度的兴奋均可诱发癫痫发作。

(3)睡眠不足可诱发癫痫发作。

(4)一次大量饮水、过饱或过饥均可诱发癫痫发作。

(5)饮酒、喝浓茶、咖啡、可乐,食用含大量咖啡因的食品如巧克力等可诱发癫痫发作。

(6)感冒、发热。

对以上可能诱发癫痫的因素,应尽量避免,以免发作。

261. 癫痫患者学习时应注意些什么

癫痫患者只要没有严重的精神障碍和智能障碍，一般学习都不受影响。但为了避免学习过度紧张和疲劳诱发癫痫发作，我们还是建议学校和家长对癫痫儿童的学习要求不要过高、过严，不要造成这些儿童精神上过度紧张和疲劳。要根据他们过去的学习情况和身体的承受能力，制定具体的学习计划。成年患者学习时也同样要适当掌握，要注意劳逸结合，不要过度紧张和疲劳，特别是不要熬夜，以免诱发癫痫发作。

262. 癫痫患者性生活应注意些什么

癫痫患者的性生活一般不受限制。有些患者或亲属对性生活与癫痫发作的关系有错误的理解，因而过分限制性生活。这是不应该的。当然，过频的性交可因休息不好而出现疲劳，会诱发癫痫发作。另外，性交时过度兴奋有时也有可能诱发癫痫发作。因此，癫痫患者性生活次数应比同龄人稍少一些，性交时适当控制感情，不可过度兴奋。每次性交的时间不可过长。个别性交诱发癫痫发作的患者，在使用抗癫痫药有效控制癫痫发作之前最好暂时控制性生活。

263. 癫痫患者生育如何安排好

癫痫患者在癫痫发作被有效地控制之前是不宜生育后代的，尤其是女性患者，频繁的癫痫发作会造成严重的全身缺氧，同时会造成胎儿的缺氧，这对胎儿的发育是很不利的，且对胎儿脑的发育影响更大。癫痫大发作时全身肌肉抽搐，可造成流产。另一方面，服用抗癫痫药，虽然控制了癫痫发作，但多数抗癫痫药都有可能引起畸胎。因此，女性癫痫患者在发作未有效控制前不能生育后代，在服药期间也不宜生育后代。

那么癫痫患者何时生育好呢？我们希望癫痫患者最好在发

作完全控制数年,抗癫痫药逐渐减掉以后、至少也应减至小量时再受孕、生育。

264. 怎样对待癫痫患者的婚姻问题

过去,由于癫痫的治疗不正规、不系统,造成不少癫痫患者严重的精神和智能障碍。这些癫痫患者不但不能与正常人一样学习、工作、生活,而且也不能与正常人一样享受爱情和家庭的温暖。社会上有的人,由于对癫痫的错误理解,反对自己的子女与癫痫患者结婚。这样使得不少成年癫痫患者不但受疾病的折磨,也因在爱情婚姻问题上受歧视而承受精神上的折磨。

事实上,多数癫痫患者只要及早接受系统正规治疗,是不会有精神和智能障碍的,他们绝不是精神病或"疯子"。他们完全可以和正常人一样工作、生活、学习。他们也应该和正常人一样享受爱情和家庭幸福。因此,对已完全控制或基本控制发作的癫痫患者,在婚姻问题上不应加以歧视。

有些人因担心癫痫会遗传给下一代,而不敢与癫痫患者或曾患过癫痫的人结婚。遗传因素对癫痫发作虽有一定影响,但这种影响却是很小的。临床上癫痫患者生出癫痫患儿的情况也是不常见的。虽然在癫痫发病中,遗传因素起一定作用,但还要有后天的环境因素共同起作用才导致发病。因此,癫痫患者结婚生出的孩子,只要避免不利的环境因素,将来完全可以不发癫痫。

对于一些到了结婚年龄,但癫痫发作尚未得到很好控制的癫痫患者,还是暂时不结婚为好。要等到发作完全控制或基本稳定后再结婚。

对于一些由于过去延误治疗而致精神或智能严重障碍的癫痫患者,我们认为,还是不结婚为好,因为他们承担不起家庭的责任,无生育和抚养子女的能力。

有些癫痫患者父母因子女有癫痫病择偶困难,而将就着将两个癫痫患者撮合一起,他们觉得这样可以"互不嫌弃"。我们认为这样做是不妥的。一方面,因为两个患者癫痫发作未完全控制,无互相照顾的能力;另一方面,从遗传角度讲,这样大大地增加了生出癫痫患儿的可能性。如果两个有癫痫发作史的男女已结婚,最好不生育。

最后,我们奉劝每一位癫痫患者,不论病情轻重,不论是否还有发作,在择偶时,一定如实地将自己的病情告诉对方,取得对方的同情和谅解。千万不可抱侥幸心理隐瞒病情,否则,婚后一旦发病或病情恶化,使对方反感,就易造成家庭破裂。

265. 癫痫患者能否哺乳

一般癫痫妇女如发作已控制,不再服用抗癫痫药,喂奶是不受影响的。而正在服用抗癫痫药的妇女,其乳汁中所含的抗癫痫药物量等于血浆中未与血浆蛋白结合的药物(即游离药物)含量,婴儿吃奶时也就吃进了一定量的抗癫痫药。抗癫痫药可能对婴儿有如下几方面的影响:

(1)婴儿出现镇静作用,喂养困难,甚至呼吸困难。

(2)某些婴儿因特异性过敏体质而对抗癫痫药出现变态反应,而且不像成人那样容易被发现。

(3)婴幼儿对抗癫痫药的代谢可能非常慢,因而造成药物蓄积中毒。

(4)抗癫痫药可能干扰脑的发育和成熟。因此,建议癫痫妇女哺乳期如有发作,必须服用抗癫痫药时,最好停止喂奶而采取人工喂养。

266. 癫痫患者应保持什么样的心理状态

不少癫痫患者患病后具有不正常的心理状态。少数发作稀少或刚发病的患者对这种病的危害认识不足,采取无所谓的态度,不积极求治或不能很好地配合医生治疗。而多数患者因长期发作和社会上某些人的歧视而感到悲观、失望、自卑、自弃。这些不正常的心理状态直接影响着治疗，也影响患者的正常生活。

对待癫痫应该像对待其他许多慢性疾病一样，做到"既来之，则安之"，或者说是，一承认，二不怕。承认，就是正视它的存在，认识到它的危害，积极配合医生治疗。不怕，就是对待这种疾病不必过分害怕，也不要过分担忧。长期背着沉重的精神负担，显然不利于疾病的康复。要认识到，癫痫虽然比较难以治疗，但毕竟不是不治之症。目前，国内外通过积极的药物治疗，加上手术治疗，患者治愈率可达 80％左右。因此，患者要有战胜疾病的信心。虽然目前社会上有不少癫痫患者因长期癫痫发作未得到控制而有些精神不正常或智能低下，甚至残疾，但那毕竟是过去没有有效的抗癫痫药或因未采取正确的治疗方法所造成的。按现代治疗方法，癫痫能及时控制，绝不会再出现过去那些悲剧。

癫痫患者自己有了战胜疾病的信心，还要能正确对待社会上一些人对自己的歧视态度。目前，由于历史的原因造成了有些人对癫痫患者持有许多偏见。不少人认为癫痫患者是精神病或"疯子"，认为他(她)们不应像正常人一样学习、就业；多数人反对自己的子女与癫痫儿童一起玩或上学，反对自己的子女与癫痫患者结婚。首先要认识到这些偏见多数是由于过去癫痫治疗效果不好、预后差所造成的。随着以后癫痫治疗效果的提高，癫痫患者预后的改善，事实也将教育一部分人逐步放弃那些偏见。而癫痫患者要敢于蔑视这些偏见，不要在这些偏见面前低头，要坚持像正常人一样地工作、生活、学习，不要自觉低人一等。有了良好的心理状态，积极配合医生坚持长期治疗，生活中注意避免容易诱发癫痫发作的因素，绝大多数患者一定可以过上和正常人一样的生活。

267. 癫痫患者常有哪些精神障碍, 怎样护理

癫痫患者的亲属、同事、同学都应了解癫痫患者常见的精神障碍及处理办法。癫痫患者的精神障碍可发生在癫痫发作之前、发作时、发作后,也可发生在癫痫发作间歇期。

(1)癫痫发作前的精神障碍,又可分前驱症状和先兆症状。所谓前驱症状,一般指癫痫大发作前的数日内出现的精神障碍。患者可表现为全身不适、头痛、头昏、情绪不稳、烦躁、忧郁、心境恶劣、爱挑剔别人。这预示着患者近日内可能会有癫痫大发作。对这种情况,一方面可暂时加大抗癫痫药剂量,以预防发作;另一方面针对不同的精神障碍给予心理安慰,适当照顾或给予适量地西泮。先兆症状多为幻觉或错觉,患者可看到奇形怪状的东西、毒蛇、猛兽、妖怪等,可因此而产生恐惧、害怕、逃避、惊叫等情感反应。先兆症状一般持续数秒,紧接着出现大发作。患者出现这些先兆症状,可采取一些安全防范措施,以免患者自伤、伤人或毁物。

(2)癫痫发作时的精神障碍,一般见于精神运动性发作时(其表现详见精神运动发作)。短暂、简单的自动症发作无须特殊处理。复杂的、持续时间较长的精神运动性发作,除及时给予大量、快速发挥作用的抗癫痫药以中止发作外,还应加强安全防范措施,以免因发作自伤、伤人或毁物。

(3)癫痫发作后精神障碍多见于大发作后的神志模糊状态。

(4)癫痫发作间歇期精神障碍,少数癫痫患者在多年大发作之后,在意识清晰情况下出现强制性思维(一段时间内反复地、不可克制地思考一些毫无意义的问题)、思维联想障碍、被害妄想和幻听等类似精神分裂症的症状。这时癫痫大发作多已减少或停止。精神症状可持续数月或数年。对于这种障碍一般要给予适量的抗精神病药物,如氯丙嗪、泰尔登、氟奋乃静等治疗。同时加

强心理治疗和护理，防止因精神障碍出现自杀、自伤、伤人、毁物等。

(5)慢性癫痫性精神障碍，部分癫痫患者因长期癫痫发作导致性格改变和人格改变。患者常常以我为中心，往往为一点小事与人争论不休，短时间想把他的注意力转移到别的问题上十分困难。说话显得非常啰嗦，称为病理性赘述。情感易爆发、冲动、好斗。常发生自伤、伤人，有时伤害小动物，表现得十分凶残。有的表现得自私，经常偷拿或捡一些毫无价值的小物品或破烂，有些患者则表现得过分大方。对这类精神障碍，目前尚无有效的治疗方法，家属与周围人注意避免与其发生争论，避免与其发生正面冲突，遇其情感爆发时可适当加以限制，以免发生意外。对于这些患者的自私、"大方"行为不可强行限制，以免发生不必要的冲突。

268. 为什么癫痫患者会出现智能障碍

癫痫患者可出现不同程度的智能障碍，由轻度的鲁钝到重度的白痴。据一组487例癫痫患者智能调查，有不同程度智能障碍者260例(53.4％)。癫痫患者的智能障碍，一部分是由于引起癫痫的原发病变造成的，如乙型脑炎、重度脑外伤、脑血管病、遗传代谢性疾病、神经皮肤综合征等，而大部分癫痫患者的智能障碍是由于反复的癫痫发作引起的脑损伤所造成的。

长时间反复的癫痫发作可引起脑组织萎缩、神经细胞缺失、胶质细胞增生、颞叶内侧硬化、神经元树突发育异常。上述病理改变程度明显与智能损害程度有关。癫痫发作引起脑组织损害的机制分下列几个方面：

(1)癫痫发作时由于大脑神经元异常电活动引起脑代谢率极大地增加。这时脑组织高磷酸化合物减少，耗氧量增加。

(2)癫痫发作时由于肌肉强烈收缩及体温升高导致全身代谢率大大增加。

（3）由于抽搐时呼吸暂停,循环衰竭,低血糖等而引起全身性缺氧和能量供应减少,癫痫发作时脑及全身代谢增加,耗氧量增加,而能量及氧的供应又严重不足,这就导致神经细胞的缺血缺氧性改变,严重时神经细胞坏死。

由上述原理可以看出,癫痫发作次数越多,每次发作持续时间越长,脑组织损害越严重,智能障碍也就越重。大量的临床和尸解资料也证实这一点。智能障碍的程度也与癫痫起病的年龄有关。新生儿及婴幼儿大脑细胞还处在发育阶段,这时期起病的癫痫要比年长儿及成人期癫痫发作对智能的影响大。不同的癫痫发作类型对智能障碍的影响也有差别,新生儿惊厥、婴儿痉挛症、小运动癫痫等未得到及时控制者,大多数有智能障碍,而原发性大发作、失神发作、儿童中央区良性癫痫等一般智能受影响较小。

269. 对智能障碍的患者应怎样护理

有的癫痫患者,特别是伴有脑部器质性损害的慢性癫痫患者,有时有不同程度的智能减退。对于这些患者的护理,不仅要有耐心和信心,更要有一颗火热的爱心,细致而全面的护理,让患者感受到家庭的温暖,对患者的康复及家庭的和睦都很重要。

轻度智能障碍的患者,日常生活能够自理,有的仅表现学习和工作能力下降、思维迟钝、情绪低落等。这部分患者,在日常生活上给予适当的照顾,主要的是要维护患者的自尊心,不可因为他们的智能不及其他人而流露出厌恶情绪,更不要用挖苦的语言训斥他们。患者往往对这一点非常敏感,要耐心帮助,细心指导。对儿童患者,尤其要注意智能的开发,发现和培养他们的长处,积极鼓励他们在学习上那怕是点滴的进步,使智力和心理得到正常发展。

严重痴呆的患者,记忆力明显受损,平时丢三拉四,生活不能自理,外出时常常迷路。对他们的衣、食、住、行都要细心照料。

应注意患者的个人卫生，不要让患者用脏手抓食物，督促患者洗手、洗头、洗澡等，勤晒被褥。女患者还要注意经期卫生。让患者做一些力所能及的家务劳动，参加必要的娱乐活动等，不要让患者独自外出。

有些智能障碍的癫痫患者，有人格障碍，如不知羞耻，没有道德感，男患者可有偷摸行为，追逐妇女；女患者与异性间举止轻浮等。对这些患者不要简单地斥责、惩罚，应耐心讲道理，并适当约束患者的活动。

对痴呆患者服用的药品，亲属应加以保管，保证患者定时服药，防止大量吞服药物，注意药物是否过期或失效等。

270. 癫痫患者的性功能正常吗

人们在认识和了解癫痫与性的关系上，经历了一个漫长而曲折的过程。在古代，医生们曾认为，过早地开始性交是引起癫痫的原因之一，以致有用阉割来治疗癫痫的。20世纪初，人们仍认为癫痫是过度手淫的结果。近年来，通过对癫痫患者的系统研究表明，绝大部分癫痫患者的性功能是正常的，体内性激素水平也在正常范围内。在性行为异常的患者中，有部分是由于缺乏医学知识，对癫痫与性的关系不了解，思想过度紧张产生性功能紊乱，如阳痿、早泄、性欲低下等。有部分性功能异常的人，是由于抗癫痫药物引起的，如苯巴比妥钠、苯妥英钠等。除药物本身具有不同程度的镇静作用，对性功能有轻微的影响外，长期服用时，可诱导肝脏内的微粒体酶，加速性激素的灭活及代谢，也可能对癫痫患者的性功能产生影响。

继发性癫痫患者脑部的器质性损害，尤其是颞叶癫痫患者，可有性功能的紊乱，表现为性功能亢进、阴茎异常勃起等，或有性欲减退、性感缺乏等。有部分患者由于性交诱发癫痫发作，从而产生性交恐惧，影响正常的性功能。正确认识性与癫痫的关系，避免心理紧张，减轻思想压力，和谐而美满的性生活，对家庭幸福至关重要。

271. 性交能诱发癫痫发作吗

有关性交诱发癫痫发作的报道,在医学文献上及现实生活中都可以见到。有人认为正常人性交中的性高潮就类似于1次脑部的癫痫样放电。因此,强烈的性快感可能会诱发癫痫发作。癫痫患者应了解有关性生活方面的知识,以便掌握性交中的具体技巧,使夫妻性生活和谐美满。

正常人的性反应可分为4期,即兴奋期、高涨期、高潮期和消退期。在性交过程中,交感神经兴奋,儿茶酚胺类血管活性物质分泌增加,可引起全身血管的舒缩发生应激性改变,心率及呼吸加快。过度换气后,由于二氧化碳排出过多,体内的酸碱水平发生变化,在偏碱的环境下,脑部神经元的兴奋性增强,可诱发癫痫发作。

一般说来,癫痫患者的性生活不受影响,但对于有性交诱发癫痫发作病史的患者来说,在性交中应注意性快感的程度,不可长时间的过度兴奋。癫痫患者应在抗癫痫药物正规治疗下,根据自己癫痫的发作情况,决定性交的次数及性快感的水平,既不要产生沉重的思想负担、长期心理压抑而发生性功能紊乱,又不可过度性交诱发癫痫发作。

272. 癫痫患儿可以入学吗

经医生适当的药物治疗后,约60%的患者可获得完全性控制,30%左右的减轻或减少发作。早期治疗效果更好。通常疾病和药物对患者的智力影响很小,所以,儿童癫痫患者,可以一边治疗,一边继续上学。

影响智能发育的因素很多,包括癫痫发作、药物等,但更重要的是后天教育、智力开发、社会心理因素等。所以,癫痫患儿应接受早期教育,与正常儿童一样入学升级,并逐步开发智力,加强辅

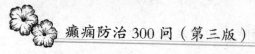

导。要关心爱护癫痫患儿，切不可歧视他们，但应避免游泳、划船、爬山等有危险的运动，还应避免骑车及高空活动等。对于学龄儿童不必限制过多，在生活上应避免暴饮暴食。在感冒、腹泻等有可能诱发癫痫发作的情况下，除应坚持服抗癫痫药物外，还要临时适当加大抗癫痫药的用量。

273. 饮酒与癫痫有什么关系

饮酒可诱发癫痫发作，急性酒精中毒可发生抽风。酒中的主要成分是乙醇，对高级神经活动有直接抑制作用。饮酒者虽自觉舒适愉快，但大脑的工作能力却随之降低。癫痫发作是由于大脑皮质有"停滞性病理兴奋灶"。癫痫患者因喝酒或外界其他诱因，这种"停滞性病理兴奋灶"便逐渐兴奋起来，并向周围扩散。当兴奋扩散到大脑皮质里某一运动分析器时，就引起运动性兴奋，表现为某一肢体甚至全身性抽搐发作。

慢性酒精中毒可致大脑皮质结构和功能改变，从而致使癫痫发作。长期饮酒成瘾者，戒酒时也可以出现癫痫发作。正在服用抗癫痫药的患者，因酒精可诱导肝脏药物代谢酶增生，抗癫痫药物代谢加快，易使血药浓度下降，疗效降低，出现发作现象。因而癫痫患者应禁服一切酒类和含酒精的饮料。

274. 癫痫患者可以驾驶吗

据了解，癫痫病作为申领机动车驾驶证的禁忌，有明确的规定和原则要求。公安部发布修订后的《机动车驾驶证申领和使用规定》明确规定，有癫痫病的人不得申请机动车驾驶证。但因为癫痫不发病时如同正常人，在常规身体检查中很难发现，只要驾考合格就能领取驾照，因此，很多癫痫患者"浑水摸鱼"，顺利领到驾照。

然而现实情况是，由于癫痫患者发病的不确定性，往往给驾驶埋下重大安全隐患，导致重大交通事故的发生。据世界卫生组织（WHO）最新统计资料显示：全球每年高达127万人死于交通事故，伤残人数更多，出现交通事故的原因很多，癫痫患者驾车就是其中原因之一，国内关于癫痫患者驾车时突然发病、造成交通事故的报道屡见不鲜。

由于癫痫发病时一般无先兆，持续时间长（一般为3～5分钟），发病时患者意识完全丧失，四肢不由自主地抽搐，因此，癫痫患者驾驶车辆是非常危险的。对于癫痫病，是无定时的突然发作，不发作时可以完全无异常以至别人难以察觉，规律服药能够控制发作，以及癫痫患者大多容易隐瞒病情等因素，造成众多癫痫患者仍在驾驶机动车的事实。已考取驾照的癫痫患者不要存有侥幸心理，应从自己、家人和社会的安全出发，自觉、主动地放弃驾驶机动车辆，等治好癫痫病后再开车。

275. 癫痫患者能看电影（电视）吗

有的癫痫患者平时一般不发作，每次看电视或电影时发作，称为"电视性癫痫"。临床在为患者做脑电图检查时常给闪光刺激，以诱发脑电图异常放电。这些都说明，一定频率的闪光刺激可诱发出异常脑电图或癫痫发作。曾经有过看电影或电视诱发发作的癫痫患者，在未经长期服药满意地控制发作之前，最好不看电影或电视，或者戴墨色眼镜看，以减少刺激强度。对于一般癫痫患者，则不限制看电影和电视。

276. 癫痫患者上网打游戏对病情有没有影响

癫痫患者上网需要有度，每天过多的时间飘在网上，会导致视觉疲劳，大脑疲劳。电脑的辐射危害是很大的，另外癫痫病患者不宜看易兴奋、悲伤和刺激性的影视节目，也不宜长时间使用电脑、玩电子游戏和使用手机。实践证明，精神紧张、悲观失望等可促使癫痫病发作。有很多人在看电视、电脑、或打电子游戏时,会突然倒地、意识丧失、肢体抽搐、口吐白沫甚至伴有尿失禁等症状。患者往往不知道为什么会突发上述症状,有些家长看到孩子发作的情况,更是手忙脚乱不知如何处理。这其实是癫痫的一种——光敏性癫痫,这与长期上网有一定关系。光敏性癫痫可发生于任何年龄,性别上没有明显差异,但以少年儿童较为多见。

277. 癫痫患者外出旅游时应注意什么

癫痫患者外出旅游时应注意如下事项:

(1)癫痫患者在发作没获得基本控制之前最好不要外出旅游。基本获得控制的癫痫患者可以外出旅游,但最好在了解病情并懂得护理知识的家属陪伴下外出。

(2)外出时带足常服的抗癫痫药,并备些急用的能快速发挥作用的药物,如苯巴比妥钠注射液、地西泮灌肠剂等,以备万一发作之用。

(3)旅游期间必须保证按时按量服药,偶尔漏服1次,下次服药时也应补上。

(4)注意劳逸结合,保证足够睡眠,不可过度疲劳,不可过饱、过饥、过量饮水。

(5)随身携带"癫痫诊疗卡"。

278. 癫痫患者为什么要随身携带"癫痫诊疗卡"

为了确保安全,癫痫患者外出、工作、学习时,应随身携带"癫痫诊疗卡",以便突然发作时急救和与家人联系(图27)。

医院癫痫病人诊疗卡	发作情况记录		
姓名 _____ 性别 _____ 年龄 _____			
家庭住址 _____ 电话 _____			
联系人姓名 _____ 与病人关系 _____			
联系人地址及电话 _____			
首次发病时间 _____			
癫痫发作类型 _____			
癫痫病因 _____			
治疗过程 _____			
目前所服药物及剂量 _____			
请目击发作人士热心相助并 记录发作情况			

图 27　癫痫诊疗卡式样

279. 发现癫痫发作预兆怎么办

　　一般所说的癫痫发作预兆,对大发作来说,包括癫痫发作的前驱症状和先兆症状。所谓前驱症状是指在大发作前的数小时或数日,患者出现全身不适、易激惹、烦躁不安、情绪忧郁、心境恶劣、常挑剔或抱怨他人等症状。所谓先兆症状指大发作前数秒钟内患者出现的幻觉、错觉、自动症或局部肌阵挛抽动等。有些精神运动性发作也可出现类似大发作的前驱症状。

　　当出现前驱症状时,预示着患者可能在几小时或几日后会出现大发作。一方面要做好心理护理,帮助患者稳定情绪,免得患者惹是生非;另一方面可临时加大原服抗癫痫药物剂量,或在原服药物的基础上临时加服一定量地西泮或苯巴比妥,以预防发作。

当发现大发作的先兆症状时,采取任何措施预防发作已为时过晚,只有做好大发作的护理准备,以保证患者发作时不致损伤头、舌及躯干、四肢。

280. 遇有频繁的癫痫发作怎么办

癫痫频繁发作本身已造成较严重的脑损伤,同时又很可能进入癫痫持续状态。这时,就近如有条件,可立即给予1次较大剂量的苯巴比妥钠(鲁米那钠)针剂注射(成人1次200~300毫克,儿童每千克体重5~8毫克)。注射后观察30~60分钟,如发作有减轻趋势或已停止,可于1~2小时后再注射首次剂量的一半。以后按常规量口服维持,如发作无缓解趋势,应立即送医院抢救。

281. 复杂部分性癫痫发作时如何护理

复杂部分性发作表现形式多种多样,针对不同形式的发作采取不同的护理措施:

(1)短暂的复杂部分性发作,如单纯意识障碍发作、单纯记忆障碍发作、强迫性思维、口咽自动症等一般无严重行为问题,不致对患者本人及周围的人或物造成损害,一般不需特殊护理。

(2)较为复杂的发作,如夜游或漫游,其行为无一定目的性,有时缺乏自我保护能力。遇有这类发作时,应对其行为加以限制;如不能强行限制时,至少应有人跟踪其行动,以防意外。

(3)精神运动性兴奋发作时患者产生病理性激情,可突然爆发冲动行为,有时发生自伤、伤人、毁物、自杀、杀人。遇有这类发作,应立即采取紧急控制措施,严格限制其行动,以免造成严重后果。

总之,复杂部分性癫痫发作时患者意识都不很清楚,企图劝说其停止某种行动是不可能的,采取某些办法中止其发作也不会立即奏效,只有采取适当防范措施,才能确保患者本身及周围人、物的安全。

282. 癫痫大发作时怎样护理

癫痫大发作时护理工作应做好如下几个方面:

(1)保护舌头,最好抢在出现先兆症状时将一缠有纱布的压舌板(或自制一长约20厘米,宽1.5～2厘米,厚0.3～0.5厘米边缘圆钝的木板或竹板)放在患者上、下磨牙(大牙)之间,以防阵挛期患者将自己的舌头咬破。若先兆期不能放上,强直期当患者张口时也应放入,到阵挛期就不宜放入。压舌板压着舌头还可防止舌后坠堵塞呼吸道。

(2)发现有先兆时迅速让患者平卧床上,或就近躺在平整的地方。如来不及做上述安排,发现患者要倒时,应迅速扶着患者,顺势让其倒下,以防其自己突然倒地摔伤头部或身子。

(3)患者强直期头多过度后仰,下颌过张,可造成颈椎压缩性骨折,或下颌脱臼。这时应一手托着患者枕部稍用力,以阻止其颈部过伸,一手托下颌,以对抗其下颌过张。

(4)癫痫大发作时呼吸道分泌物较多,易造成呼吸道阻塞或吸入性肺炎。自大发作开始,应将患者头侧向一方,以便分泌物自然流出。另外,将患者颈部扣子解开,以保持呼吸道通畅。

(5)阵挛期,四肢肌肉收缩,易造成关节脱臼和四肢擦伤。这时可适当用力按压四肢大关节处(如肩、肘、髋、膝),限制其抽动幅度。此时,切忌用力过度,强行按压,以免造成肌肉关节的人为损伤或骨折。

(6)发作时还要将其腰带解开,有假牙时应取掉。

(7)大发作抽搐停止后,患者要过几分钟,几十分钟甚至几个小时才能恢复正常。这段时间有些患者处于昏睡状态,只需让其舒适、安静入睡就行了。另有一些患者则处于一种神志模糊状态,患者可出现一些无意识无目的的冲动、破坏、攻击行为。有时可发生自伤、伤人、自杀、杀人、毁物等。此时，除立即给患者肌内或静脉注射镇静药如苯巴比妥钠或地西泮外，应对患者行为严格限制，以确保安全。

此外，要提及一句的是，目前不少患者家属发现患者大发作时常常是使劲掐患者"人中"穴，力求尽快中止发作，有时甚至掐流血，发作仍不停止。癫痫发作是由大脑异常放电引起的，对于1次已经开始的大发作，目前没有什么办法能使其中止，只有大脑放电结束，发作才会中止。有时掐一会人中发作停止了，也是碰巧发作性放电结束了，发作才停止的。因此，我们希望家属及亲友们，遇有癫痫患者大发作时，除了采取上述措施保护患者安全外，不要再做无意义的、有损患者健康的事了。

283. 出现癫痫持续状态时家属应怎么办

如前所述，癫痫持续状态是一种危重情况，如不及时抢救，可出现脑水肿、脑疝、呼吸循环衰竭等，直至死亡。家属发现患者出现癫痫持续状态时应力争尽早送医院紧急抢救。在送医院之前或同时应做到：

（1）尽量向医生提供患者发生癫痫持续状态的可能原因（如突然停药、换药、饮酒、感染、妊娠等）。

（2）详细记录患者发作时的表现、发作开始时间、每次发作持续时间、间歇时间、间歇期意识状态。

（3）如家属备有苯巴比妥钠针剂、地西泮灌肠剂，可给予1次较大剂量的药物，然后送医院。送医院后要详细向接诊医生报告给药时间及剂量。

（4）转送过程中注意随时观察患者的瞳孔、呼吸、脉搏等生命体征，加强护理。

284. 癫痫发作时家属应注意观察些什么

癫痫发作时的表现对于医生判断患者是不是癫痫,是哪一种类型癫痫关系极大。大多数癫痫患者不发作时可能什么也查不出来,医生又很少有机会亲自观察到患者的发作。所以,有时家属或亲友提供的发作时的表现对医生的诊断起决定性作用。因此,每一个癫痫患者家属及在场人应详细观察患者的每一点细微表现,以供医生诊断时参考。

(1)对大发作患者要注意观察有无先兆症状,如患者开始抽搐前有无幻觉或错觉,有无情感反应并注意其表现。

(2)大发作时抽搐是双侧同时开始或自哪一侧先开始,哪一侧或哪一个肢体抽搐最重,持续时间最长,发作时头、眼有无向哪一侧歪,口角是否向一侧歪,这些可能提示癫痫放电的起始部位,也就是病灶部位。

(3)患者发作时是否有舌咬破(口中吐血沫),有无跌伤,抽搐时身体有无擦伤,有无大、小便(尤其小便)失禁,这些情况可帮助判断患者意识是否确实丧失。

(4)患者发作的时间和地点,是白天还是夜晚,夜晚发作是睡眠中发作,还是未入睡发作,是在有人的场合发作,还是无人在场发作,这些有利于鉴别是癫痫还是癔症发作。

(5)突然跌倒、意识丧失、不发生抽搐的患者,应注意观察和询问发作前有无心慌、胸闷、出冷汗,脉搏是否过快、过慢、规则与强弱如何,血压高低,发病是餐后还是饥饿状态,全身是僵硬还是软的,这些有利于鉴别是晕厥还是癫痫。

(6)儿童抽搐时要注意观察体温及意识状态,以便排除高热惊厥和低钙抽搐。

(7)儿童活动中、听课时、做作业或看书时,突然发怔,双眼凝视一方,这时要注意观察儿童的意识状态,注意对呼叫有无反应,过后对当时情况能否全部回忆。

（8）小儿睡眠中突然坐起或行走、乱动、神情茫然时，要尽可能观察对呼唤或疼痛刺激有无反应。过后对当时情况能否回忆。

（9）患者突然停止活动，呼之不应，双眼发呆，伴有咀嚼、吞咽、咂嘴等动作，或伴有面部及双上肢轻微抖动时，要注意记录发作持续的准确时间，发作过后询问患者发作前及发作后有何不适感，是否知道有那么一次发作。

285. 癫痫患者常见的伤残及死亡原因有哪些

目前，各国学者公认的观点是，癫痫造成死亡的危险很低，死亡直接由癫痫本身引起者少见，常由发作时的意外事故所致。据丹麦报告，在癫痫患者的各种死亡原因中，仅有 20%的患者由癫痫发作（持续状态或窒息）引起。其他的常见原因有淹死、自杀、头外伤、摔死、烧伤、车祸、电击伤、机器致伤等。

发生意外猝死的也不少见。猝死的原因不明，可能与突然严重的颅压增高，脑干功能的急性衰竭等有关。

286. 癫痫患者的生活质量如何

随着医学模式向生物-社会-心理模式的转化，患者的生活质量作为反映健康的新指标，越来越受到人们的关注。癫痫治疗的目的不再局限于癫痫发作的控制和症状的缓解，而是要在尽量控制发作的同时，尽可能的提高患者的生活质量，减少癫痫发作所引起的药物和社会、心理不良反应。近年的研究表明，癫痫患者的生活质量不仅低于正常人群，而且低于其他慢性疾病患者。癫痫对患者生活质量的影响是多方面的，包括生理、心理的影响，生活方式的限制，抗癫痫药物的不良反应以及社会的歧视等。

生活质量是一种主观的概念，它的定义也是各种各样的。最早提及健康相关生活质量的是亚里士多德的《尼克马可伦理学》，其中提到"好的生活,就是生活状态良好,等同于幸福",有些则根据马斯洛的需求层次理论认为生活质量最为关键的是生活各层次需求的满足;1993年世界卫生组织(WHO)给生活质量的定义"不同的文化、加之体系中的个体对于他们的目标、期望、标准及所关心的事情有关的生活状态的综合满意程度以及对个人健康的一般感觉"。癫痫患者的生活质量包括身体功能状态、心理和行为表现、社会和物质生活条件。

生活质量的评定包含了生活的各个方面,WHO建立的生活质量概念包括了六大方面内容:①躯体健康(精力、疲乏感、疼痛、不适、睡眠等);②精神健康(躯体形象、消极感受、积极感受、自信心、学习、记忆等);③独立性(活动能力、日常活动、依赖医疗辅助的程度、工作适应度);④社会关系(个人关系、社会支持等);⑤环境(经济来源、家庭环境、教育培训、娱乐机会);⑥信仰与宗教(精神信仰/宗教信仰)。国内外的大量研究都表明,癫痫患者生活质量的各个方面都比正常人显著降低。癫痫患者的生活质量下降在躯体方面主要表现为癫痫发作、头痛、头昏、心悸、气短、手颤、乏力等;在精神心理方面主要表现为抑郁、恐惧、不幸福感、孤独感、羞耻感、罪恶感、紧张、焦虑、自我评价低、不自信、认知功能下降、注意力不集中等;在社会方面主要表现为升学、就业、婚姻、社会交往困难、与家人/亲戚/朋友关系不融洽、社会经济收入偏低等。

癫痫患者的生活质量评定对于治疗的选择和政策的制定有重要的意义。癫痫患者的生活质量与癫痫发作的频率、程度、类型、共病、用药、手术,以及患者的收入、受教育程度、社会支持、焦虑、抑郁都有相关性。不同年龄阶段的患者所面临的问题不同;儿童及青少年存在亲子关系、学业、行为方面的问题,而成年患者在就业、婚姻、社会关系、活动能力方面问题较为突出。

287. 病耻感对癫痫患者的生活质量有何影响

病耻感（或耻辱感，stigma），其含义是因某种特质而被深深的鄙夷，病耻感与自信心、生活满意度、抑郁和焦虑相关，病耻感包含三个层面的内容，即内在病耻感，是患者自身对癫痫的耻辱感；人际间病耻感，是与他人交往时产生的，包括家庭系统内和家庭系统以外的人交往时的病耻感；制度病耻感，是面临整个社会制度所产生的病耻感。

与急性病上感、肺炎、心绞痛不同，也与慢性病糖尿病、高血压病不同，癫痫不仅仅是一个临床疾病，而更像是一个社会标签。即便国际抗癫痫联盟（ILAE）及各国的癫痫学术团体（包括我国的抗癫痫协会）对癫痫的宣传及教育方面做了大量工作，但关于癫痫的种种猜测和神秘，对于癫痫发作表现的恐惧和厌恶、对癫痫患者的歧视和排斥，依旧深深地、广泛地扎根于世界各国普通民众的心中。在捷克共和国，29%的受调查者认为癫痫患者是"疯子"；在英国，超过一半的受调查者认为癫痫患者受到了不公正的对待，而且他们把这归因于患者的不正常行为；而我国这些方面的偏见远远超过了欧美。

癫痫患者所感受到的病耻感，是其生活质量的重要预测因子。癫痫患者的病耻感与癫痫的发作次数和患者本人的癫痫知识相关，既往的研究发现患者越了解自身的病情，他们就越少觉得自己因患病而耻辱，然而绝大多数患者对自身癫痫的了解少之又少。多数的癫痫患者由于所受教育程度有限，他们所获得的有关该病的"知识"多是道听途说，多是一些偏见。近年来，有些受过较好教育的患者可以通过媒体、网络获得一些有关癫痫的知识，但其中也有不少非正面的宣传。

要想改善癫痫患者所感受到的病耻感，要从病耻感的三个层面着手，通过正面的、积极的宣传，增加患者对自身病情的了解；

增加患者的家庭成员及社会公众对癫痫本质的了解；最终上升到制度的高度，对癫痫患者的上学、就业、婚姻、保险等规章制度和法规做出必要的和合理的改进。

288. 应该怎样对待癫痫患者

癫痫是一种慢性病，不正确施治难以痊愈。由于癫痫是一种脑部疾病，加之过去多数患者未得到及时、正确的治疗，导致部分患者有不同程度的精神和智能障碍，因而，社会上不少人对癫痫患者产生种种歧视和偏见，认为癫痫是一种精神病，和"疯子"差不多，反对自己的子女与癫痫患儿一起玩或上学，反对自己的子女与癫痫患者结婚，反对癫痫患者与正常人一样就业等。以上种种偏见都是由于整个社会对于癫痫的实质缺乏基本的了解造成的。

癫痫虽然治疗困难，但不是不能治愈，大量资料表明，只要治疗及时，方法得当，80％左右的患者是可以治愈的，因此，癫痫并非不治之症。至于部分癫痫患者有一定程度的精神和智能障碍，那是有一定人为的原因造成的，不是癫痫病本身的必然结局，因此，不能把所有癫痫患者一概当成精神病或"疯子"。即使有些患者有一定程度的精神或智能障碍，也应得到全社会的关心和同情，而不应歧视。绝大多数癫痫患儿和正常儿童一起玩耍绝不会给正常儿童带来什么危险和威胁。绝大多数癫痫患者在发作基本控制的情况下，完全可以胜任正常工作和学习。到目前为止，经我们治疗过的癫痫患者中，大学生、研究生、工程师、教师、医师、编辑、记者、高级领导干部，比比皆是。至于与癫痫患者结婚，只要当事者本人同意，其他人不应过多干预。据我们所知，绝大部分经积极治疗、发作控制较好的癫痫患者完全可以胜任家庭中应担当的角色。

289. 为什么要研究癫痫患者的社会问题

随着对癫痫治疗研究的深入，社会的不断发展和进步，越来越多的从事癫痫治疗和研究的临床工作者逐渐注意到，癫痫患者在一生中除了与疾病本身作斗争外，还面临着一系列复杂的社会问题。诸如根深蒂固的社会偏见和公众的歧视态度，常使患者感到自卑。而在家庭关系、接受教育或就业等方面的不幸和屡受挫折，更使患者有雪上加霜之感。随着社会生活的不断发展和日益现代化，癫痫患者所面临的社会问题更是有增无减，如驾驶车辆、文娱活动、旅游等方面的种种限制，更使癫痫患者与现代化社会犹如隔一巨大鸿沟。

多少年来，癫痫患者的社会问题不仅困扰着患者本人，也困扰着社会本身。而人们对这些问题虽也进行过一些研究，但远不及对癫痫本身的诊断和治疗方面的研究。而癫痫患者的社会问题与我们同癫痫作斗争的关系更为密切。

癫痫患者的社会问题不仅与患者本身的疾病和智能及精神障碍程度有关，更主要的是与社会公众对癫痫的认识和对癫痫患者的态度有关。通过对癫痫患者社会问题的研究，可以消除人们头脑中有关癫痫的错误观念甚至迷信的东西。

290. 社会公众对癫痫的认识和对癫痫患者的态度如何

长期以来，在一般公众的心目中，癫痫常常与智能减退、精神错乱联系在一起。癫痫被认为是一种难以启齿的见不得人的顽症，癫痫患者也因此被公众歧视。直至最近，在世界许多地方，人们仍视癫痫为洪水猛兽，癫痫患者仍背着沉重的耻辱包袱，内心深深地掩藏着自己的不幸而不愿吐露，在社会生活中，他们所遇到的困难更是难以想象。

20世纪90年代以来，各国癫痫工作者使用统一的调查方法先后在欧、美、亚、非等地调查了社会公众对癫痫的认识和对癫痫患者的态度。1970年美国的调查显示,63％的人了解或认识癫痫患者,59％的人亲眼看见过某人癫痫发作。我们于1988年在河南城乡的调查表明,了解或认识癫痫患者及亲眼目睹过癫痫发作者远比美国多。这可能与我国人口密集、人们之间的交往较多有关。

在对待癫痫患者的态度方面,当被问及"你是否反对你的孩子与癫痫儿童一起学习或一起玩耍"时,持肯定回答的占94％。当被问及"你是否认为癫痫患者应与其他人一样就业"时,持否定回答的占91％。以上两项,我们调查的比例远较美国高,说明我国公众对癫痫患者的歧视程度较美国高。英国的调查表明,公众对癫痫患者仍存在着值得重视的敌对情绪,人们对癫痫患者比对脑瘫患者和精神患者更歧视。

291. 癫痫患者是怎样看待自己疾病的

癫痫患者对自身疾病的认识直接关系到癫痫病的治疗效果。据调查,大部分癫痫患者认为,自己与正常人没有什么不同,感到他们获得了社会的公正对待,他们既没有受到不正当的限制,也没有因疾病而受侮辱和歧视。但也确有不少癫痫患者有低人一等的耻辱感。

一些癫痫患者一旦获知癫痫的诊断,很快意识到其所患疾病为公众所不欢迎。由于自身耻辱感的驱使,他们开始常不愿接受这一事实,当最后不得不承认这一事实时,便产生一种特殊的观念,竭力隐藏自己的病情,掩饰服药的情况,努力生活得与正常人一样。这种掩盖的方式旨在减少来自外界的侮辱和歧视。

耻辱感导致保密和掩盖病情,这种用纸包火的游戏虽然在一定程度上可以减少侮辱事件的发生,但患者所承受的心理压力却难以名状,真可谓是如坐针毡、如履薄冰。另外,一些长期治疗效果不佳的癫痫患者常产生悲观心理,对生活丧失信心,有的甚至产生悲观厌世和轻生的念头。

总之，不论癫痫患者怎样否认其疾病的影响，在他们的内心深处却把此看作一种无法克服的生理缺陷，看作对其生活的严重威胁，犹如怀揣着一颗定时炸弹，倍感焦虑和紧张，时时难以解脱。

青少年癫痫患者极不愿意将自己的病情告诉自己的男友或女友，除非明显的发作使暴露难以避免，否则，他们常常对疾病进行各种各样的掩饰。不少暴露了病情的患者感到他们的恋爱关系岌岌可危。婚后暴露了病情的患者也常担心危及他们的婚姻关系。

292. 癫痫患儿的父母对癫痫应持何心态

癫痫常起病于童年，许多癫痫患者不断从父母的错误言谈举止中，认为癫痫是一种耻辱。患儿的父母在初次接受癫痫的诊断时常有复杂的心理反应：羞愧、焦虑、沮丧和无能为力。这种反应在家庭中形成一种神秘而绝望的压抑气氛。许多父母在家庭中竭力不用"癫痫"二字，患者自己也不公开谈论自己的疾病，兄弟姐妹中甚至根本不知道家里有癫痫患者，久而久之便在患儿的心目中种下了一颗耻辱的种子，投下了难以抹去的阴影。如果父母本人患癫痫，他们更是对此疾病讳莫如深。

患儿父母竭力保护患儿免受侮辱，由此，常常引出一个过分保护问题，许多父母把时时不离患儿并禁止做任何有害的活动为己任，常对孩子过分宠爱。上述过分保护和过分宠爱常使癫痫患儿滋生出行为异常。他们可能长期蛰居于家中而远离社会，学习不到复杂的社会交往能力，停留于不安全感、过分依赖和情感不成熟的状态。

癫痫的诊断常使一些家庭变得失衡和迷茫，为了获得平衡，患儿的父母常常自己臆造出一些所谓的"癫痫病因"，不论这些"病因"多么不合逻辑，自认为可以减轻他们对癫痫的焦虑感。他们常把"长期的紧张"或"精神刺激"作为癫痫的病因,这是因为他们不能接受"器质性原因"的提法,而认为因"紧张"或"刺激"造成的癫痫是可治性的。另外,还因为他们对癫痫的诱发因素和致病因素的错误概念,使他们的这些认识常与医生的科学解释难以相容。

293. 癫痫患者就业和就读的心理如何

一般医生、单位领导或雇主常常要求癫痫患者应主动讲明其病情,而实际情况则大相径庭。据一份调查显示,在已就业或在谋求职业的癫痫患者中,有55%的人根本不说自己的病情,仅有28%的人说明了病情,而这些人大多是发作频繁的患者,他们考虑到有可能在工作中发作,预先讲明可减少自己的担忧和恐惧。癫痫患者不愿暴露病情,主要是因为害怕受到歧视和被解雇。

尽管掩盖病情在一定程度上可能减少歧视和减少失业危险,但患者却时时刻刻担心暴露其病情。虽然他们处处小心,谨小慎微,但却防不胜防,偶尔的走神,不自主动作或偷着服药都可能暴露病情。许多讲明了病情的患者心理上也不轻松,他们害怕被领导、同事或雇主轻蔑,害怕因疾病而掩盖和抹杀了他们工作中的优点和特长。有时必须去医院而请假时,也尽量躲躲闪闪,寻找其他的理由。

不少癫痫患者由于自卑,根本不去寻找就业机会;有些隐瞒病情的患者虽已就业,但面对提升的良机也往往主动放弃,因为他们担心提升后的紧张工作可能增加其暴露病情的危险性。

由于我国目前大、中专学校多有明文规定不准癫痫患者入学,有些隐瞒了病情的学生入学后一旦暴露了病情,就会随时被勒令退学,因此,患癫痫的学生就学的心态比起就业时的紧张、压抑的心态更是有过之而无不及。

294. 癫痫患者对医生诊断治疗的心理如何

虽然在医患关系中一般总是医生主动,患者被动,医生及其诊断和治疗意见具有一定的权威性,患者对医生及其诊断治疗意见总是信任和遵从。但某些癫痫患者与医生及其诊断和治疗意见常常存在着潜在的冲突,他们在求医就诊时表面上服从医生的诊治意见,而一旦离开医生后他们就不再服从。他们对医生的意见和观点并不是完全地毫不怀疑地接受,而掺入了许多自己的观点。常常见到一些患者刚从一位医生处(即使是具有较高权威的癫痫专科医生)获得了诊断和治疗意见,立即又再找一位医生诊治,或从一家医院辗转到另一家医院,以便验证初诊医生(或医院)的诊治意见是否正确。

不少癫痫患者被告知癫痫诊断时立即本能地产生一种特殊的概念,视癫痫为一种不光彩的缺陷。这使他们与医生之间产生一种明显的或隐蔽的冲突。他们可能通过种种理由来否定癫痫的诊断,或与医生"协商"来更换一个他们认为较无"威胁性"的诊断。

癫痫患者不遵医嘱的现象相当普遍。据我们对社区癫痫患者的调查,总的"不遵医嘱"可达 60% 以上,即使是在较有权威的癫痫专科医生处就诊的患者中,遵医嘱率也不到 80%,无论成人患者或儿童患者遵医嘱表现都很差,即使医生反复向患者或其父母强调药物的价值,遵医嘱情况也很难得到改善。患者对药物治疗往往有自己的想法(多数担心长期服药的不良反应),常常自己制定服药的策略,这些"自我调节者"不断更换服药剂量和方法,从而检验他们自己的控制发作的道理。这是导致癫痫治疗失败的主要原因之一。

295. 医生与癫痫患者间应建立什么样的关系

多数癫痫患者对医生充满了信任和尊重,希望得到他们及时有效的治疗。但有些医生的心目中常常有一条划开医生的权威性和患者的依从性的界限,因而,在一定程度上忽视了与患者建立一种积极信任的"战略伙伴关系"。许多医生的医患交流意识较为欠缺,并且不愿探讨患者的心理状况,对癫痫患者的处境缺乏同情心,很少对癫痫的有关心理上的问题进行解释和提供咨询,缺乏有效的手段和技巧来鼓励自卑的患者树立起生活和战胜癫痫的信心。甚至他们自己自觉不自觉地也将癫痫患者低人一等的观念合理化,对癫痫患者的社会问题如就业、升学问题持否定态度。

针对上述医生这种职业态度方面的问题,很多学者强调与癫痫病治疗有关的医务工作者应彻底摒弃自己头脑中对癫痫的错误认识,加强医患交流技能的训练,因为有效的医患交流是建立良好的情感关系的主要手段。医生在帮助癫痫患者消除耻辱感和树立战胜疾病的信心方面要舍得花时间,仔细体察患者对自己疾病的看法和疾病对他们生活的影响,耐心听取患者的讲述。了解患者的心理状况,尊重患者的看法本身也是一种有效的心理治疗。不论是儿童还是成人患者,对癫痫诊断都要有一个相当困难的适应过程。在这一过程中,医生们的关心、同情、安慰和支持是十分重要的。在进行癫痫药物治疗的同时,与之相平行的鼓励和支持癫痫患者树立正确的态度和信心的技能方面的研究和实施,也是医务工作者的重要职责。

如今,由于药物的发展和其他医疗手段的进步,大多数患者的发作可基本控制。但是,癫痫的问题并不仅仅是控制发作的问题,还涉及社会、心理、文化和经济等许多方面的复杂问题和相互关系。处理好这些关系,解决好这些问题,需要医生乃至整个社

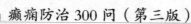

会的同情、交流、关怀和支持。只有这样，我们才能使癫痫患者过上尽可能完整的生活。

296. 癫痫患儿学习困难的原因是什么

据调查，有95％的癫痫患儿在普通学校与正常儿童一起学习。一般地说，他们在智能和学习上与其他儿童没有太大差异，但患儿中学习成绩较差者所占比例较大，而癫痫发作频繁的患儿学习障碍的表现更为突出。癫痫患儿学习障碍主要表现为明显的阅读能力差，其阅读能力的发展比正常儿童晚1～2年，甚至更多。癫痫男孩的阅读能力比女孩更差；全身强直-阵挛发作者较部分性发作者差。癫痫患儿的计算能力也常常较差。此外，癫痫患儿在校学习中还有许多行为问题，如攻击行为、思维涣散、情感冷淡、孤僻离群、焦虑烦躁、注意力不集中、自尊心降低等。

不少癫痫患儿家长，因担心服用抗癫痫药影响患儿的学习而常常拒给患儿服西药。造成癫痫患儿学习困难的原因多种多样，而抗癫痫药物仅是诸多因素中的一种。其原因有：

（1）器质性原因

①脑局部功能区损害：如优势半球（通常为左侧大脑半球）有损害常导致言语功能障碍、词汇缺乏、语言交流能力差；非优势半球（右侧大脑半球）损害引起感知能力差；颞叶损害（特别是左侧颞叶）的患儿可突出表现为焦虑、冲动、孤僻等行为异常。

②癫痫全身发作患儿的注意力不集中：这往往不易被观察到，而教师常误认为患儿走神或漫不经心，而实际上是一种器质性因素引起的注意障碍。

③器质性脑损害所致智能发育迟缓：这多见于继发性癫痫患儿，智能障碍多是由于原发疾病引起，约40％有智能障碍的患儿有癫痫发作。

④抗癫痫药物所致学习困难：有些药物（如地西泮类及巴比妥类）剂量过大或盲目合用多种药物时，可出现思睡、烦躁、注意

力不集中、记忆力下降等不良反应,从而影响学习。通过调整药物剂量或谨慎地更换药物往往可以纠正。

(2)非器质性原因

①家庭因素的影响:癫痫患儿的父母对患儿采取过分限制或过分保护的态度,降低对孩子学习要求。有的甚至不让孩子上学或参加正常的户外活动。

②癫痫患儿的不良心理反应:有的癫痫患儿有耻辱感和自卑心理,常导致学习主动性差和自暴自弃,有的患儿为了减轻学习上的挫折引起的焦虑,常常以发怒来获取安全感。有极少数癫痫患儿甚至可能对癫痫发作产生依赖性,他们习惯了外界和自我的迁就,反而害怕癫痫发作的控制会威胁到他们现有受照顾的闲散自由生活方式。

297. 社会应如何帮助癫痫儿童

为了更好地帮助癫痫儿童健康成长,克服学习上的困难,首先是教师、患儿父母和医生之间应建立起信任和理解,并保持经常的联系。除非是发作非常频繁、智力明显低下的患儿,教师和家长都不应该以癫痫为借口而降低对患者成长的要求和期望。家长与医生在适当的时候与患儿共同讨论他们所患疾病,使他们了解一些有关癫痫的基本知识,对该病持客观的正确态度。不要故做神秘地谈论患者的疾病,特别不要在患者在场时做出压低声调或意欲关起门来讨论的样子。教师、父母要努力帮助患儿克服羞怯、易怒、自卑和好高骛远的心理状况。鼓励患儿参加各项有益的活动,特别要鼓励患儿做其力所能及的事情,增强自我意识,增强他作为社会一员的社会责任感。帮助患儿扩大兴趣范围,要让患儿知道目前癫痫的治疗前景,经现代药物或外科治疗大部分癫痫是可以治愈的。在癫痫患儿长到一定年龄后应指导他们现实地、有倾向性地挑选工作。

298. 癫痫患者在就业方面存在哪些障碍

据西方国家的调查，癫痫患者的失业率明显高于平均失业率。有1/4～3/4的患者经受着就业问题的困扰。在我国，大批癫痫患者不能像正常人一样就业。随着社会的变革，大批的下岗癫痫患者再就业也会比普通人更加困难。引起上述癫痫患者就业、失业、再就业的障碍有以下几方面：

（1）一些不成文的规定使癫痫患者在招工招聘、职业选择上受限制，即使就业，领导和雇主也常给患者以低工资、低福利，忽视其良好表现，很少对他们进行帮助、指导、提升。

（2）劳动力市场萎缩，企业不景气，单位超编满员，在精简机构、裁员、下岗时，癫痫患者常首当其冲。

（3）频繁的癫痫发作得不到及时控制是癫痫患者就业的最主要障碍。与癫痫相伴的智能障碍、精神障碍和身体残疾等也会影响就业。药物治疗的不良反应也会影响工作能力。

（4）癫痫患者接受的教育水平低下或缺乏相应的知识、技能和经验，使患者就业困难，即使就业后也大多从事一些非技能性的工作，而这些工作很不稳定，常常下岗。

（5）对自己估价过高或在就业上的期望过高，难以得到满足，患者的个性和人格的缺陷常导致对领导、雇主或同事持逆反心理，因而影响就业。

299. 如何对待癫痫患者的就业问题

癫痫患者如果发作完全控制，并掌握了必要的工作技能，其工作的成效和责任心并不亚于正常人。癫痫患者对自己的工作能力要有一个正确的估价。对自己的病情应在适当的时机以适当的方式向领导、雇主、同事讲明，以获得理解和帮助。虽然讲明病情可能会使领导、雇主、同事另眼相看，但隐瞒病情可能会产生更多、更严重的后果。患者所在单位医务人员应该了解患者的药物治疗情况并给以指导和帮助。同时,也应把有关知识介绍给患者周围的人,如果在工作时出现了癫痫发作,其周围的人应该知道该做什么。癫痫患者如果在工作中出现了一些失误或差错,理应得到周围人及上司的谅解,而不被蔑视和责备。

有关癫痫患者就业的法律和规定是对癫痫患者的关心和支持。患者在发作没有得到有效控制以前,不适合从事驾驶车辆、轮船以及高空作业、操作机器等工作。一些常接触水、电、火、煤气的工作,以及在江、河、湖、海面或岸边的工作,对癫痫患者也是不适宜的。

300. 癫痫患者的法律地位如何

一般癫痫患者和正常公民一样享有法律规定的权利,同时也承担法律规定的义务。绝大多数癫痫患者是遵守法律的,少数患者在意识清醒情况下出现的违法行为与正常人犯法没有多大区别,应该受到法律的惩处。但不可否认,在癫痫患者中常发生一些因癫痫发作或与癫痫发作有关的犯罪行为。

(1)癫痫大发作后神志模糊,由于意识不清,自己不能控制自己的行为,可能出现一些伤人、纵火、毁物行为,或在众目睽睽之下赤身裸体,攻击异性,这些行为一般历时短暂,无一定目的,攻击目标不固定。

(2)复杂部分性癫痫发作时可发生一些类似神志模糊状态的行为,但这些行为有时历时可能会更长,动作较为协调一致。

(3)因癫痫所致的性格改变或人格改变的患者,常常表现为自私、易激惹、凶残,有时可因小事而出现攻击行为、伤人、毁物或顺手牵羊盗窃他人财物。

(4)有些癫痫患者在一定时期,特别是在焦虑或压抑时比正常人较易产生犯罪行为,有时可能产生一些性质较为严重的犯罪,如纵火、性犯罪、杀人等。

癫痫患者出现的犯罪行为,应根据具体情况区别对待,要区别犯罪行为是癫痫发作直接所致，癫痫发作后意识模糊状态下所致，或是自动症所致。既要防止误将癫痫发作直接所致的一些犯罪行为作为一般犯罪行为处理，也要防止一些患者甚至不是癫痫的人将有关法律条文滥用。